中医执业医师资格考试表格速记

《中医执业医师资格考试表格速记》编委会　编

中国中医药出版社
·北　京·

图书在版编目（CIP）数据

中医执业医师资格考试表格速记/《中医执业医师资格考试表格速记》编委会编. —北京：中国中医药出版社，2017.12

（执业医师资格考试通关系列）

ISBN 978-7-5132-4511-1

Ⅰ.①中… Ⅱ.①中… Ⅲ.①中医师-资格考试-自学参考资料 Ⅳ.①R2

中国版本图书馆 CIP 数据核字（2017）第 249260 号

中国中医药出版社出版

北京市朝阳区北三环东路 28 号易亨大厦 16 层

邮政编码 100013

传真 010-64405750

山东百润本色印刷有限公司印刷

各地新华书店经销

开本 787×1092 1/32 印张 16.625 字数 286 千字

2017 年 12 月第 1 版 2017 年 12 月第 1 次印刷

书 号 ISBN 978-7-5132-4511-1

定价 59.00 元

网址 www.cptcm.com

社长热线 010-64405720

购书热线 010-89535836

维权打假 010-64405753

微信服务号 zgzyycbs

微商城网址 https://kdt.im/LIdUGr

官方微博 http://e.weibo.com/cptcm

天猫旗舰店网址 https://zgzyycbs.tmall.com

如有印装质量问题请与本社出版部联系（010-64405510）

前　言

执业医师资格考试是行业准入考试，是评价申请医师资格者是否具备从事医师工作所必需的专业知识与技能的考试。其特点是考点覆盖面广、涉及科目多、难度要求高，所以每年总通过率往往不足30%。因此，在成为一名医生之前，执业医师资格考试是一道必须通过的难关。

欲过此关，首先要做到知己知彼。

知彼　执业医师考试涉及科目14门，跨越中医基础、临床各科、伦理法规等多个方面，其中一些科目在本科阶段甚至并不属于必修课，如传染病学、卫生法规等。考试题量大、时间紧，许多没有提前进行过模拟试卷演练的考生甚至来不及做完。

知己　国家规定医学生本科毕业后一年方可报考执业医师资格考试，而此时多数考生已进入临床工作或研究生阶段，临床、科研工作繁重，复习时间紧张。如果没有高度总结、重点突出的复习资料，很可能在复习中面面俱到，投入的时间不少，却难以提高成绩。因此，一本系统、简炼的参考书非常重要。

针对上述情况，我社作为国家中医药管理局中医师认证中心大纲、细则的指定出版社，在潜心研究历年真题的基础上，特为广大考生编写了这本《中医执业医师资格考试表格速记》。该书的特色如下：

去粗取精 市面上多见的执业医师资格考试辅导书厚如砖头，其中40%的内容是很少甚至从不出题的知识点。本书大胆地删去这些大纲虽然要求但很少出题的内容，标出出题率高的考点，为考生节省复习时间。

全文表格 本书用表格的方式归纳整理考试内容，使考点有序整齐，文字精炼，重点词突出，方便考生记忆。并将重要考点的表格标题标色加星，以突出整张表格的重要性，局部内容的重要性则将局部文字标色，让考生一目了然。

小巧便携 本书设计为口袋本，方便考生随身携带，随时翻阅，充分利用碎片时间，见缝插针，积少成多，记下每一个考点，最终敲开执业医师的大门。

希望本书能够陪伴各位考生在执业医师资格考试的备考之路上顺利前行，马到成功。更希望各位考生在未来的职业生涯中不断求索，勇攀高峰。

目　　录

第 一 篇

中医基础理论

第一单元 中医学理论体系的主要特点

考点 整体观念、辨证论治

<table>
<tr><th>特点</th><th colspan="3">具体内容</th></tr>
<tr><td rowspan="2">整体观念</td><td colspan="3">人体是一个有机的整体</td></tr>
<tr><td colspan="3">人与自然环境、社会环境具有统一性</td></tr>
<tr><td rowspan="5">辨证论治</td><td colspan="2">病、证、症</td><td>①病——疾病。②证——证候。③症——症状和体征</td></tr>
<tr><td rowspan="2">辨证论治的概念</td><td>辨证</td><td>①分析四诊所收集的资料、症状和体征。②辨清疾病的病因、性质、部位，邪正之间的关系。③概括、判断为某种性质的证</td></tr>
<tr><td>论治</td><td>根据辨证结果，确定相应的治疗方法</td></tr>
<tr><td colspan="2">同病异治</td><td>同一疾病可因人、因时、因地不同，出现不同的证型，采用不同的治法</td></tr>
<tr><td colspan="2">异病同治</td><td>不同的疾病在发展过程中出现性质相同的证型，采用同样的治疗方法</td></tr>
</table>

第二单元 阴阳学说

考点 阴阳学说的基本内容★

基本内容	概念	举例
对立制约	互相斗争、互相制约、互相排斥	寒者热之，热者寒之；阴胜则阳病，阳胜则阴病
互根互用	相互依存、相互为用	孤阴不生，孤阳不长；阴阳离决，精气乃绝
交感互藏	相互感应而交合，相互作用、包含	天地氤氲，万物化醇；男女构精，万物化生
阴阳消长	对立双方的增减、盛衰、进退	阴消阳长，阴长阳消
阴阳转化	在一定条件下向其相反的方向转化	重阴必阳，重阳必阴；寒极生热，热极生寒
常考选句：天地者，万物之上下也；阴阳者，血气之男女也；左右者，阴阳之道路也；水火者，阴阳之征兆也；阴阳者，万物之能始		

考点　阴阳学说在中医学中的应用

在组织结构和生理功能方面的应用★

阴阳分类	脏腑分阴阳	昼夜分阴阳
阳中之阳	心	上午
阳中之阴	肺	下午
阴中之阴	肾	前半夜
阴中之阳	肝	后半夜
阴中之至阴	脾	

在疾病预防和治疗方面的应用

应用	具体内容
指导养生	春夏养阳，秋冬养阴，冬病夏治，夏病冬养
确定治疗原则	①阴阳偏盛：实则泻之（寒者热之，热者寒之）。②阴阳偏衰：虚则补之（阳病治阴，阴病治阳）

第三单元　五行学说

考点　五行学说的概念

五行归类★

自然界						五行特性	人体					
五味	五色	五化	五气	五方	五季		五脏	六腑	五官	形体	情志	五声
酸	青	生	风	东	春	木曰曲直	肝	胆	目	筋	怒	呼
苦	赤	长	暑	南	夏	火曰炎上	心	小肠	舌	脉	喜	笑
甘	黄	化	湿	中	长夏	土曰稼穑	脾	胃	口	肉	思	歌
辛	白	收	燥	西	秋	金曰从革	肺	大肠	鼻	皮毛	悲	哭
咸	黑	藏	寒	北	冬	水曰润下	肾	膀胱	耳	骨	恐	呻

考点　五行学说的基本内容

分类	概念	举例
相生	五行之间有序的递相资生、助长和促进的关系	木→火→土→金→水→木
相克	五行之间存在着有序的递相克制、制约的关系	木→土→水→火→金→木
制化	五行中一行亢盛时，必然随之有制约，防止亢而为害	
相乘	相克太过，超过正常的制约程度（太过、不及）	木乘土，土乘水，水乘火，火乘金，金乘木
相侮	反向制约和克制（太过、不及）	木侮金，金侮火，火侮水，水侮土，土侮木
母病及子	五行中一行异常，影响其子行，导致母子两行皆异常	肝病及心
子病及母	五行中一行异常，影响其母行，导致母子两行皆异常	肝病及肾

第四单元　五脏

考点　五脏的生理功能与特性★

脏	特性	生理功能	生理意义
心	①心为阳脏。②心气下降	主血脉	①心气充沛，推动血液运行。②心有生血作用
		主神志	心为五脏六腑之大主，君主之官
肺	①肺为华盖。②肺为娇脏。③肺气宣降	主气，司呼吸	①主呼吸之气。②主一身之气（生成宗气、调节全身气机）
		主行水	肺为水之上源
		主宣发肃降	通调水道
脾	①脾气上升。②喜燥恶湿。③脾为孤脏	主运化	脾为气血生化之源，运化水谷和水液
		主统血	脾气统摄血液在脉中运行
		主升清	脾气散精，上归于肺

续表

脏	特性	生理功能	生理意义
肝	肝为刚脏，体阴用阳	主疏泄	①促进血液和津液的运行。②促进脾胃运化和胆汁分泌排泄。③调畅情志。④促进男子排精和女子行经
		主藏血	①涵养肝气。②调节血量。③濡养筋目
肾	①主蛰守位。②肾气上升	藏精	主生长发育生殖与脏腑气化
		主水	有赖于肾阳气化

考点 五脏之间的关系★

五脏	两者/三者之间的关系	五脏	两者/三者之间的关系
心、肺	血液运行，呼吸吐纳	肺、脾、肾	水液代谢
心、肾	水火既济	肝、脾	主升、消化
心、肝、脾	血液运行	肝、肾	精血同源，藏泄互用
肺、脾	气的生成	脾、胃	气机升降枢纽

续表

五脏	两者/三者之间的关系	五脏	两者/三者之间的关系
肺、肝	气机升降	脾、肾	脾为先天之本，肾为后天之本
肺、肾	金水相生		

考点 五脏与五体、五官九窍、五志、五液、外华和五时的关系★

五脏	心	肺	脾	肝	肾
五体	脉	皮	肉	筋	骨
五官九窍	舌	鼻	口	目	耳及二阴
五志	喜	悲（忧）	思	怒	恐
五液	汗	涕	涎	泪	唾
外华	面	毛	唇	爪	发
五时	夏	秋	长夏	春	冬

第五单元　六腑

考点　六腑的生理功能与特性、五脏与六腑之间的关系★

腑	别称	生理功能	特性	与五脏关系（表里关系）
胆	①中正之官。 ②中精之府	贮藏和排泄胆汁 主决断	胆气主升， 性喜宁谧	肝：分泌胆汁，肝主疏泄； 胆：贮藏胆汁，胆主决断
胃	①水谷之海。 ②太仓	主受纳水谷 主腐熟水谷	胃气通降， 喜润恶燥	脾胃：纳运相成，升降相因，燥湿相济
小肠	受盛之官	主受盛化物 主泌别清浊 小肠主液	升降相因， 清浊分别	心：心火下降，保证小肠化物； 小肠：泌清保证心血充足

续表

腑	别称	生理功能	特性	与五脏关系（表里关系）
大肠	传道之官	主传化糟粕 大肠主津	以降为顺，以通为用	肺：肺司呼吸，有赖于大肠通畅； 大肠：主传导主津，有赖于肺气肃降
膀胱	①津液之府。 ②州都之官	汇聚水液 贮存和排泄尿液	司开阖	肾：主水司开阖，控制膀胱开阖； 膀胱：开阖有度则贮尿、排尿正常
三焦	①决渎之官。②中渎之腑。③孤府	通行诸气，运化水液（三焦气化）	上主纳，中主化，下主出	

第六单元　奇恒之腑

考点　脑和女子胞

	脑	女子胞
生理功能	①主宰生命活动。 ②主管精神活动。 ③主管感觉运动	①主持月经。②孕育胎儿
与脏腑的关系	①心主神志。②肝主疏泄。③肾藏精，生髓充脑	①肾精肾气充盈产生天癸，促进生殖器官发育、生殖功能。②肾藏精，关乎天癸，精能化血。③心主血，肝藏血，脾统血，促进月经排泄，胎儿孕育
与经脉的关系		冲为血海，调节十二经气血；任主胞胎

第七单元 精、气、血、津液

考点 气★

<table>
<tr><td rowspan="2">气的运动</td><td colspan="2">基本形式：升、降、出、入</td></tr>
<tr><td colspan="2">脏腑之气运动规律：升已而降、降已而升，升中有降、降中有升</td></tr>
<tr><td rowspan="5">气的功能</td><td>推动作用</td><td>①推动人体的生长发育。②推动脏腑经络组织器官的功能活动。③推动津液的生成、输布和排泄</td></tr>
<tr><td>温煦作用</td><td>温暖全身</td></tr>
<tr><td>防御作用</td><td>防御外邪入侵并驱逐侵入体内之病邪</td></tr>
<tr><td>固摄作用</td><td>固护统摄体液</td></tr>
<tr><td>气化作用</td><td>通过气的运动而产生的各种变化，指精、气、血、津液等物质各自的新陈代谢及相互间的转化</td></tr>
</table>

气的分类

<table>
<tr><th>分类</th><th>概念</th><th colspan="2">组成</th><th>功能</th></tr>
<tr><td>元气</td><td>原气（人体生命活动的原动力）</td><td colspan="2"></td><td>①推动和调节人体的生长发育和生殖机能。②推动和调控各脏腑、经络的生理活动</td></tr>
<tr><td>宗气</td><td>胸中之气</td><td rowspan="3">脾胃运化的水谷精气</td><td>肺吸入之清气</td><td>行呼吸，行血气，资先天</td></tr>
<tr><td>营气</td><td>运行于脉中、具有营养作用的气</td><td rowspan="2"></td><td>化生血液，营养全身</td></tr>
<tr><td>卫气</td><td>行于脉外、具有保卫作用的气</td><td>防御外邪，温养全身，调控腠理</td></tr>
</table>

考点　血

<table>
<tr><td rowspan="4">血的生成</td><td colspan="2">生化之源</td><td>①水谷之精化血。②肾精化血</td></tr>
<tr><td rowspan="3">与血生成相关的脏腑</td><td>脾胃</td><td>脾胃运化水谷精微所产生的营气和津液是其主要物质基础</td></tr>
<tr><td>心肺</td><td>营气和津液上输心肺，与肺吸入之清气结合，心阳温煦，化赤为血</td></tr>
<tr><td>肾</td><td>肾藏精生髓，精髓化生为血；肾精化生元气，促进脾胃运化助血生成</td></tr>
</table>

血的功能			①濡养作用：营养和滋润全身。②化神作用：为机体精神活动的主要物质基础
血的运行	影响因素		①气的推动、温煦、固摄。②脉道通畅无阻。③血液的质量。④病邪
	影响血液运行的相关脏腑	心	心气推动血液在脉中运行，为基本动力
		肺	肺气宣发肃降，调节气机，助心行血
		肝	肝主疏泄并主藏血，调节血液循环与血液量的平衡
		脾	脾主统血而使血在脉内运行，防止其溢出脉外

考点　津液

津液的生成	①脾主运化。②小肠主液。③大肠主津	
津液的输布	肺气	宣降以行水
	脾气	输布散津液
	肾气	蒸腾气化水液
	肝气	疏泄促水行
	三焦	决渎利水道

续表

津液的排泄	汗液和呼气	在肺之宣发和呼吸的作用下排出体外
	尿液的形式	在肾气作用下排出体外
	粪便的形式	在大肠作用下排出
津液的功能	滋润濡养	滋润皮毛、肌肤、眼、鼻、口腔，濡养内脏、骨髓及脑髓
	充养血脉	是组成血液的主要成分，化生血液，滋养、滑利血脉

考点 精、气、血、津液之间的关系

气与血、气与津液的关系

	两者关系		具体概念	举例
气与血	气为血帅	气能生血	血的生化过程离不开气化	治疗血行瘀滞时配合补气药
		气能行血	气行则血行，气滞则血瘀	治疗血虚病证时配合益气药
		气能摄血	气使血循于脉中，依赖于脾气统血	治疗大出血时用益气固脱法
	血为气母	血能养气		血足气旺
		血能载气		气随血脱

续表

	两者关系	具体概念	举例
气与津液	气能生津	气是津液化生的动力	
	气能行津	液的输布排泄依赖气的升降出入	
	气能摄津	气对津液具有固摄作用	
	津能载气	津液是气的载体，液的流失会使气损	气随汗脱；吐下之余，定无完气
	津能生气	脏腑阳气蒸腾温化，津液化生为气	

第八单元　经络

考点　十二经脉★

十二经脉的走向规律

起始经脉	走向	相交部位	交接经脉
手之三阴经	从胸走手	手指末端	交手三阳经
手之三阳经	从手走头	头面部	交足三阳经

续表

起始经脉	走向	相交部位	交接经脉
足之三阳经	从头走足	足趾末端	交足三阴经
足之三阴经	从足走腹	胸腹腔	交手三阴经

十二经脉的交接规律

经脉	交接部位
相表里的阴经和阳经	四肢末端
同名手足阳经	头面部
异名手足阴经	胸部

十二经脉的分布规律

部分	经脉	分布部位	部分	经脉	分布部位
头面	阳明经	面额部	躯干	手三阴经	出走腋下
	少阳经	头侧部		手三阳经	上行肩胛
	太阳经	面颊、头顶及头后部		足三阳经	贯穿整个躯干
四肢	阴经	四肢内侧面	四肢	阳经	四肢外侧面

十二经脉的表里关系、流注次序

表里关系	足太阳与足少阴为表里	手太阳与手少阴为表里
	足少阳与足厥阴为表里	手少阳与手厥阴为表里
	足阳明与足太阴为表里	手阳明与手太阴为表里
流注次序	肺大胃脾心小肠，膀肾胞焦胆肝肺	

考点 奇经八脉

分类	基本功能
任脉	总任一身之阴经，称“阴脉之海”与女子妊娠有关，有“任主胞胎”之说
督脉	总督一身之阳经，称“阳脉之海”，与脑、脊髓、肾又有密切联系
冲脉	调节十二经气血，称“十二经脉之海”，又称“血海”，同妇女的月经有关
带脉	约束纵行的诸脉主司带下固护胞胎
阴跷脉、阳跷脉	濡养眼目、司眼睑开合和下肢运动
阴维脉、阳维脉	阴维脉的功能是“维络诸阴”；阳维脉的功能是“维络诸阳”

第九单元 病因

考点 六淫★

分类	性质特点
风邪	①轻扬开泄，易袭阳位。②善行数变。③百病之长。④风性主动

续表

分类	性质特点
寒邪	①寒为阴邪，易伤阳气。②寒性凝滞。③寒主收引
暑邪	①暑为阳邪，其性炎热。②暑性升散，易扰心神，伤津耗气。③暑多夹湿
湿邪	①湿为阴邪，易伤阳气。②湿性重浊。③湿性黏滞，易阻气机。④湿性趋下，易袭阴位
燥邪	①燥性干涩，易伤津液。②燥易伤肺
火邪	①火为阳邪，燔灼炎上。②易扰心神。③伤津耗气。④生风动血。⑤易致疮疡

考点　七情内伤

七情与脏腑的关系	心在志为喜，肝在志为怒，脾在志为思，肺在志为忧，肾在志为恐
七情内伤致病特点	喜则气缓，怒则气上，思则气结，忧则气聚，恐则气下，惊则气乱，悲则气消

考点　饮食失宜

<table>
<tr><th colspan="3">饮食失宜的分类</th><th>所致结果</th></tr>
<tr><td rowspan="2">饮食不节</td><td colspan="2">过饥</td><td>气血生化无源，久之则亏虚而为病</td></tr>
<tr><td colspan="2">过饱</td><td>损伤脾胃</td></tr>
<tr><td rowspan="7">饮食偏嗜</td><td rowspan="2">寒热偏嗜</td><td>偏食生冷</td><td>寒湿内生</td></tr>
<tr><td>偏食辛辣</td><td>肠胃积热</td></tr>
<tr><td rowspan="5">五味偏嗜</td><td>多食咸</td><td>则脉凝泣而变色</td></tr>
<tr><td>多食苦</td><td>则皮槁而毛拔</td></tr>
<tr><td>多食辛</td><td>则筋急而爪枯</td></tr>
<tr><td>多食酸</td><td>则肉胝皱而唇揭</td></tr>
<tr><td>多食甘</td><td>则骨痛而发落</td></tr>
</table>

考点 劳逸失度

分类	致病特点
过度劳累	①劳伤筋骨，如“久立伤骨，久行伤筋”。劳力过度伤气，如“劳则气耗”。②劳神过度伤心脾。③房劳过度伤肾精
过度安逸	①安逸少动，气机不畅。②阳气不振，正气虚弱，如“久卧伤气，久坐伤肉”。③用脑过少，神气衰弱

第十单元 发病

考点 发病的基本原理

正气的防御作用	①抵御外邪。②祛除病邪。③修复调节。④维持脏腑经络功能的协调
邪气的损害作用	①生理功能失常。②脏腑组织的形质损害。③改变体质类型
正气不足是发病的内因	①正虚感邪而发病。②正虚生邪而发病
邪气是发病的重要条件	①邪气是疾病发生的原因。②影响发病的性质、类型和特点

考点 发病类型

类型	概念	多见于
感邪即发	感邪后立即发病，发病迅速	新感外邪较盛，情志剧变，接触毒物
徐发	感邪后缓慢发病	内伤邪气致病
伏而后发	感受邪气后，病邪在体内潜伏一段时间，过时发病	外感性疾病及某些外伤
继发	在原发疾病的基础上，继而发生新的疾病	肝阳上亢所致的中风
合病	两经或两个部位以上同时受邪所出现的病证	感邪较盛，正气相对不足
并病	感邪后某一部分的证候未了，又出现另一部的病证	病位传变之中
复发	疾病的缓解阶段，在某些诱因的作用下，疾病再度发作	慢性病变宿根未除

第十一单元　病机

考点　邪正盛衰

邪正盛衰与虚实变化

<table>
<tr><td>虚实病机</td><td colspan="2">邪气盛则实，精气夺则虚</td></tr>
<tr><td rowspan="2">虚实变化</td><td>虚实错杂</td><td>①虚中夹实，如脾虚湿滞。②实中夹虚，如邪热炽盛兼津液损伤</td></tr>
<tr><td>虚实真假</td><td>①真实假虚，又称为“大实有羸状”。②真虚假实，又称为“至虚有盛候”</td></tr>
</table>

考点　阴阳失调

<table>
<tr><td>分类</td><td colspan="2">病机特点或概念</td></tr>
<tr><td rowspan="2">阴阳偏盛</td><td>阴偏盛</td><td>阴盛则寒，阴胜则阳病</td></tr>
<tr><td>阳偏盛</td><td>阳盛则热，阳胜则阴病</td></tr>
<tr><td rowspan="2">阴阳偏衰</td><td>阴偏衰，即阴虚</td><td>阴气不足，阴不制阳，阳气相对亢盛的虚热证</td></tr>
<tr><td>阳偏衰，即阳虚</td><td>阳气不足，阳不制阴，阴气相对偏亢的虚寒证</td></tr>
</table>

续表

分类	病机特点或概念	
阴阳互损	阴损及阳	阴虚为主的阴阳两虚状态
	阳损及阴	阳虚为主的阴阳两虚状态
阴阳格拒	阴盛格阳	表现为真寒假热证
	阳盛格阴	表现为真热假寒证
阴阳亡失	亡阴	体液大量耗损，阴液严重亏乏而欲竭的危重证候
	亡阳	体内阳气极度衰微而表现出阳气欲脱的危重证候

考点 精、气、血失常

分类	包括内容
精的失常	精虚、精的藏泄失常（失精、精瘀）

续表

分类	包括内容
气的失常	气虚：化生不足、耗伤太过、功能减退所导致
	气滞：气的流通不畅，郁滞不通
	气逆：气升太过或降之不及，脏腑之气上逆
	气陷：气虚及气的升清不足，升举无力
	气闭：气机闭阻，外出障碍，清窍闭塞，昏厥
	气脱：气不内守，大量亡失，功能突然衰竭
血的失常	血虚，血瘀，血寒，血热，出血
精气血失调	精气两虚，精血不足，气滞精瘀，血瘀精阻
气血失调	气滞血瘀，气虚血瘀，气不摄血，气随血脱，气血两虚

考点　内生“五邪”

分类	病因病机
风气内动	肝阳化风，热极生风，阴虚风动，血虚生风，血燥生风
寒从中生	阳气虚衰，温煦气化功能减退，虚寒内生，阴邪弥漫
湿浊内生	脾的运化功能和输布津液的功能障碍，引起水湿痰浊蓄积停滞
津伤化燥	津液不足，人体各组织器官和孔窍失其濡润，出现干燥枯竭
火热内生	实火：阳盛有余，病邪郁结，气血郁滞
	虚火：阴虚阳亢产生的火热内扰、功能亢奋的状态

第十二单元　防治原则

考点　治则★

分类		应用
正治（逆治）	热者寒之	热证
反治（从治）	热因热用	阴盛格阳的真寒假热证
	寒因寒用	阳盛格阴的真热假寒证
	塞因塞用	用补益药物治疗有闭塞不通症状的虚证，即真虚假实证
	通因通用	用通利药物治疗有通泻症状的实证，即真实假虚证
治标	急则治标	如鼓胀，先治腹水，后治肝病
治本	缓则治本	如肺痨肺肾阴虚证，滋补肺肾之阴

续表

分类		应用
调整阴阳	“壮水之主，以制阳光”	虚热证
	“益火之源，以消阴翳”	虚寒证
三因制宜	因时制宜	用寒远寒，用热远热
	因人制宜	少年慎补，老年慎泻

第 二 篇

中医诊断学

第一单元　望诊

考点　望神

分类		临床表现						临床意义
		神志	面色	两目	动作	呼吸	肌肉	
得神		清楚	荣润	明亮	灵活	平稳	不削	正气充足，精气充盛（健康）；正气未伤，精气未衰（病轻）
少神		不振	少华	乏神	迟缓	倦怠乏力，少气懒言	松软	正气不足，见于素体虚弱、病情较轻、病后恢复期
失神	精亏神衰	不清	无华	晦暗	艰难	微弱	肉削著骨	正气大伤，常见于久病、重病
	邪盛神乱	神昏谵语，循衣摸床，撮空理线，猝然昏倒，两手握固，牙关紧急						急重病人

续表

<table>
<tr><th rowspan="2">分类</th><th colspan="6">临床表现</th><th rowspan="2">临床意义</th></tr>
<tr><th>神志</th><th>面色</th><th>两目</th><th>动作</th><th>呼吸</th><th>肌肉</th></tr>
<tr><td>假神</td><td colspan="6">精神转佳，目光转亮，言语不休，想见亲人，欲进饮食，两颧泛红如妆</td><td>精气衰竭已极，阴不敛阳，虚阳外越，“回光返照”</td></tr>
</table>

考点　望面色

五色主病的临床表现及其意义（一）

<table>
<tr><th>五色</th><th>所主病证</th><th>临床表现</th><th>临床意义</th></tr>
<tr><td rowspan="3">赤色</td><td rowspan="3">热证、戴阳证</td><td>满面通红</td><td>外感发热，实热证</td></tr>
<tr><td>两颧潮红</td><td>阴虚阳亢的虚热证</td></tr>
<tr><td>久病面色苍白，颧部泛红如妆，游移不定</td><td>属戴阳证，属病重</td></tr>
</table>

续表

五色	所主病证	临床表现	临床意义
白色	虚证、寒证、失血	面色淡白无华，唇舌色淡	血虚证、失血证
		面色㿠白	阳虚证
		面色㿠白而虚浮	阳虚水泛
		面色苍白（白中透青）	亡阳证、实寒证、大失血
黄色	脾虚、湿证	面色萎黄（淡黄、枯槁无光）	脾胃气虚
		面色黄胖（面黄虚浮）	脾虚湿蕴
		面色阳黄（鲜明如橘子色）	湿热熏蒸
		面色阴黄（晦暗如烟熏）	寒湿郁阻

五色主病的临床表现及其意义（二）

<table>
<tr><th>五色</th><th>所主病证</th><th>临床表现</th><th>临床意义</th></tr>
<tr><td rowspan="5">青色</td><td rowspan="5">寒证，气滞，血瘀，疼痛，惊风</td><td>面色淡青、青黑</td><td>寒盛，痛剧</td></tr>
<tr><td>突然面色青灰，口唇青紫，肢冷脉微</td><td>心阳暴脱证</td></tr>
<tr><td>久病面色与口唇青紫</td><td>心阳虚衰，心血瘀阻，肺气壅塞</td></tr>
<tr><td>面色青黄（苍黄）</td><td>肝郁脾虚</td></tr>
<tr><td>小儿眉间、鼻柱、唇周色青</td><td>惊风，惊风先兆</td></tr>
<tr><td rowspan="4">黑色</td><td rowspan="2">肾虚，寒证，水饮，瘀血</td><td>面黑暗淡、黧黑</td><td>肾阳虚</td></tr>
<tr><td>面黑干焦</td><td>肾阴虚</td></tr>
<tr><td rowspan="2">剧痛</td><td>面色黧黑，肌肤甲错</td><td>血瘀日久</td></tr>
<tr><td>眼眶周围发黑</td><td>肾虚水饮，寒湿带下</td></tr>
</table>

考点 望头面五官

望头发的主要内容及其临床意义

	临床表现	临床意义
发黄	小儿头发稀疏黄软，生长迟缓，久不生发	先天不足，肾精亏损
	小儿发结如穗，枯黄无泽，面黄肌瘦	疳积
发白	青少年发白伴耳鸣、腰酸	肾虚
	青少年发白伴失眠健忘	劳神伤血
脱发	突然片状脱发，脱落处显露圆形光亮头皮，为斑秃	血虚受风
	青壮年头发稀疏易落，眩晕健忘，腰膝酸软	肾虚
	头发易脱，头皮瘙痒，多屑多脂	血热化燥

面肿、腮肿及口眼㖞斜的临床表现及其意义

<table>
<tr><th colspan="2"></th><th>临床表现</th><th>临床意义</th></tr>
<tr><td rowspan="5">面肿</td><td rowspan="3">浮肿</td><td>发病迅速</td><td>外感风邪，肺失宣降</td></tr>
<tr><td>面色㿠白，发病缓慢</td><td>脾肾阳虚，水湿泛滥</td></tr>
<tr><td>面唇青紫，心悸气喘，不能平卧</td><td>心肾阳虚，血行瘀滞，水气凌心</td></tr>
<tr><td rowspan="2">红肿</td><td>焮红灼热，肿胀疼痛，色如涂丹，压之褪色</td><td>风热火毒上攻</td></tr>
<tr><td>焮赤肿痛，头肿如斗，面目肿盛，目不能开</td><td>天行时疫，火毒上攻</td></tr>
<tr><td rowspan="2">腮肿</td><td>痄腮</td><td>以耳垂为中心漫肿，边缘不清，皮色不红，灼热疼痛</td><td>外感温毒</td></tr>
<tr><td>发颐</td><td>颧骨之下，腮颌之上，耳前红肿，伴寒热、疼痛</td><td>少阳、阳明经毒热上攻</td></tr>
<tr><td colspan="2" rowspan="2">口眼㖞斜</td><td>单见口眼㖞斜，肌肤不仁，目不能合，口不能闭</td><td>风邪中络</td></tr>
<tr><td>口眼㖞斜兼半身不遂</td><td>中风</td></tr>
</table>

目的脏腑分属★

目的内容物	黑睛	两眦	眼胞	白睛	瞳仁
五轮分属	风轮	血轮	肉轮	气轮	水轮
脏腑分属	肝脏	心脏	脾脏	肺脏	肾脏

望目态的主要内容及其临床意义

分类	临床表现	临床意义
目睛凝视	固定上视（戴眼反折）	肝风内动
	固定前视（瞪目直视）	
	固定侧视（横目斜视）	
睡眠露睛	睡后胞睑未闭，睛珠外露	脾气虚弱，气血不足
胞睑下垂	双睑下垂	先天不足，脾肾亏虚
	单睑下垂	外伤

望口、唇、齿的主要内容及其临床意义

	分类	临床意义
望口	口角流涎	脾虚湿盛、中风
	口疮	心脾二经积热上熏
	口糜	湿热内蕴，上蒸口腔
	鹅口疮	感受邪毒，心脾积热，上熏口舌
望唇色	深红	热盛
	赤肿而干	热极
	青紫	血瘀
	青黑	寒证、痛极
	樱桃红	煤气中毒
	淡白	血虚、失血

续表

	分类	临床意义
望齿色	干燥	胃阴已伤
	燥如枯骨	肾阴枯竭
	齿焦有垢	胃肾热盛，气液未竭
	齿焦无垢	胃肾热盛，气液已竭

考点　望躯体四肢

望颈项的主要内容及其临床意义

	临床表现	临床意义
瘿瘤	结喉处有肿块突起，可随吞咽运动上下移动	肝郁气结痰凝、水土失调而致痰气搏结
瘰疬	颈侧颌下，肿块如豆，累累如串珠	肺肾阴虚，虚火灼津，结成痰核
颈瘘	颈痈、瘰疬破溃后，久不收口，形成管道	痰火久结，气血瘀滞，疮孔不收
颈痈	颈侧焮红漫肿，疼痛灼热	风热邪毒蕴蒸，气血壅滞，痰毒互结

续表

	临床表现	临床意义
项强	项强兼表证	风寒侵袭太阳经脉，经气不利
	项强兼壮热、神昏、抽搐者	温病火邪上攻、脑髓有病
项软	见于小儿	先天不足，肾精亏损
	见于久病重病	脏腑精气衰竭

考点　望皮肤

望斑疹的内容及其临床意义

	临床表现		临床意义
斑	红色或青色	片状斑块，平摊于皮肤，摸之不应手，压之不褪色	外感温热邪毒，内迫营血；脾气虚衰，血失统摄；阳衰寒凝血瘀
疹		粟粒状疹点，高出皮肤，抚之碍手，压之褪色	外感风热实邪、过敏、热入营血

考点　望排出物

望痰的内容及其临床意义

分类	临床表现	临床意义
寒痰	痰白清稀量多	脾虚或寒邪客肺导致津凝不化，聚而为痰
热痰	痰黄稠有块	热邪煎熬津液
燥痰	痰少而黏，难于咳出	燥邪伤肺或肺阴亏损
湿痰	痰白滑量多，易咳出	脾虚湿蕴，聚而为痰
痰中带血，色鲜红		肺阴亏虚、肝火犯肺、痰热壅肺→热伤肺络
脓血腥臭痰		热毒蕴肺，腐败酿脓→肺痈

望涕的内容及其临床意义

临床表现	临床意义
清涕	外感风寒，阳气虚弱
浊涕	外感风热，肺胃蕴热

续表

临床表现	临床意义
久流浊涕，质稠量多，腥臭	鼻渊，湿热蕴阻
阵发性清涕，量多如注，喷嚏频作	鼻鼽，风寒束于肺卫

望呕吐物的内容及其临床意义

呕吐物性状	临床意义
清稀无臭	寒呕（胃阳不足，腐熟无力；寒邪犯胃，损伤胃阳，水饮内停）
秽浊酸臭	热呕（邪热犯胃或肝经郁热）
酸腐，夹杂不消化食物	伤食
呕吐黄绿色苦水	肝胆湿热、郁热
暗红有血块，夹有食物残渣	胃有积热，肝火犯胃，胃腑瘀血

望二便的内容及其临床意义

	临床表现	病因病机	临床意义
望大便	清稀如水	外感寒湿或饮食生冷	寒湿泄泻
	黄褐如糜，味臭	暑湿或湿热之邪，伤及胃肠	湿热泄泻
	夹有黏冻、脓血	湿热邪毒蕴结大肠，肠络受损	痢疾、肠癌
	灰白呈陶土色		黄疸
	燥结如羊屎，排出困难	热盛伤津或阴血亏虚	
望小便	清长	阳虚不能蒸化津气，水津下趋膀胱	虚寒证
	短黄	热盛伤津或汗、吐、下伤津	实热证
	带血	结石损伤，湿热蕴结膀胱，阴虚火旺，脾肾不固	石淋、热淋
	有砂石	湿热蕴结下焦，煎熬津液	石淋
	浑浊如米泔或滑腻如脂膏	脾肾亏虚，下焦湿热，清浊不分并趋于下	尿浊、膏淋

考点　望小儿指纹

望指纹要点	临床表现	临床意义
三关测轻重	指纹达于风关	邪气入络，邪浅病轻
	指纹达于气关	邪气入经，邪深病重
	指纹显于命关	邪入脏腑，病情严重
	指纹直达指端（透关射甲）	病情凶险，预后不良
浮沉分表里	指纹浮而显露	病邪在表，外感表证
	指纹沉隐不显	病邪在里，内伤里证
红紫辨寒热	指纹鲜红	外感表证，寒证
	指纹紫红	里热证
	指纹青色	疼痛，惊风
	指纹紫黑	血络郁闭，危重
	指纹淡白	脾虚，疳积

续表

望指纹要点	临床表现	临床意义
淡滞定虚实	指纹浅淡而纤细	虚证
	指纹浓滞而增粗	实证

第二单元　望舌

考点　望舌质

望舌色

舌色	主证	临床表现	临床意义
淡白舌	主气血两亏、阳虚，枯白舌主脱血夺气	淡白湿润，而舌体胖嫩	阳虚水泛
		淡白光莹瘦薄	气血两虚

续表

舌色	主证	临床表现	临床意义
红舌	主实热、阴虚	舌鲜红，舌体不小，兼黄厚苔	实热证
		鲜红而少苔、有裂纹或光红无苔，舌体小	虚热证
绛舌	主里热亢盛、阴虚火旺	舌绛有苔，有红点、芒刺	里热炽盛
		舌绛少苔、无苔或有裂纹	阴虚火旺
青紫舌	主血行不畅	全舌青紫	全身性血行瘀滞
		紫色斑点	瘀血阻滞于某部位
		淡红中泛青紫	肺气壅滞，肝郁血瘀
		舌淡紫而湿润	阴寒内盛，阳气虚衰
		紫红、绛紫而干枯少津	热盛伤津，气血壅滞

望舌形

舌形	主证	临床表现	临床意义
老、嫩舌	老舌属实证，嫩舌属虚证		
胖舌	主水湿内停，痰湿热毒上泛	舌淡胖大	脾肾阳虚，水湿内停
		舌红胖大	脾胃湿热，痰热内蕴
		舌红绛肿胀	心脾热盛，热毒上壅
瘦舌	主气血阴液不足	舌体瘦薄而色淡	气血两虚
		舌体瘦薄而色红绛干燥	阴虚火旺，津液耗伤
点、刺舌	主脏腑热极，血分热盛	舌红而起芒刺	气分热盛
		舌红而点刺色鲜红	血热内盛，阴虚火旺
		舌红而点刺色绛紫	热入营血，气血壅滞
裂纹舌	主阴血亏虚	淡白而有裂纹	血虚不润
		淡白胖嫩，边有齿痕而又有裂纹	脾虚湿浸

续表

舌形	主证	临床表现	临床意义
齿痕舌	主脾虚，水湿内盛	舌淡胖大润而有齿痕	寒湿壅盛，阳虚水湿
		舌淡红而有齿痕	脾虚，气虚
		舌红肿胀，边有齿痕	湿热痰浊壅滞

望舌态

舌态	主证	临床表现	临床意义
痿软舌	伤阴或气血俱虚	舌淡白而痿	气血俱虚
		新病舌干红而痿	热灼津伤
		久病舌绛而痿	阴亏已极
强硬舌	热入心包，高热伤津，痰浊内阻	舌红绛少津而强硬	邪热炽盛
		舌强硬伴舌胖大、苔厚腻	风痰阻络

续表

舌态	主证	临床表现	临床意义
颤动舌	肝风内动	久病舌淡白而颤动	血虚动风
		新病舌绛而颤动	热极生风
		舌红少津而颤动	阴虚动风
歪斜舌	中风或中风先兆	舌紫红而歪斜，病热危急	肝阳化风
吐弄舌	心、脾二经有热	吐舌	疫毒攻心，正气已绝
		弄舌	热盛动风先兆
		吐弄舌	小儿智能发育不全
短缩舌	危重证候	舌多淡白或青紫而湿润	寒凝筋脉
		舌胖而苔黏腻	痰浊内阻

考点　望舌苔

望苔质

苔质	特征	临床表现	临床意义
厚薄	“见底”	薄苔	外感表证，内伤轻病，正常人
	“不见底”	厚苔	痰湿，食积，里热
润燥	水分多少	润苔	正常舌苔，风寒表证，湿证初起，食滞，瘀血
		滑苔	寒证，痰饮，水湿
		燥苔	津液已伤
		糙苔	热盛伤津之重症
腐腻	苔质颗粒	苔薄腻	食积，脾虚湿困
		苔白腻	痰浊，寒湿内阻
		黏腻、厚、口中甜	脾胃湿热
		黄厚腻	痰热，湿热，暑湿
		腐苔	食积胃肠，痰浊内蕴

望苔色

苔色	主证	临床表现	临床意义
白苔	表证，寒证，湿证	苔薄白而滑	外感寒湿或脾肾阳虚，水湿内停
		苔薄白而干	外感风热
		苔白厚腻	湿浊内停，痰饮，食积
		积粉苔	内痈，瘟疫
		糙裂苔	内热暴起，津液暴伤
黄苔	里证，热证	苔薄淡黄	外感风热表证
		苔黄干燥	邪热伤津，燥结腑实
		苔黄腻	湿热，痰热内蕴，食积化腐
		黄滑苔	阳虚寒湿，痰饮聚久化热或气血亏虚，复感湿热
灰黑苔	阴寒内盛，里热炽盛	苔灰而润滑	阳虚寒盛
		苔黑燥裂，甚则生芒刺	热极津枯

第三单元　闻诊

考点　听声音

音哑与失音的临床表现及意义

临床表现	病因病机	临床意义
新病音哑或失音（“金实不鸣”）	外感风寒、风热袭肺、痰湿壅肺	实证
久病音哑或失音（“金破不鸣”）	阴虚火旺、肺肾精气内伤	虚证

谵语、郑声、独语、错语、狂言、言謇的临床表现及意义

<table>
<tr><th rowspan="2">病名</th><th colspan="2">临床表现</th><th rowspan="2">病因病机</th><th rowspan="2">临床意义</th></tr>
<tr><th>神志</th><th>语言</th></tr>
<tr><td>谵语</td><td rowspan="2">不清</td><td>语无伦次，声高有力</td><td>热扰神明</td><td>实证（温邪内入心包）</td></tr>
<tr><td>郑声</td><td>语言重复，时断时续</td><td>脏气衰竭，心神散乱</td><td>虚证（疾病晚期）</td></tr>
</table>

续表

病名	临床表现		病因病机	临床意义
	神志	语言		
独语	清楚	自言自语，喃喃不休，见人语止，首尾不续	心气虚弱，神气不足或气郁痰阻，蒙蔽心神	癫证，郁病
错语	清楚	语言时有错乱，语后自知言错	心气虚弱，神气不足	虚证（久病体虚）
			痰湿，瘀血，气滞阻碍心窍	实证
狂言	错乱	语无伦次，狂叫骂詈	气郁化火，痰火互结，内扰神明	狂病，伤寒蓄血证
言謇	清楚	吐字不清	风痰阻络	中风先兆或后遗症

咳嗽的临床表现及意义

咳声表现	其他表现	病因病机	临床意义
咳声重浊沉闷	无	寒痰湿浊停聚，肺失肃降	实证
咳声低微	无	久病肺气虚，失于宣降	虚证

续表

咳声表现	其他表现	病因病机	临床意义
咳声不扬	痰稠色黄，不易咳出	热邪犯肺，肺津被灼	热证
咳有痰声	痰多易咳	痰湿阻肺	
干咳	无痰或少痰	燥邪犯肺或阴虚肺燥	燥咳
咳声短促	呈阵发性、痉挛性，接续不断，咳后有鸡鸣样回声	风邪与痰热搏结	百日咳
咳声如犬吠	声音嘶哑，吸气困难	肺肾阴虚，疫毒攻喉	白喉

考点　嗅气味

	临床表现	临床意义
口气	酸臭，食欲不振，脘腹胀满	食积胃肠
	臭秽	胃热
	腐臭，咳吐脓血	溃腐脓疡
	臭秽难闻，牙龈腐烂	牙疳

续表

	临床表现	临床意义
排泄物的气味	便酸臭难闻	肠有郁热
	溏泄而腥	脾胃虚寒
	臭如败卵，矢气酸臭	伤食
	臊臭味	膀胱湿热
	经血臭秽	热证
	经血气腥	寒证
	带下奇臭色杂	癌病
病室气味	腐臭味	溃腐疮疡
	血腥味	失血
	烂苹果味	消渴厥（晚期）

第四单元　问诊

考点　问寒热

分类		临床表现	临床意义
恶寒发热		恶寒重，发热轻	风寒表证
		发热重，恶寒轻	风热表证
		发热轻，恶风	伤风表证
但寒不热	新病恶寒	脘腹冷痛，呕吐泄泻，咳喘痰鸣，脉沉紧	里实寒证
	久病畏寒	肢凉怕冷，得温可缓，脉弱	里虚寒证

续表

分类		临床表现	临床意义
但热不寒	壮热	口渴、面赤、汗大出、脉洪大	伤寒阳明经证，温病气分
	潮热	日晡潮热——热势较高，日晡热甚，腹胀便秘	阳明气盛，有实热
		骨蒸潮热——午后或夜间低热	阴虚火旺
		湿温潮热——身热不扬	湿郁热蒸
		瘀血潮热——午后或夜间低热，肌肤甲错	瘀血积久
	微热	轻度发热，热势偏低，37℃～38℃	内伤、温热后期
寒热往来	无定时	时冷时热，无时间规律	少阳病
	有定时	恶寒发热交替发作，发有定时	疟疾

考点 问汗★

特殊汗出类型	临床表现	临床意义
自汗	醒时时常出汗，活动尤甚	气虚证、阳虚证

续表

特殊汗出类型		临床表现	临床意义
盗汗		睡时汗出，醒则汗止，兼潮热、颧红	阴虚证
绝汗	亡阳之汗	冷汗淋漓如水	阳气亡脱，津随气泄
	亡阴之汗	汗出黏如油，躁扰烦渴	内热促津液外泄
战汗		先恶寒战栗而后汗出	疾病发展的转折点

考点 问疼痛★

疼痛性质	特点	临床意义
胀痛	痛而且胀	肝阳上亢，肝火上炎
刺痛	痛如针刺	瘀血
冷痛	痛有冷感而喜暖	阳气不足，寒邪阻络
灼痛	痛有灼热感而喜凉	火邪窜络，阴虚阳亢
重痛	痛有沉重感	肝阳上亢

续表

疼痛性质	特点	临床意义
酸痛	痛而有酸软感觉	湿证，唯腰膝酸痛多属肾虚
绞痛	痛势剧烈如刀绞	有形实邪闭阻气机
空痛	痛有空虚感	虚证
隐痛	痛不剧烈，绵绵不休	虚证
走窜痛	疼痛部位游走不定	气滞，风证
固定痛	疼痛部位固定不移	瘀血，寒湿，湿热阻滞，热壅血瘀
擎痛	抽掣牵扯而痛	筋脉失养，经脉阻滞不通

考点 问头身胸腹

问头痛

根据头痛的部位问诊		根据头痛的性质问诊	
临床表现	临床意义	临床表现	临床意义
前额部连眉棱骨痛	阳明头痛	头痛连项，遇风加重	风寒头痛

续表

根据头痛的部位问诊		根据头痛的性质问诊	
侧头痛，痛在两侧太阳穴	少阳头痛	头痛怕热，面红目赤	风热头痛
后头部连项痛	太阳头痛	头痛如裹，肢体困重	风湿头痛
颠顶痛	厥阴头痛	头痛绵绵，过劳则盛	气虚头痛
全头痛	太阴头痛	头痛眩晕，面色苍白	血虚头痛
脑中痛，牵及于齿	少阴头痛	头脑空痛，腰膝酸软	肾虚头痛

问头晕

临床表现	临床意义
头晕而胀，烦躁易怒，舌红苔黄，脉弦数	肝火上炎
头晕胀痛，头重脚轻，舌红少津，脉弦细	肝阳上亢
头晕且重，如物裹缠，痰多苔腻	痰湿内阻
头晕耳鸣，腰酸遗精	肾虚精亏

问胸痛、胸闷

	临床表现	临床意义
问胸痛	左胸心前区憋闷作痛，时痛时止	痰、瘀阻滞心脉
	胸痛剧烈，面色青灰，手足青冷	心脉急骤闭塞不通（真心痛）
	胸痛，壮热面赤，喘促鼻扇	热邪壅肺，脉络不利（肺热病）
	胸痛，颧赤盗汗，午后潮热，咳痰带血	肺阴亏虚，虚火灼络（肺痨）
	胸痛，壮热，咳吐脓血腥臭痰	痰热阻肺，热壅血瘀（肺痨）
问胸闷	胸闷，心悸气短	心气不足或心阳不足
	胸闷，咳喘痰多	痰饮停肺
	胸闷，壮热，鼻翼扇动	热邪或痰热壅肺
	胸闷气喘，畏寒肢冷	寒邪客肺
	胸闷气喘，少气不足以息	肺气虚或肾气虚

问胁痛、腰痛

	临床表现	临床意义
问胁痛	胁肋胀痛，太息易怒	肝郁气滞
	胁肋胀痛，纳呆厌食，身目发黄	肝胆湿热
	胁肋灼痛，面红目赤	肝胆火旺
	胁肋刺痛，触及包块，固定拒按	肝血瘀阻
	肋间饱满胀，咳唾引痛	饮停胸胁
问腰痛	酸软而痛	肾虚
	冷痛沉重，阴雨天加重	寒湿
	刺痛，痛连下肢	瘀血阻络
	剧痛，向少腹放射，尿血	结实阻滞
	腰痛连腹，绕如带状	带脉损伤

问脘痞、腹胀

	临床表现	临床意义
问脘痞	嗳腐吞酸	食积胃脘
	食少便溏	脾胃气虚
	饥不欲食，干呕	胃阴亏虚
	纳呆呕恶，苔腻	湿邪困脾
	胃有振水声	饮邪停胃
问腹胀	时胀时减，喜按	脾胃虚弱
	胀满不减，拒按	食积胃肠，湿热内结
	胀大如鼓，皮色苍黄，腹壁青筋暴露	鼓胀

考点　问睡眠

	临床表现	临床意义
问失眠	不易入睡，彻夜不眠，心烦不寐	心肾不交
	睡后易醒，不易再睡，心悸便溏	心脾两虚
	时时惊醒，不易安卧	胆郁痰扰
	夜卧不安，腹胀嗳气酸腐	食滞内停
问嗜睡	困倦嗜睡，头目昏沉，胸闷脘痞，肢体困重	痰湿困脾
	饭后嗜睡，神疲倦怠，食少纳呆	脾失健运，清阳不升
	大病之后，神疲嗜睡	正气未复
	极度疲惫，神志朦胧，困倦欲睡，肢冷脉微	心肾阳衰

考点　问饮食与口味

问口渴与饮水

临床意义		临床表现
口渴多饮	大渴喜冷饮，兼壮热、面赤、汗出、脉洪大	实热证（里热炽盛，津液大伤）
	口渴多饮，兼有小便量多，多食易饥，体渐消瘦	消渴
	口渴咽干，夜间尤甚，颧红盗汗，舌红少津	阴虚证
渴不多饮	口渴不欲饮，兼头身困重，身热不扬，脘闷苔腻	湿热证
	口渴不欲饮，兼身热夜甚，心烦不寐，舌红绛	热入营血

问口味★

临床表现		临床意义
口淡		脾胃气虚
口甜	黏腻不爽	湿热蕴脾
	食少乏力	脾气虚

续表

临床表现		临床意义
口黏腻		痰热内盛，湿热中阻，寒湿困脾
口酸	泛酸	肝胃蕴热
	酸馊	伤食
口涩		燥热伤津
口苦		火邪上炎或胆气上泛
口咸		肾病及寒水上泛

考点　问二便

问大便

<table>
<tr><th colspan="3">问大便</th><th>临床表现</th><th>临床意义</th></tr>
<tr><td rowspan="14">大便异常</td><td rowspan="6">便次</td><td rowspan="2">便秘</td><td>大便干结，小便短赤，舌红苔黄，脉数</td><td>热结便秘，津液不足</td></tr>
<tr><td>大便艰涩，排出困难，腹中冷痛，四肢不温，舌淡苔白</td><td>寒结便秘</td></tr>
<tr><td rowspan="4">泄泻</td><td>泻下黄糜而臭或下痢脓血</td><td>大肠湿热</td></tr>
<tr><td>腹痛肠鸣，泻后痛减，恼怒紧张而泄泻</td><td>肝郁乘脾</td></tr>
<tr><td>厌食嗳腐，腹痛即泻，泻后痛减</td><td>伤食</td></tr>
<tr><td>纳少腹胀，大腹隐痛</td><td>脾胃气虚</td></tr>
<tr><td rowspan="2">便质</td><td colspan="2">完谷不化（便中夹有未消化食物）</td><td>食积，脾虚，肾虚泄泻</td></tr>
<tr><td colspan="2">溏结不调（时干时稀）</td><td>肝郁乘脾，肝脾不调</td></tr>
<tr><td rowspan="5">排便感</td><td colspan="2">肛门灼热</td><td>大肠湿热</td></tr>
<tr><td colspan="2">里急后重</td><td>痢疾，直肠癌</td></tr>
<tr><td colspan="2">排便不爽</td><td>肝郁乘脾或大肠湿热</td></tr>
<tr><td colspan="2">大便失禁</td><td>脾肾阳虚</td></tr>
<tr><td colspan="2">肛门重坠</td><td>脾虚中气下陷</td></tr>
</table>

问小便

问小便			临床表现	临床意义
小便异常	尿次	频数	小便短赤，频数急迫	下焦湿热（膀胱湿热、小肠湿热）
			小便澄清，频数量多，夜间明显	下焦虚寒（肾阳虚、肾气不固）
		癃闭	实	瘀血，结石，湿热
			虚	脾气虚，肾阳虚
	尿量	增多	小便清长，量多	虚寒证
			口渴，多饮，多尿	消渴
		减少	小便短赤，发热面红	实热证，伤津
			尿少浮肿	水肿
	排尿感		尿道涩痛	淋证
			余沥不尽	肾阳虚，肾气不固
			小便失禁	肾气不固
			遗尿	肾气不足

第五单元　脉诊

考点　常见脉象的特征与临床意义

浮脉类、沉脉类

脉纲	共同特点	脉名	特征	主证
浮脉类	轻取即得	浮	轻取即得，重按稍减而不空，举之有余	表证，虚阳浮越证
		洪	脉体阔大，充实有力，来盛去衰	热盛
		濡	脉浮细无力而软	虚证，湿困
		散	浮而无根，至数不齐，脉力不均	元气离散，脏气将绝
		芤	浮大中空，有边无中，如按葱管	失血，伤阴之际
		革	浮而搏指，中空外坚，如按鼓皮	亡血，失精，半产，崩漏
沉脉类	重按始得	沉	轻取不应，重按始得	里证
		伏	重按推筋着骨始得，甚至暂时伏而不见	邪闭，厥病，痛极
		牢	沉取实大弦长，坚牢不移	阴寒内积，疝气，癥积
		弱	沉而细软无力	阳气虚衰，气血俱虚

迟脉类、数脉类

脉纲	共同特点	脉名	特征	主证
迟脉类	一息不足四至	迟	脉来迟慢，一息不足四至	寒证，邪热结聚
		缓	一息四至，脉来倦怠无力	湿病，脾胃虚弱；常人
		涩	形细行迟，艰涩不畅，脉势不均，如轻刀刮竹	精伤血少，气滞血瘀，痰食内停
		结	迟而时一止，止无定数	阴盛气结，寒痰瘀血，气血虚衰
数脉类	一息五至以上	数	一息五至以上，不足七至	热证，里虚证
		疾	一息七八至	阳极阴竭，元气欲脱
		促	数而时一止，止无定数	阳热亢盛，瘀滞、痰食停积，脏气衰败
		动	短而滑数	疼痛，惊恐

虚脉类、实脉类

脉纲	共同特点	脉名	特征	主证
虚脉类	应指无力	虚	三部脉举止无力，按之空豁	气血两虚
		细	脉细如线，应指显然	气血俱虚，湿证
		微	根细极软，似有似无	气血大虚，阳气暴脱
		代	脉来一止，止有定数，良久方还	脏气衰微，疼痛，惊恐，跌打损伤
		短	首尾俱短，不能满部	有力主气郁，无力主气损
实脉类	应指有力	实	三部脉充实有力，来去皆盛	实证；常人
		滑	往来流利，应指圆滑，如珠走盘	痰湿，食积，实热；青壮年；孕妇
		弦	端直以长，如按琴弦	肝胆病，疼痛，痰饮；老年健康者
		紧	绷急弹指，如牵绳转索	实寒证，疼痛，宿食
		长	首尾端直，超过寸关尺三部	阳气有余，阳证，热证，实证；常人
		大	脉体宽大，无脉来汹涌之势	健康人；病进

第六单元　八纲辨证

考点　表里

证型 鉴别要点	表证	里证
病位	浅（皮毛、经络）	深（脏腑、气血、骨髓）
病史	新病，起病急	久病，起病缓
主症	恶寒发热，头身疼痛，鼻塞流涕	咳喘心悸，腹痛呕泻
舌苔	苔薄	视具体情况而定
脉	浮	沉

考点 八纲证候间的关系

八纲证候间的关系	病机	辨证要点	证候
真热假寒	阳盛格阴	胸腹的冷热	胸腹灼热，烦躁谵语，渴喜冷饮，咽干口臭
真寒假热	阴盛格阳		胸腹触之不热，下肢冷，便溏尿清
真实假虚	大实有羸状	脉象的有力无力	肢体羸瘦而腹部硬拒按，脉沉细而按之有力
真虚假实	至虚有盛候		大便闭塞而腹部不满，脉虚，舌淡胖

第七单元　病因辨证

考点　六淫辨证

<table>
<tr><th colspan="2">证型</th><th colspan="2">证候</th><th>舌象</th><th>脉象</th></tr>
<tr><td rowspan="6">风淫证</td><td>风邪袭表证</td><td colspan="2">恶寒发热汗出</td><td rowspan="6">苔薄白</td><td rowspan="6">脉浮缓</td></tr>
<tr><td>风邪犯肺证</td><td colspan="2">鼻塞清涕喷嚏</td></tr>
<tr><td>风客肌肤证</td><td colspan="2">皮肤瘙痒，丘疹</td></tr>
<tr><td>风邪中络证</td><td colspan="2">肌肤麻木，口眼㖞斜</td></tr>
<tr><td>风胜行痹证</td><td colspan="2">肢体关节游走疼痛</td></tr>
<tr><td>风水相搏证</td><td colspan="2">突起面睑肢体浮肿</td></tr>
<tr><td rowspan="2">寒淫证</td><td>伤寒证</td><td colspan="2">恶寒，头身疼痛，无汗</td><td rowspan="2">舌苔白</td><td rowspan="2">脉弦紧或脉伏</td></tr>
<tr><td>中寒证</td><td colspan="2">寒邪内侵脏腑</td></tr>
<tr><td colspan="2">湿淫证</td><td colspan="2">身体困重，肢体酸痛，腹胀腹泻，纳呆</td><td>苔滑</td><td>脉濡</td></tr>
<tr><td colspan="2">暑淫证</td><td rowspan="3">津伤表现：便干尿黄，口渴饮水</td><td>发热汗出，神疲气短，心烦头晕</td><td>舌红苔黄干</td><td>脉虚数</td></tr>
<tr><td colspan="2">燥淫证</td><td>恶寒发热，皮肤，口鼻，咽喉干燥</td><td>舌红</td><td>脉浮数</td></tr>
<tr><td colspan="2">火淫证</td><td>发热面红，胸腹灼热，烦躁不安，汗多</td><td>舌红苔黄干</td><td>脉数或洪</td></tr>
</table>

第八单元　气血津液辨证

考点　气病辨证

证型	辨证要点
气虚证	疲乏，气短，动则加重，舌淡嫩，脉虚
气陷证	内脏下垂
气不固证	自汗，二便、经、精等不固
气脱证	息微弱，汗出不止，脉微欲绝
气滞证	胀闷，胀痛，窜痛，脉弦
气逆证	咳喘或呕吐呃逆

考点　血病辨证

证型	辨证要点	舌象	脉象
血虚证	面、睑、唇、爪甲的颜色淡白	舌淡白	脉细无力
血脱证	面色苍白，心悸气短	舌色枯白	脉微或芤
血瘀证	固定刺痛，肿块，出血	紫色斑点	脉细涩或结代
血热证	身热口渴，斑疹吐衄，烦躁谵语	舌绛	脉数
血寒证	冷痛拘急，畏寒，月经后期，经色紫暗夹块	唇舌青紫，苔白滑	脉沉迟弦涩

考点　气血同病辨证

<table>
<tr><th>证型</th><th>辨证要点</th><th>临床表现</th><th>舌象</th><th>脉象</th></tr>
<tr><td rowspan="2">气滞血瘀</td><td>气滞</td><td>胸胁胀闷走窜疼痛，急躁易怒或抑郁不乐</td><td rowspan="2">舌质紫暗、有斑点</td><td rowspan="2">脉弦涩</td></tr>
<tr><td>血瘀</td><td>胁下痞块，刺痛拒按；妇女痛经，经色暗紫有块</td></tr>
</table>

续表

证型	辨证要点	临床表现	舌象	脉象
气虚血瘀	气虚	面色淡白无华，倦怠乏力，少气懒言	舌淡紫或有斑点	脉涩
	血瘀	刺痛拒按		
气血两虚	气虚	少气懒言，神疲乏力，自汗	舌淡白	脉细无力
	血虚	面色无华，唇甲淡白，心悸失眠，头晕目眩		
气不摄血	出血	衄血，便血，尿血，崩漏	舌淡白	脉弱
	气虚	面色淡白，神疲乏力，少气懒言		
气随血脱	大量出血		舌淡	脉微欲绝
	亡阳	气少息微，冷汗淋漓		

考点　津液病辨证

<table>
<tr><th colspan="2">证型</th><th>辨证要点</th><th>舌象</th><th>脉象</th></tr>
<tr><td colspan="2">痰证</td><td>痰多，胸闷，呕恶，眩晕，体胖</td><td>苔腻</td><td>脉滑</td></tr>
<tr><td rowspan="4">饮证</td><td>痰饮</td><td>饮停胃肠——脘痞，呕吐清水，振水声</td><td rowspan="4">苔白滑</td><td rowspan="4">脉弦或滑</td></tr>
<tr><td>悬饮</td><td>饮停胸胁——肋间饱满，咳嗽转侧痛增</td></tr>
<tr><td>支饮</td><td>饮停心肺——胸闷心悸，气短不能平卧</td></tr>
<tr><td>溢饮</td><td>饮溢四肢——体重酸痛，浮肿尿少</td></tr>
<tr><td colspan="2">水停证</td><td>肢体浮肿，小便不利，腹大痞胀</td><td>舌淡胖</td><td>脉濡缓</td></tr>
<tr><td colspan="2">津液亏虚证</td><td>口渴尿少，口鼻唇舌、皮肤、大便干燥</td><td>舌红</td><td>脉细数无力</td></tr>
</table>

第九单元　脏腑辨证

考点　心与小肠病辨证

心气虚证、心阳虚证、心阳暴脱证的鉴别

证型	相同症状	兼症	舌象	脉象
心气虚证	心悸怔忡，胸闷气短，活动加重，自汗	气虚证	舌淡苔白	脉虚
心阳虚证		阳虚证——面色㿠白，畏寒肢冷	舌淡胖苔白滑	脉弱或结代
心阳暴脱证		亡阳证——冷汗淋漓，肢厥呼微	舌淡紫	脉微欲绝

心血虚证、心阴虚证的鉴别

证型	相同症状	兼症	舌象	脉象
心血虚证	心悸，失眠多梦	血虚表现（“色白”无热象）——面色淡白	唇舌色淡	脉细弱
心阴虚证		阴虚表现（“色赤”有热象）——咽干消瘦，颧红潮热	舌红少苔	脉细数

中医诊断学

心脉痹阻证的鉴别

证型	相同症状	疼痛特点	兼症	舌象	脉象
瘀阻心脉证	心悸怔忡，胸闷作痛，痛引肩背，时作时止	刺痛		舌紫暗有斑点	脉细涩或结代
痰阻心脉证		闷痛	体胖痰多，身重困倦	苔白腻	脉沉滑或沉涩
寒凝心脉证		剧痛	遇寒加重，得温痛减	舌淡苔白	脉沉迟或沉紧
气滞心脉证		胀痛	胁胀善太息	舌淡红	脉弦

痰蒙心神证、痰火扰神证的鉴别

证型	相同症状	不同症状
痰蒙心神证	神志异常，痰浊内盛	有痰无火——痰浊，抑郁，痴呆，错乱
痰火扰神证		有痰有火——痰热，神志狂躁，神昏谵语

心火亢盛证、小肠实热证的鉴别

证型	相同症状	不同症状
心火亢盛证	心烦失眠，口舌生疮，尿赤涩灼痛	心火迫血妄行——吐血衄血；热扰心神——狂躁谵妄，神志不清
小肠实热证		

考点　肺与大肠病辨证

肺气虚证、肺阴虚证的鉴别

证型	主症	兼症	舌象	脉象
肺气虚证	咳痰无力清稀	气虚证——气短而喘，声低懒言，自汗神疲	舌淡苔白	脉弱
肺阴虚证	干咳少痰带血	阴虚证——声音嘶哑，咽干消瘦，潮热颧红	舌红少苔	脉细数

风寒犯肺证、寒痰阻肺证、饮停胸胁证的鉴别

<table>
<tr><th>证型</th><th>相同症状</th><th colspan="2">兼症</th><th>舌象</th><th>脉象</th></tr>
<tr><td>风寒犯肺证</td><td rowspan="4">咳嗽，痰白</td><td colspan="2">风寒表证——恶寒发热，鼻塞，流清涕</td><td>舌苔薄白</td><td>脉浮紧</td></tr>
<tr><td rowspan="2">寒痰阻肺证</td><td>寒饮停肺——痰清稀</td><td rowspan="2">寒象——恶寒，肢冷，量多易咳</td><td rowspan="2">舌质淡，苔白腻或白滑</td><td rowspan="2">脉弦或滑</td></tr>
<tr><td>寒痰阻肺——痰质稠</td></tr>
<tr><td>饮停胸胁证</td><td colspan="2">水饮停于胸胁——胸廓饱满，胸胁部胀闷</td><td>舌苔白滑</td><td>脉沉弦</td></tr>
</table>

风热犯肺证、肺热炽盛证、痰热壅肺证、燥邪犯肺证的鉴别

证型	主症	兼症	舌象	脉象
风热犯肺证	咳嗽，痰黄稠	风热表证——恶寒轻发热重	舌尖红苔黄	脉浮数
肺热炽盛证	咳喘，气粗鼻翕	实热症状——鼻息灼热，咽肿尿黄	舌红苔黄	脉洪数
痰热壅肺证	发热咳喘，痰多黄稠	痰热症状——胸闷，烦躁不安	舌红苔黄腻	脉滑数
燥邪犯肺证	干咳，痰少质黏	燥邪犯表证——口鼻干燥，恶寒发热	舌薄白干燥	脉浮数

肠道湿热证、肠热腑实证、肠燥津亏证的鉴别

<table>
<tr><th>证型</th><th colspan="2">主症</th><th>兼症</th><th>舌象</th><th>脉象</th></tr>
<tr><td>肠道湿热证</td><td rowspan="3">腹痛</td><td>大便黄稠，秽臭，暴泻如水，下痢脓血</td><td>身热口渴，肛门灼热</td><td>舌质红苔黄腻</td><td>脉滑数</td></tr>
<tr><td>肠热腑实证</td><td>便秘或热结旁流，恶臭</td><td>高热，汗多口渴，神昏谵语</td><td rowspan="2">舌红苔黄厚而燥</td><td>脉沉数</td></tr>
<tr><td>肠燥津亏证</td><td>便燥如羊屎，艰涩难下</td><td>口干口臭，头晕</td><td>脉细涩</td></tr>
</table>

考点 脾与胃病辨证

脾气虚证、脾阳虚证、脾虚气陷证、脾不统血证的鉴别

<table>
<tr><th>证型</th><th>相同症状</th><th>不同症状</th><th>舌象</th><th>脉象</th></tr>
<tr><td>脾气虚证</td><td rowspan="4">纳呆腹胀，便溏肢倦，神疲乏力，面色萎黄</td><td>气虚证——浮肿或消瘦</td><td rowspan="2">舌质淡胖或边有齿痕，苔白滑</td><td>脉缓或弱</td></tr>
<tr><td>脾阳虚证</td><td>虚寒证——腹痛喜温按，肢冷尿少</td><td>脉沉迟无力</td></tr>
<tr><td>脾虚气陷证</td><td>气陷证——脘腹坠胀，脱肛，子宫下垂</td><td rowspan="2">舌淡苔白</td><td>脉缓或弱</td></tr>
<tr><td>脾不统血证</td><td>出血证——便血，尿血，鼻衄，崩漏</td><td>脉细无力</td></tr>
</table>

湿热蕴脾证、寒湿困脾证的鉴别

证型	相同症状	兼症	舌象	脉象
湿热蕴脾证	腹胀纳呆，便溏身重，身目发黄	兼热——身热起伏，黄色鲜明，皮痒尿赤	舌红苔黄腻	脉濡数或滑数
寒湿困脾证		兼寒——口淡不渴，黄色晦暗，肢肿尿少	舌淡苔白腻	脉濡缓或沉细

胃气虚证、胃阳虚证、胃阴虚证的鉴别

证型	主症	兼症	舌象	脉象
胃气虚证	胃脘痞满，隐痛喜按	气短懒言，神疲乏力	舌淡，苔薄白	脉弱
胃阳虚证	胃脘冷痛，喜温喜按	畏寒肢冷	舌淡胖嫩	脉沉迟无力
胃阴虚证	胃脘嘈杂，隐隐灼痛	饥不欲食，干呕呃逆，口燥	舌红少苔乏津	脉细数

胃热炽盛证、寒饮停胃证的鉴别

证型	主症	兼症	舌象	脉象
胃热炽盛证	胃脘灼痛，消谷善饥，渴喜冷饮	口臭，牙龈肿痛溃烂	舌红苔黄	脉滑数
寒饮停胃证	胃脘痞胀，呕吐清水痰涎，有振水声	口淡不渴	舌苔白滑	脉沉弦

寒滞胃肠证、食滞胃肠证、胃肠气滞证的鉴别

证型	证候	舌象	脉象
寒滞胃肠证	胃脘冷痛，痛势剧烈，得温则减	舌苔白润	脉弦紧或沉紧
食滞胃肠证	胃脘胀痛，呕泻物酸馊腐臭	舌苔厚腻	脉滑或沉实
胃肠气滞证	胃脘胀痛走窜，肠鸣矢气	苔厚	脉弦

考点　肝与胆病辨证

肝血虚证、肝阴虚证的鉴别

证型	相同症状	兼症	舌象	脉象
肝血虚证	头晕眼花，视力减退	无热象——肢麻手颤，经少，爪甲不荣	舌淡	脉细
肝阴虚证		有热象——目涩，胁痛，潮热颧红，手足蠕动	舌红少苔	脉弦细数

肝郁气滞证、肝火炽盛证、肝阳上亢证的鉴别

证型	主症	兼症	舌象	脉象
肝郁气滞证	情志抑郁，胸胁少腹胀痛	咽部异物感，胁下肿块，月经不调	舌苔薄白	脉弦
肝火炽盛证	头晕胀痛，面赤口苦口干，急躁易怒，耳鸣失眠	火热过盛——胁肋灼痛，便秘尿黄	舌红苔黄	脉弦数
肝阳上亢证		上实下虚——头重脚轻，腰膝酸软	舌红少津	脉弦有力

肝风内动四证的鉴别

证型	性质	辨证要点	舌象	脉象
肝阳化风证	上实下虚	眩晕，肢麻震颤，头胀面赤，昏仆，口眼㖞斜	舌红苔白	脉弦有力

续表

证型	性质	辨证要点	舌象	脉象
热极生风证	实热证	高热，神昏，抽搐	舌红绛	脉弦数
阴虚动风证	虚证	眩晕，手足蠕动+阴虚内热症状	舌红少津	脉弦细数
血虚生风证		眩晕，瞤动，瘙痒，拘急，肢麻震颤+血虚症状	舌淡苔白	脉细

寒滞肝脉证的临床表现

证型	典型症状	伴随症状	舌象	脉象
寒滞肝脉证	少腹，前阴，颠顶冷痛，得温则减	实寒证——恶寒肢冷	舌淡，苔白润	脉沉紧

肝胆湿热证的临床表现

证型	典型症状	伴随症状	舌象	脉象
肝胆湿热证	身目发黄，胁肋胀痛，阴部瘙痒，带下臭秽	湿热证——纳呆厌油，大便不调，尿赤，发热	舌红，苔黄腻	脉弦滑数

胆郁痰扰证的临床表现

证型	典型症状	舌象	脉象
胆郁痰扰证	胆怯易惊，烦躁失眠，眩晕呕恶	舌淡红或红，苔白腻或黄滑	脉弦缓或弦数

考点　肾与膀胱病辨证

肾阳虚证与肾虚水泛证的鉴别要点

证型	相同症状	不同症状	舌象	脉象
肾阳虚证	虚寒证——畏寒肢冷，腰膝酸冷	性欲减退，夜尿频多	舌淡苔白	脉沉细无力
肾虚水泛证		水肿下肢为甚，尿少	舌淡胖，苔白滑	脉沉迟无力

肾阴虚证与肾精不足证的鉴别要点

证型	辨证要点	舌象	脉象
肾阴虚证	腰膝而痛，头晕耳鸣，遗精经少，潮热盗汗＋虚热证	舌红少津	脉细数
肾精不足证	先天不足，生长发育迟缓，生育机能低下	舌淡红苔白	脉沉细
肾气不固证	（腰膝酸软，小便、精液、经带、胎气不固）＋气虚证	舌淡苔白	脉弱

考点　脏腑兼病辨证

心肾不交证、心脾气血虚证的临床表现、鉴别要点

证型	辨证要点	舌象	脉象
心肾不交证	（心悸，失眠，耳鸣，腰酸，梦遗）+虚热证	舌红少苔	脉细数
心脾气血虚证	心悸，神疲，头晕，食少，腹胀，便溏	舌淡嫩	脉弱

肝火犯肺证、肝胃不和证、肝脾不调证的鉴别

证型	相同症状	不同症状	舌象	脉象
肝火犯肺证	胸胁灼痛，急躁易怒	咳嗽痰黄或咯血	舌红，苔薄黄	脉弦数
肝胃不和证	脘胁胀痛，情志抑郁	嗳气吞酸	舌淡红，苔薄黄	脉弦
肝郁脾虚证	脘胁胀痛，情志抑郁	腹胀便溏	舌苔白	脉弦、缓

心肺气虚证、脾肺气虚证、肺肾气虚证的鉴别

<table>
<tr><th>证型</th><th>相同症状</th><th>不同症状</th><th>舌象</th><th>脉象</th></tr>
<tr><td>心肺气虚证</td><td rowspan="3">肺气虚表现：咳喘无力，吐痰清稀</td><td>心气虚——胸闷，心悸</td><td>舌淡苔白或唇舌淡紫</td><td rowspan="3">脉弱</td></tr>
<tr><td>脾肺气虚证</td><td>脾气虚——食少，腹胀，便溏</td><td>舌淡，苔白滑</td></tr>
<tr><td>脾肾阳虚证</td><td>肺肾气虚证肾气虚——呼多吸少，尿随咳出</td><td>舌淡紫</td></tr>
</table>

心肾阳虚证、脾肾阳虚证的鉴别

<table>
<tr><th>证型</th><th>相同症状</th><th>临床表现</th><th>舌象</th><th>脉象</th></tr>
<tr><td>心肾阳虚证</td><td rowspan="2">寒证——畏寒肢冷；肾阳虚——腰膝酸冷，水肿</td><td>心阳虚——心悸怔忡，胸闷气喘</td><td>舌淡紫</td><td>脉弱</td></tr>
<tr><td>脾肾阳虚证</td><td>脾阳虚——久泻久痢，完谷不化</td><td>舌淡胖</td><td>脉沉迟</td></tr>
</table>

心肝血虚证、肝肾阴虚证、肺肾阴虚证的鉴别

<table>
<tr><th>证型</th><th>相同症状</th><th>不同症状</th><th>舌象</th><th>脉象</th></tr>
<tr><td rowspan="2">心肝血虚证</td><td colspan="2">心血虚——心悸，多梦，眩晕，视物模糊</td><td rowspan="2">舌质淡白</td><td rowspan="2">脉细</td></tr>
<tr><td colspan="2">肝血虚——肢麻，经少，面白无华，爪甲不荣</td></tr>
<tr><td>肝肾阴虚证</td><td rowspan="2">肾阴虚——耳鸣腰酸，遗精，低热颧红</td><td>肝阴虚——眩晕，胁痛，口燥咽干</td><td rowspan="2">舌红少苔</td><td rowspan="2">脉细数</td></tr>
<tr><td>肺肾阴虚证</td><td>肺阴虚——咳嗽痰少带血，声音嘶哑，咽干</td></tr>
</table>

肝火犯肺证与燥邪犯肺、热邪壅肺、肺阴虚证的鉴别

<table>
<tr><th>证型</th><th>相同症状</th><th>不同症状</th><th>舌象</th><th>脉象</th></tr>
<tr><td>肝火犯肺证</td><td rowspan="4">咳嗽，咯血</td><td>肝火内炽——急躁易怒，胁肋灼痛</td><td>舌红苔薄黄</td><td>脉弦数</td></tr>
<tr><td>燥邪犯肺证</td><td>只发于秋季，必兼发热恶寒之表证</td><td>苔薄而少津</td><td>脉浮数</td></tr>
<tr><td>热邪壅肺证</td><td>与情志无关，肝经症状不明显，实热表现</td><td>舌红苔黄</td><td>脉滑数</td></tr>
<tr><td>肺阴虚证</td><td>阴虚内热——潮热盗汗</td><td>舌苔白</td><td>脉弦或缓弱</td></tr>
</table>

肝肾阴虚证与肝阳上亢证的鉴别

证型	相同症状	不同症状	舌象	脉象
肝肾阴虚证	眩晕耳鸣，腰膝酸软	虚火内扰——颧红盗汗，五心烦热	舌红少苔	脉细数
肝阳上亢证		肝阳亢逆，气血上冲——面赤急躁，头重脚轻	舌红	脉弦

第十单元　六经辨证

考点　三阳经病辨证

三阳经病证型		辨证要点	治法	方药
太阳病证	太阳中风证	表虚证——汗出恶风，脉浮缓	调和营卫，祛风解肌	桂枝汤
	太阳伤寒证	表实证——无汗恶寒，脉浮紧	发汗解表，宣肺平喘	麻黄汤
阳明病证	阳明热证	大热，大汗，大渴，脉洪大	辛寒清热	白虎汤
	阳明实证	潮热汗出，腹满便秘，脉沉实	攻下实热，荡涤燥结	承气汤

续表

三阴经病证型		辨证要点	治法	方药
少阳病证	本证	往来寒热，胸胁苦满	和解少阳	小柴胡汤
	兼证	呕不止，心下急，郁郁微烦	和解少阳，泄热通腑	大柴胡汤
		烦惊谵语，小便不利	和解枢机，驱邪畅气	柴胡加龙骨牡蛎汤

考点 三阴经病辨证

三阴经病证型		辨证要点	治法	方药
太阴病证	本证	腹满时痛，腹泻	温中健脾，散寒燥湿	四逆汤或理中汤
	兼证	恶寒，便溏，脉浮	轻散表寒	桂枝汤
		腹痛拒按	通阳益脾，活血和络	桂枝加芍药汤

续表

三阴经病证型		辨证要点	治法	方药
少阴病证	寒化证	畏寒肢厥，下利清谷，脉微细	急救回阳，温经散寒	四逆汤
		腹痛，小便不利，水肿	温阳利水	真武汤
		身痛，骨节痛，手足寒	温经散寒，除湿止痛	附子汤
	热化证	心烦不寐 + 阴虚证候	滋阴降火	黄连阿胶汤
厥阴病证	寒热错杂证	消渴，气上冲心，心中疼热，饥不欲食	清上温下，安蛔止痛	乌梅丸
	寒证	手足厥冷，脉细欲绝	温经散寒，养血通脉	当归四逆汤

第十一单元　卫气营血辨证

考点　卫分证、气分证、营分证、血分证

证型		辨证要点	治法	方药
卫分证	风热犯卫证	发热，微恶风寒，舌边尖红，脉浮数	辛凉解表，宣肺泄热	银翘散
	燥热犯卫证	发热恶寒，咳嗽少痰，咽干鼻燥	辛凉甘润，轻透肺卫	桑杏汤
气分证	邪热壅肺证	身热不恶寒，咳喘，舌红苔黄，脉数	清热宣肺平喘	麻杏甘石汤
	热扰胸膈证	心烦懊憹，坐卧不安	清宣郁热	栀子豉汤
	热结肠道证	身热，大便不通，小便不畅	通大便利小便	导赤承气汤
营分证	热灼营阴证	身热夜甚，心烦躁扰，斑疹隐隐	清营泄热	清营汤
	热陷心包证	身灼热，神昏谵语	清心开窍	清宫汤
血分证	热盛动血证	身体灼热，躁扰不安，斑色紫黑	凉血散血，清热解毒	犀角地黄汤
	热盛动风证	身热壮盛，甚则狂乱神昏	凉肝息风	羚角钩藤汤
	热盛伤阴证	持续低热，暮热早凉，五心烦热	育阴清热	黄连阿胶汤

第 三 篇

中药学

第一单元 中药的配伍

考点 中药配伍的内容

分类		概念	举例
协同作用	相须	增强原有药物的功效	麻黄配桂枝，能增强发汗解表、祛风散寒的作用
	相使	辅药可以提高主药的疗效	黄芪配茯苓治脾虚水肿
不良反应	相畏	抑制不良反应	半夏畏生姜，即生姜可以抑制半夏的毒副作用
	相杀	消除不良反应	金钱草配雷公藤
配伍禁忌	相恶	破坏另一种药物的功效	人参配莱菔子
	相反	同用产生剧烈不良反应	甘草反甘遂

第二单元　中药的用药禁忌

考点　配伍禁忌、妊娠用药禁忌★

<table>
<tr><th colspan="2">用药禁忌</th><th colspan="2">具体药物</th></tr>
<tr><td rowspan="5">配伍禁忌</td><td>十八反</td><td colspan="2">本草明言十八反，半蒌贝蔹及攻乌，藻戟遂芫俱战草，诸参辛芍叛藜芦</td></tr>
<tr><td rowspan="4">十九畏</td><td>硫黄畏朴硝</td><td>川乌、草乌畏犀角</td></tr>
<tr><td>狼毒畏密陀僧</td><td>牙硝畏三棱</td></tr>
<tr><td>巴豆畏牵牛</td><td>肉桂畏赤石脂</td></tr>
<tr><td>丁香畏郁金</td><td>人参畏五灵脂</td></tr>
<tr><td rowspan="2">妊娠禁忌</td><td>慎用</td><td colspan="2">通经祛瘀、行气破滞及辛热滑利之品。如“桃红膝黄枳附桂，干姜木通瞿麦葵”</td></tr>
<tr><td>禁用</td><td colspan="2">毒性较强或药性猛烈的药物。如“豆牛大陆”</td></tr>
</table>

第三单元　中药的剂量与用法

中药学

考点　中药的用法

用法	适用药类或操作	具体药物
先煎	金石、矿物、介壳类；毒副作用强的药物可降低毒性	磁石、鳖甲
后下	气味芳香、久煎可破坏有效成分	钩藤、薄荷、番泻叶
包煎	黏性强、粉末状、带有绒毛	滑石、青黛、旋覆花
另煎	贵重药材	人参、羚羊角
烊化	单用水或黄酒将药物加热溶化即烊化后，用煎好的药液冲服	阿胶、龟甲
冲服	贵重药材，液体药物	用于止血的三七、竹沥汁、姜汁、藕汁、荸荠汁、鲜地黄汁

第四单元　解表药

考点　发散风寒药

发散风寒药（一）

药名	相同功效	鉴别功效	记忆点
麻黄	发汗解表，利水消肿	宣肺平喘	止咳平喘多炙用
香薷		化湿和中	无汗，吐泻
桂枝	发汗解肌，温通经脉，助阳化气		表虚有汗、表实无汗均可；寒凝血脉，痰饮蓄水
紫苏	解表散寒	行气宽中，解鱼蟹毒	脾胃气滞，胸闷呕吐
生姜		温中止呕，温肺止咳	解毒：鱼虾蟹毒——生半夏、生南星
荆芥	祛风解表	透疹消疮，止血	善祛风；生用解表透疹消疮，炒用止血
防风		胜湿止痛，止痉	“风药之润剂”，祛风且胜湿

发散风寒药（二）

<table>
<tr><th>药名</th><th>相同功效</th><th>鉴别功效</th><th colspan="2">记忆点</th></tr>
<tr><td>羌活</td><td rowspan="3">解表散寒，祛风止痛</td><td>胜湿</td><td rowspan="2">带下，鼻渊，疮痈肿痛</td><td>太阳头痛</td></tr>
<tr><td>白芷</td><td>通鼻窍，燥湿止带，消肿排脓</td><td>阳明头痛</td></tr>
<tr><td>细辛</td><td>通窍，温肺化饮</td><td colspan="2">少阴头痛，鼻渊之良药，反藜芦</td></tr>
<tr><td>藁本</td><td colspan="2">祛风散寒，除湿止痛</td><td colspan="2">厥阴头痛，颠顶疼痛</td></tr>
<tr><td>辛夷</td><td rowspan="2">发散风寒，通鼻窍</td><td></td><td colspan="2">包煎</td></tr>
<tr><td>苍耳子</td><td>祛风湿，止痛</td><td colspan="2">血虚头痛不宜服用，过量服用易中毒</td></tr>
</table>

考点　发散风热药

<table>
<tr><th>药名</th><th>相同功效</th><th>鉴别功效</th><th>记忆点</th></tr>
<tr><td>薄荷</td><td rowspan="2">疏散风热，清利头目</td><td>利咽透疹，疏肝行气</td><td>温病初期，胸闷胁痛；宜后下</td></tr>
<tr><td>蔓荆子</td><td></td><td>目赤肿痛</td></tr>
</table>

续表

药名	相同功效	鉴别功效	记忆点
牛蒡子	疏散风热，利咽	透疹，宣肺祛痰，解毒消肿	痈肿疮毒，丹毒，痄腮喉痹
蝉蜕		开音，明目退翳，息风止痉	疏肝经风热，目赤翳障，急慢惊风
桑叶	疏散风热，平抑肝阳，清肝明目	清肺润燥	肺热咳嗽，凉血止血，蜜炙可增强润肺止咳功效
菊花		清热解毒	平肝、清肝明目之力强，疮痈肿毒
柴胡	升举阳气	解表退热，疏肝解郁	少阳证，肝郁气滞，疟疾寒热
升麻		解表透疹，清热解毒	口疮咽肿
葛根		解肌退热，透疹，生津止渴，止泻	项背强痛，热泻热痢，升阳止泻宜煨用
淡豆豉	解表，除烦，宣发郁热		

第五单元　清热药

考点　清热泻火药

药名	相同功效	鉴别功效	记忆点
石膏	清热泻火	生用：清热泻火，除烦止渴；煅用：敛疮生肌，收湿止血	甘、辛，大寒，清泻肺胃气分实热要药，生石膏宜先煎，煅石膏宜外用
知母		生津润燥	适用于骨蒸潮热者；脾虚便溏者忌用
栀子		除烦利湿，凉血解毒	归三焦经；焦栀子可凉血止血
淡竹叶		除烦利尿	治热病烦渴、口疮尿赤、热淋涩痛
芦根	清热泻火，生津止渴	除烦止呕，利尿	重在清热，常用于胃热呕哕
天花粉		消肿排脓	重在生津，常用于疮疡肿痛
夏枯草	清热泻火，明目	散结消肿	治瘰疬、瘿瘤
决明子		润肠通便	治肠燥便秘

考点　清热燥湿药

药名	相同功效	鉴别功效	记忆点
黄芩	清热燥湿，泻火解毒	止血，安胎	偏泻上焦肺火，用于肺热咳嗽者。煎服，清热生用，安胎炒用，清上焦热酒炙，止血炒炭
黄连			偏泻中焦胃火，长于泻心火
黄柏		除骨蒸	偏泻下焦相火，湿热下注及骨蒸劳热者多用
龙胆	清热燥湿	泻肝胆火	治湿热黄疸、肝火头痛
苦参		杀虫，利尿	反藜芦，脾胃虚寒者慎用
秦皮		收涩止痢，止带，明目	
白鲜皮		祛风解毒	

考点　清热解毒药

清热解毒药（一）

药名	相同功效	鉴别功效	记忆点
金银花	清热解毒，疏风散热		治痈肿疔疮，浓煎可以凉血止痢
连翘		消肿散结	治痈肿疮毒、瘰疬痰核，“疮家圣药”

续表

药名	相同功效	鉴别功效	记忆点
大青叶	清热解毒，凉血消斑		凉血消斑力强
板蓝根		利咽	解毒利咽效佳
青黛		定惊，清泻肝火	清肝定惊功著，内服1.5~3g
射干	清热解毒，利咽	消痰	治咽喉肿痛、痰盛咳喘
马勃		止血	
山豆根		消肿	有毒，3~6g
白头翁	清热解毒，凉血止痢		治热毒血痢
马齿苋		止血	
土茯苓	解毒，除湿，通利关节		治梅毒

清热解毒药（二）

药名	相同功效	鉴别功效	记忆点
蒲公英	清热解毒，利湿通淋	消肿散结	治内外热毒疮痈，疏郁通乳——乳痈
白花蛇舌草			治毒蛇咬伤、热淋涩痛

续表

药名	相同功效	鉴别功效	记忆点
穿心莲	清热解毒，凉血消肿	燥湿	脾胃虚寒不宜服用
紫花地丁			
贯众	清热解毒	凉血止血，杀虫	治风热感冒、血热出血、虫疾
鸦胆子		止痢，截疟，腐蚀赘疣	内服0.5~2g，不宜入煎剂，外用适量
熊胆		清肝明目，息风止痉	内服0.25~0.5g，入丸散，口服宜胶囊剂
败酱草	清热解毒，消痈排脓	祛瘀止痛	
鱼腥草		利尿通淋	“肺痈之要药”
山慈菇	清热解毒，消痈散结		
漏芦		通经下乳，舒筋通脉	
大血藤	清热解毒，活血，祛风，止痛		
野菊花	清热解毒		

考点　清热凉血药

药名	相同功效	鉴别功效	记忆点
生地黄	清热凉血	养阴生津	清热凉血力较大；治热入营血、舌绛烦渴、斑疹吐衄
玄参		泻火解毒，滋阴	泻火解毒力较强；反藜芦
牡丹皮	清热凉血	活血祛瘀	偏凉血，用于无汗骨蒸
赤芍		散瘀止痛	偏活血，用于温毒发斑，血热吐衄；目赤肿痛，痈肿疮疡；肝郁胁痛，经闭痛经，癥瘕腹痛，跌打损伤；反藜芦
紫草	清热凉血解毒	活血，透疹	治温病血热毒盛
水牛角		定惊	宜先煎 3h 以上

考点　清虚热药

药名	相同功效	鉴别功效	记忆点
青蒿	清透虚热	截疟，解暑，凉血除蒸	治温邪伤阴、夜热早凉、阴虚发热、劳热骨蒸、暑热外感、发热口渴、疟疾寒热
地骨皮	凉血除蒸，清肺降火，生津止渴		治骨蒸盗汗

续表

药名	相同功效	鉴别功效	记忆点
白薇	清热凉血，利尿通淋，解毒疗疮		
银柴胡	清虚热，除疳热		
胡黄连		清湿热	

第六单元　泻下药

考点　攻下药

药名	相同功效	鉴别功效	记忆点
大黄	泻下攻积	清热泻火，凉血解毒，逐瘀通经	治烧烫伤、瘀血证、黄疸；宜后下
芒硝		润燥软坚，清热消肿	善治燥屎坚结；冲入药汁或开水溶化
番泻叶	泻下通便		温开水泡服，宜后下
芦荟		清肝杀虫	入丸散，每次 1～2g

考点　润下药

药名	相同功效	鉴别功效	记忆点
火麻仁	润肠通便		
郁李仁		利水消肿	治水肿胀满、脚气浮肿
柏子仁		润肺止咳	治肺燥咳嗽

考点　峻下逐水药

药名	相同功效	鉴别功效	记忆点
甘遂	泻水逐饮	消肿散结	内服醋制
大戟			不宜与甘草同用，炒用减缓药性
芫花		祛痰止咳，杀虫疗疮	不宜与甘草同用
牵牛子	泻下逐水，去积杀虫		不宜与巴豆、巴豆霜同用
巴豆	峻下冷积，逐水退肿，祛痰利咽，外用蚀疮		入丸散服，每次 0.1 ~ 0.3g，制成巴豆霜，外用适量

中药学

第七单元　祛风湿药

考点　祛风寒湿药

<table>
<tr><th>药名</th><th>相同功效</th><th>鉴别功效</th><th>记忆点</th></tr>
<tr><td>独活</td><td rowspan="3">祛风湿，止痛</td><td>解表</td><td>治风寒夹湿表证，且治少阴头痛</td></tr>
<tr><td>威灵仙</td><td>通络，消骨鲠</td><td></td></tr>
<tr><td>川乌</td><td>温经</td><td>治寒疝疼痛；酒浸、酒煎易中毒</td></tr>
<tr><td>蕲蛇</td><td colspan="2" rowspan="2">祛风，通络，止痉</td><td>治中风半身不遂；有毒</td></tr>
<tr><td>乌梢蛇</td><td></td></tr>
<tr><td>青风藤</td><td colspan="2">祛风湿，通经络，利小便</td><td></td></tr>
<tr><td>木瓜</td><td colspan="2">舒筋活络，和胃化湿</td><td>治脚气水肿、吐泻转筋</td></tr>
</table>

考点　祛风湿热药

药名	相同功效	鉴别功效	记忆点
秦艽	祛风湿，止痛	通络，退虚热，清湿热	归胃、肝、胆经；治骨蒸劳热、黄疸
防己		利水消肿	治水肿脚气
豨莶草	祛风湿，利关节	解毒	制用——风湿痹痛、半身不遂；生用——风疹疮疡
桑枝			
络石藤	祛风通络，凉血消肿		

考点　祛风湿强筋骨药

药名	相同功效	鉴别功效	记忆点
桑寄生	祛风湿，补肝肾，强筋骨	安胎	长于补肝肾，多用于风湿或肾虚的腰痛及肾虚胎动不安
五加皮		利水	长于利水，多用于湿痹肿痛
狗脊	祛风湿，补肝肾，强腰膝		

第八单元　化湿药

<table>
<tr><th>药名</th><th>相同功效</th><th>鉴别功效</th><th colspan="2">记忆点</th></tr>
<tr><td>佩兰</td><td rowspan="2">化湿解暑</td><td></td><td colspan="2"></td></tr>
<tr><td>藿香</td><td>止呕</td><td rowspan="2">治湿阻中焦、呕吐</td><td>治暑湿、湿温</td></tr>
<tr><td>白豆蔻</td><td rowspan="2">化湿行气</td><td>温中止呕</td><td rowspan="2">宜后下</td></tr>
<tr><td>砂仁</td><td>温中止泻，安胎</td><td>治妊娠恶阻、胎动不安</td></tr>
<tr><td>苍术</td><td>燥湿健脾</td><td>祛风散寒</td><td colspan="2">性辛、苦，温；治风湿痹证、风寒夹湿表证</td></tr>
<tr><td>厚朴</td><td>燥湿消痰</td><td>下气除满</td><td colspan="2">性苦、辛，温；治痰饮喘咳</td></tr>
<tr><td>草果</td><td colspan="2">燥湿温中，除痰截疟</td><td colspan="2"></td></tr>
</table>

第九单元　利水渗湿药

考点　利水消肿药

药名	相同功效	鉴别功效	记忆点
茯苓	利水渗湿	健脾，宁心	能补能利，既善渗泄水湿，又能健脾宁心
薏苡仁		健脾，除痹，清热排脓	性凉能清热排脓
泽泻		泄热	
猪苓			利水作用强，用于水肿、小便不利、泄泻
香加皮	利水消肿	祛风湿，强筋骨	有毒，服用不宜过量
冬瓜皮		清热解暑	

考点　利尿通淋药

药名	相同功效	鉴别功效	记忆点
车前子	利尿通淋	渗湿止泻，明目，祛痰	包煎
滑石		清热解暑，收湿敛疮	治疗湿疮、湿疹、痱子；包煎

续表

药名	相同功效	鉴别功效	记忆点
木通	利尿通淋，通经下乳	清心火	不宜过量或久服
通草			
石韦	利尿通淋	清肺止咳，凉血止血	
瞿麦		破血通经	
地肤子		清热利湿，止痒	
海金沙		止痛	宜包煎
萹蓄		杀虫止痒	
萆薢	利湿去浊，	祛风除痹	

考点　利湿退黄药

药名	功效	记忆点
茵陈	利胆退黄，清热利湿	
金钱草	利湿退黄，利尿通淋，解毒消肿	
虎杖	利湿退黄，清热解毒，散瘀止痛，化痰止咳，泄热通便	活血止痛效果好

第十单元　温里药

药名	相同功效	鉴别功效	记忆点
附子	回阳救逆，补火助阳，散寒止痛		治偏中下焦里寒证；亡阳证
干姜	温中散寒，回阳通脉，温肺化饮		治偏中上焦里寒证
肉桂	补火助阳，散寒止痛，温通经脉，引火归原		治虚阳上浮证，宜后下或焗服，畏赤石脂
吴茱萸	散寒止痛	降逆止呕，助阳止泻	归肝、脾、胃、肾经
小茴香	散寒止痛	理气和胃	治寒疝腹痛、睾丸坠胀、少腹冷痛
丁香	散寒止痛	温中降逆，温肾助阳	畏郁金
高良姜	温中止痛	温中止呕	
花椒	温中止痛	杀虫止痒	

第十一单元　理气药

<table>
<tr><th>药名</th><th>相同功效</th><th>鉴别功效</th><th>记忆点</th></tr>
<tr><td>陈皮</td><td colspan="2">理气健脾，燥湿化痰</td><td>治脾胃气滞证、呕吐、呃逆、湿痰及寒痰咳嗽、胸痹</td></tr>
<tr><td>青皮</td><td colspan="2">疏肝破气，消积化滞</td><td>治乳房胀痛、疝气疼痛、食积腹痛</td></tr>
<tr><td>枳实</td><td colspan="2">破气除痞，化痰消积</td><td>治胃肠积滞、湿热泻痢、胸痹、气滞疼痛、产后腹痛</td></tr>
<tr><td>佛手</td><td rowspan="2">疏肝解郁，理气和中</td><td>燥湿化痰</td><td></td></tr>
<tr><td>香附</td><td>调经止痛</td><td>调经要药</td></tr>
<tr><td>木香</td><td rowspan="5">行气止痛</td><td>健脾消食</td><td>治脾胃气滞证、泻痢里急后重、腹痛胁痛、黄疸、疝气痛、气滞血瘀之胸痹</td></tr>
<tr><td>沉香</td><td>温中止呕，纳气平喘</td><td>宜后下</td></tr>
<tr><td>川楝子</td><td>杀虫</td><td>治肝郁化火诸痛、虫积腹痛；有毒</td></tr>
<tr><td>乌药</td><td>温肾散寒</td><td>治尿频遗尿</td></tr>
<tr><td>檀香</td><td>散寒调中</td><td>宜后下</td></tr>
</table>

续表

药名	相同功效	鉴别功效	记忆点
薤白	行气导滞，通阳散结		气虚无滞及胃弱纳呆者不宜用
大腹皮	行气宽中，利水消肿		

第十二单元　消食药

药名	功效		记忆点
山楂	消食化积，行气散瘀		治疝气痛、痛经
莱菔子	消食除胀，降气化痰		治咳喘痰多；不宜与人参同服
神曲	消食和胃		治外感表证兼有食积
鸡内金	消食健胃	涩精止遗	治遗尿、砂石淋证
麦芽	消食健胃	回乳消胀，疏肝解郁	治米面薯芋食滞，断乳、乳胀
稻芽	消食和中，健脾开胃		

第十三单元　驱虫药

药名	相同功效	鉴别功效	记忆点
槟榔	杀虫消积	行气，利水，截疟	治水肿脚气，疟疾
使君子			忌与热茶同服
雷丸			
榧子		润肠通便，润肺止咳	
苦楝皮		杀虫，疗癣	治疥癣湿疮

第十四单元　止血药

考点　凉血止血药

药名	相同功效	鉴别功效	记忆点
大蓟	凉血止血，散瘀解毒消痈		散瘀消痈力强，止血作用广泛
小蓟			兼能利尿通淋，治血尿、血淋为佳
地榆	凉血止血	解毒敛疮	治烫伤、湿疹、疮疡痈肿
侧柏叶		化痰止咳，生发乌发	
槐花		清泻肝火	治目赤肿痛；炒炭——止血，生用——清热泻火
白茅根		清热利尿，清肺胃热	治血热出血证、水肿、热淋、黄疸、胃热呕吐、肺热咳喘

考点　化瘀止血药

药名	相同功效	鉴别功效	记忆点
三七	化瘀止血	活血定痛	止血化瘀疗伤之要药；孕妇慎用
茜草		凉血，通经	凉血化瘀止血之良药
蒲黄		利尿	包煎；炒用——止血，生用——化瘀、利尿；孕妇慎用
降香		理气止痛	宜后下

考点　收敛止血药

药名	相同功效	鉴别功效	记忆点
白及	收敛止血	消肿生肌	不宜与乌头类药材同用
仙鹤草		止痢，截疟，补虚	
棕榈炭		止泻止带	
血余炭		化瘀利尿	

考点 温经止血药

药名	相同功效	鉴别功效	记忆点
艾叶	温经止血	散寒调经，安胎	治胎动不安
炮姜		温中止痛	

第十五单元 活血化瘀药

考点 活血止痛药

药名	相同功效	鉴别功效	记忆点
川芎	活血行气止痛	祛风	治头痛、风湿痹痛
延胡索			行血中之气滞，气中血滞，专治一身上下诸痛
姜黄		通经	祛瘀力强，治寒凝气滞血瘀证、风湿痛痹
郁金		解郁，清心凉血，利胆退黄	畏丁香；治热病神昏、湿热黄疸
乳香	活血止痛，消肿生肌	行气	治跌打损伤、气滞血瘀痛证
五灵脂			
没药	活血止痛，化瘀止血		人参畏五灵脂

考点　活血调经药

药名	相同功效	鉴别功效	记忆点
丹参	祛瘀止痛，活血通经	凉血消痈，除烦安神	既活血，又凉血；反藜芦
红花			
桃仁	活血祛瘀，润肠通便，止咳平喘		
益母草	活血调经，利水消肿	清热解毒	
泽兰			
牛膝	生用——活血通经、利水通淋、引火（血）下行；酒炙——补肝肾、强筋骨		
鸡血藤	行血补血，调经，舒筋活络		
王不留行	活血通经，下乳消痈，利尿通淋		

考点　活血疗伤药

药名	功效	记忆点
土鳖虫	续筋接骨，破血逐瘀	有小毒
苏木	活血疗伤，祛瘀通经	
自然铜	接骨疗伤，散瘀止痛	治食积脘腹胀痛

续表

药名	功效	记忆点
骨碎补	破血续伤，补肾强骨	
血竭	活血定痛，化瘀止血，敛疮生肌	

考点　破血消癥药

<table>
<tr><th>药名</th><th>功效</th><th>记忆点</th></tr>
<tr><td>莪术</td><td rowspan="2">破血行气，消积止痛</td><td rowspan="2">孕妇及月经过多者忌用</td></tr>
<tr><td>三棱</td></tr>
<tr><td>水蛭</td><td>破血通经，逐瘀消癥</td><td></td></tr>
<tr><td>穿山甲</td><td>活血消癥，通经下乳，消肿排脓</td><td></td></tr>
</table>

第十六单元　化痰止咳平喘药

考点　温化寒痰药

药名	功效	记忆点
半夏	燥湿化痰，降逆止呕，消痞散结；外用消肿止痛	归脾、胃、肺经；善治脏腑湿痰，“止呕要药”，治心下痞、梅核气
天南星	祛风解痉，外用散结消肿	走经络，偏于祛风痰而能解痉止厥，善治风痰
旋覆花	降气化痰，降逆止呕	包煎
白芥子	温肺化痰，理气散结，通络止痛	久咳肺虚及阴虚火旺者忌用
白前	降气化痰	

考点　清热化痰药

药名	相同功效	鉴别功效	记忆点
川贝母	清热化痰	润肺止咳，散结消肿	性偏润，肺热燥咳、虚劳咳嗽用之宜
浙贝母		散结消痈	性偏泄，风热犯肺或痰热郁肺之咳嗽用之宜
瓜蒌		宽胸散结，润肠通便	不宜与乌头类药材同用
竹茹		除烦止呕，凉血止血	治肺热咳嗽、胃热呕吐、吐血崩漏
竹沥	清热豁痰，定惊利窍		治痰热咳喘、中风痰迷
天竺黄	清热化痰，清心定惊		
桔梗	宣肺，祛痰，利咽，排脓		治咳嗽痰多、咽肿失音、肺痈吐脓
前胡	降气化痰，疏散风热		
海藻	消痰软坚，利水消肿		反甘草
昆布			
海蛤壳	清肺化痰，软坚散结		

中药学

考点　止咳平喘药

药名	相同功效	鉴别功效	记忆点
苦杏仁	止咳平喘，润肠通便		兼宣肺，止咳平喘力强，喘咳要药；有小毒
紫苏子		降气化痰	功偏降气化痰
桑白皮	泻肺平喘，利水消肿		药性缓，长于清肺热，降肺火
葶苈子			力峻，重在泻肺中的水气、痰涎
百部	润肺止咳	杀虫灭虱	治百日咳
紫菀		化痰	治咳嗽有痰
款冬花		下气，化痰	治咳嗽气喘
枇杷叶	清肺止咳，降逆止呕		止咳炙用，止呕生用
白果	敛肺化痰定喘，止带缩尿		煎服，捣碎；有毒

第十七单元　安神药

考点　重镇安神药

药名	相同功效	鉴别功效	记忆点
朱砂	清心镇惊，安神解毒		善治心火亢盛之心神不安；有毒，忌火煅
磁石	镇静安神，平肝潜阳	聪耳明目，纳气平喘	治肾虚肝旺，肝火扰心之心神不宁；脾胃虚弱者慎用
龙骨		收敛固涩	生用——平肝潜阳，煅用——收敛固涩
琥珀	镇惊安神，	活血散瘀，利尿通淋	研末冲服，不入煎剂；忌火煅

考点　养心安神药

药名	相同功效	鉴别功效	记忆点
酸枣仁	养心安神	益肝，敛汗生津	治心悸失眠、自汗、盗汗
柏子仁		润肠通便	
远志	宁心安神，祛痰开窍，消散痈肿		治痈疽疮毒、乳房肿痛、喉痹；凡实热或痰火内盛者，以及有胃溃疡或胃炎者慎用

续表

药名	相同功效	鉴别功效	记忆点
合欢皮	解郁安神，活血消肿		
首乌藤	养血安神，祛风通络		

第十八单元　平肝息风药

考点　平抑肝阳药

药名	相同功效	鉴别功效	记忆点
石决明	平肝潜阳，清肝明目		治肝肾阴虚、肝阳眩晕、目赤翳障
珍珠母		镇惊安神	
牡蛎	平肝潜阳	重镇安神，软坚散结，收敛固涩	治阴虚阳亢、痰核瘰疬
代赭石		重镇降逆，凉血止血	治呕吐呃逆、气逆喘息、血热吐衄
刺蒺藜	平肝疏肝，祛风明目		
罗布麻	平抑肝阳，清热利尿		不宜长期、过量服用

考点　息风止痉药

<table>
<tr><th>药名</th><th>相同功效</th><th>鉴别功效</th><th colspan="2">记忆点</th></tr>
<tr><td>羚羊角</td><td rowspan="2">清热解毒</td><td>平肝息风，清肝明目</td><td rowspan="2">归肝、心经，治热病神昏</td><td>治目赤头痛</td></tr>
<tr><td>牛黄</td><td>凉肝息风，化痰开窍</td><td>治口舌生疮</td></tr>
<tr><td>钩藤</td><td rowspan="2">清热息风</td><td>平肝，定惊</td><td colspan="2">治小儿高热惊风轻症；宜后下</td></tr>
<tr><td>地龙</td><td>通络，平喘，利尿</td><td colspan="2">治痹证、肺热哮喘、小便不利</td></tr>
<tr><td>天麻</td><td rowspan="2">息风止痉</td><td>平抑肝阳，祛风通络</td><td colspan="2">性甘、平，治风湿痹痛</td></tr>
<tr><td>僵蚕</td><td>化痰散结，祛风止痛</td><td colspan="2">治风中经络、风疹瘙痒</td></tr>
<tr><td>全蝎</td><td colspan="2" rowspan="2">息风镇痉，攻毒散结，通络止痛</td><td colspan="2" rowspan="2">治痉挛抽搐、疮疡肿毒、瘰疬结核、风湿顽痹、顽固性头痛</td></tr>
<tr><td>蜈蚣</td></tr>
<tr><td>珍珠</td><td colspan="2">安神定惊，明目消翳，解毒生肌</td><td colspan="2"></td></tr>
</table>

第十九单元　开窍药

<table>
<tr><th>药名</th><th>相同功效</th><th>鉴别功效</th><th colspan="2">记忆点</th></tr>
<tr><td>麝香</td><td rowspan="4">开窍醒神</td><td>活血通经，消肿止痛，催生下胎</td><td rowspan="3">外用适量，不入煎剂</td><td>治热闭、寒闭神昏</td></tr>
<tr><td>冰片</td><td>清热止痛</td><td>治热闭神昏；用量0.03～0.1g</td></tr>
<tr><td>苏合香</td><td>辟秽，止痛</td><td>用量0.3～1g</td></tr>
<tr><td>石菖蒲</td><td>化湿和胃，宁神益志</td><td colspan="2">治痰湿秽浊神昏、脘腹痞满、噤口痢</td></tr>
</table>

第二十单元　补虚药

考点　补气药

补气药（一）

药名	相同功效	鉴别功效	记忆点	
人参	补脾肺气生津	大补元气，安神益智	反藜芦	治元气虚脱证
党参		补血		治气血两虚
西洋参		养阴清热		中阳衰微、胃有寒湿者忌用
太子参		健脾润肺		治脾肺气阴两虚证

补气药（二）

药名	功效	记忆点
黄芪	健脾补中，升阳举陷，益卫固表，利尿消肿，托毒生肌	治溃久难敛、中风半身不遂
白术	健脾益气，燥湿利尿，止汗，安胎	生用燥湿利水；炒用健脾止泻

续表

药名	功效	记忆点
甘草	补脾益气，祛痰止咳，缓急止痛，清热解毒，调和诸药	生用——清热解毒；蜜炙——补益心脾、润肺止咳；不可与京大戟、芫花、甘遂同用
山药	益气养阴，补脾肺肾，固精止带	
白扁豆	补脾和中，化湿	
大枣	补中益气，养血安神	
蜂蜜	补中，润燥，止痛，解毒	

考点 补阳药

补阳药（一）

药名	相同功效	鉴别功效	记忆点
鹿茸	补肾阳，益精血，强筋骨，调冲任，托疮毒		甘、咸，温，归肾、肝经
淫羊藿	祛风除湿	补肾壮阳	治肾阳虚衰之精少不育
巴戟天		补肾助阳	治肾阳亏虚、精血不足之证
杜仲	补肝肾，强筋骨，安胎		治习惯性堕胎，高血压肝肾不足者常用
续断		止血，疗伤续折	治崩漏、乳汁不行、痈疽疮疡、跌打损伤

续表

药名	相同功效	鉴别功效	记忆点
菟丝子	补肾益精，养肝明目	止泻，安胎	
沙苑子			
补骨脂	补肾壮阳，固精缩尿，温脾止泻，纳气平喘		

补阳药（二）

药名	功效	记忆点
肉苁蓉	补肾助阳，润肠通便	阴虚火旺、大便泄泻者不宜服用
锁阳		
益智仁	暖肾固精缩尿，温脾开胃摄唾	
紫河车	补肾益精，养血益气	治气血不足诸证、肺肾两虚之咳喘
蛤蚧	补肺益肾，纳气平喘，助阳益精	
冬虫夏草	补肾益肺，止血化痰	治久咳虚喘
仙茅	温肾壮阳，祛寒除湿	

考点　补血药

药名	相同功效	鉴别功效	记忆点
当归	补血调经，活血止痛，润肠通便		治血虚有寒，跌打损伤
白芍	养血敛阴，柔肝止痛，平抑肝阳		治血虚有热，胸胁疼痛，止汗；反藜芦
熟地黄	补血养阴	填精益髓	治肝肾阴虚；滋腻碍胃
阿胶	补血养阴	润肺，止血	治肺阴虚燥咳，阴虚风动
何首乌	生用：解毒截疟，润肠通便；制用：补益精血，固肾乌须		
龙眼肉	补益心脾，养血安神		

考点　补阴药

补阴药（一）

<table>
<tr><th>药名</th><th>相同功效</th><th>鉴别功效</th><th>记忆点</th></tr>
<tr><td>北沙参</td><td rowspan="2">养阴清肺，益胃生津</td><td></td><td>清养肺胃作用强</td></tr>
<tr><td>南沙参</td><td>补气，化痰</td><td>兼益气、祛痰，宜于气阴两伤及燥痰咳嗽者</td></tr>
<tr><td>麦冬</td><td rowspan="2">养阴生津</td><td>清心除烦，润肺益胃</td><td>宁心安神；治胃阴虚、肺阴虚、心阴虚</td></tr>
<tr><td>天冬</td><td>清肺润燥</td><td>清火与润燥力强于麦冬，且入肾滋阴</td></tr>
</table>

补阴药（二）

<table>
<tr><th>药名</th><th>相同功效</th><th>鉴别功效</th><th colspan="2">记忆点</th></tr>
<tr><td>龟甲</td><td rowspan="2">滋阴潜阳</td><td>益肾健骨，养血补心</td><td rowspan="2">经砂炒醋淬后，去腥</td><td>长于滋肾，兼健骨、补血、养心</td></tr>
<tr><td>鳖甲</td><td>退热除蒸，软坚散结</td><td>长于退虚热，兼软坚散结</td></tr>
<tr><td>石斛</td><td colspan="2">益胃生津，润阴清热</td><td colspan="2">治胃阴虚、肾阴虚</td></tr>
<tr><td>玉竹</td><td colspan="2">养阴润燥，生津止渴</td><td colspan="2">治胃阴虚、肺阴虚</td></tr>
<tr><td>百合</td><td colspan="2">养阴润肺，清心安神</td><td colspan="2">治肺阴虚</td></tr>
<tr><td>黄精</td><td colspan="2">补气养阴，健脾，润肺，益肾</td><td colspan="2"></td></tr>
</table>

续表

药名	相同功效	鉴别功效	记忆点
枸杞子	滋补肝肾	益精明目	治肝肾阴虚、早衰证
女贞子		乌须明目	入丸散剂效佳；以黄酒拌蒸制可避免滑肠
墨旱莲		凉血止血	
楮实子	滋肾清肝，明目利尿		

第二十一单元　收涩药

考点　固表止汗药

药名	相同功效	鉴别功效
麻黄根	固表止汗	
浮小麦		益气，除热

考点　敛肺涩肠药

<table>
<tr><th>药名</th><th colspan="3">功效</th><th>记忆点</th></tr>
<tr><td>五味子</td><td colspan="3">收敛固涩，益气生津，补肾宁心</td><td>既入肺肾经而敛肺滋肾，又入心经宁心安神</td></tr>
<tr><td>五倍子</td><td rowspan="5">涩肠止泻</td><td colspan="2">敛肺降火，止咳止汗，固精止遗，收敛止血，收湿敛疮</td><td></td></tr>
<tr><td>乌梅</td><td rowspan="2">敛肺止咳</td><td>安蛔止痛，生津止渴</td><td>治肺虚久咳；炒炭可止血，外敷可消疮毒</td></tr>
<tr><td>诃子</td><td>利咽开音</td><td>煨用——涩肠止泻；生用——敛肺清热、利咽开音</td></tr>
<tr><td>肉豆蔻</td><td rowspan="2"></td><td>温中行气</td><td>用于五更泻；湿热泻痢者忌用</td></tr>
<tr><td>赤石脂</td><td>收敛止血，敛疮生肌</td><td>畏肉桂；湿热积滞泻痢者忌用</td></tr>
</table>

考点　固精缩尿止带药

药名	功效	记忆点
山茱萸	收敛固涩，补益肝肾	治腰膝酸软、崩漏，大汗不止、消渴
桑螵蛸	固精缩尿，补肾助阳	
海螵蛸	固精止带，收敛止血，制酸止痛，收湿敛疮	治胃痛吐酸、湿疮湿疹
莲子	固精止带，补脾止泻，益肾养心	治心悸失眠
芡实	益肾固精，健脾止泻，除湿止带	
金樱子	固精缩尿止带，涩肠止泻	
椿皮	收敛止带，止泻，清热燥湿，止血	

第二十二单元　攻毒杀虫止痒药

药名	相似功效	鉴别功效
雄黄	解毒，杀虫	祛痰截疟
硫黄	外用解毒杀虫止痒	内服补火助阳通便
白矾	外用解毒杀虫，燥湿止痒	内服止血、止泻、化痰
蛇床子	杀虫止痒	温肾壮阳，燥湿祛风
蟾酥	解毒，止痛	开窍醒神
蜂房	攻毒杀虫	祛风止痛

第二十三单元　拔毒化腐生肌药

药名	功效	记忆点
升药	拔毒，去腐	仅供外用；有大毒
炉甘石	解毒明目退翳，收湿止痒敛疮	宜炮制后用
砒石	外用攻毒杀虫，蚀疮去腐；内服祛痰平喘，截疟	剧毒
硼砂	外用清热解毒；内服清肺化痰	

第 四 篇

方剂学

第一单元　总论

考点　方剂的组成和变化

方剂的组成原则	君药	治证主药
	臣药	①辅君。②治兼证
	佐药	①佐助药：辅君臣以强效。②佐制药：弱君臣毒峻之性。③反佐药：防药病格拒。
	使药	①引经药：带诸药入病所。②调和药：调和诸药
方剂的变化	药味的增损	方中主证不变，君药不变为前提。如逍遥散变化为黑逍遥散
	药量的增加	方中药物组成不变为前提
	剂型的变化	方中药物组成及配伍用量比例不变为前提

考点　剂型

剂型	特点
汤剂	吸收迅速，药效快，便于随证化裁，适用于重症及病情不稳定者
丸剂	吸收慢，药效持久，节省药材，体积小，便于携带与服用
散剂	制备简便，吸收较快，节省药材，不易变质，易于携带和服用

第二单元　解表剂

考点　辛温解表剂

<table>
<tr><th>剂名</th><th colspan="2">功用</th><th>主治</th><th>组成</th></tr>
<tr><td>麻黄汤</td><td colspan="2">辛温发汗，宣肺平喘</td><td>外感风寒表实证</td><td>麻黄、桂枝、甘草、杏仁</td></tr>
<tr><td>桂枝汤</td><td colspan="2">解肌发表，调和营卫</td><td>外感风寒表虚证</td><td>桂枝、芍药、甘草、生姜、大枣</td></tr>
<tr><td>小青龙汤</td><td colspan="2">解表散寒，温肺化饮</td><td>外寒里饮证</td><td>小小青龙最有功，风寒束表饮停胸，
细辛半夏甘和味，姜桂麻黄芍药同。
臣：干姜、细辛</td></tr>
<tr><td>大青龙汤</td><td rowspan="2">兼清里热</td><td>发汗解表</td><td>外感风寒，里有郁热证</td><td>麻黄汤加石膏、生姜、大枣</td></tr>
<tr><td>九味羌活汤</td><td>发汗祛湿</td><td>外感风寒湿邪，兼有里热证</td><td>九味羌活用防风，细辛苍芷与川芎，
黄芩生地同甘草，分经论治宜变通</td></tr>
<tr><td>止嗽散</td><td colspan="2">宣利肺气，疏风止咳</td><td>风痰犯肺证</td><td>止嗽散用桔甘前，紫菀荆陈百部研
止咳化痰兼透表，姜汤调服不用煎</td></tr>
</table>

考点　辛凉解表剂

剂名	功用	主治	组成
银翘散	辛凉透表，清热解毒	温病初起，温邪初犯肺卫证	银翘散主上焦疴，竹叶荆牛豉薄荷，甘桔芦根凉解法，轻宣温热煮无过
麻杏甘石汤	辛凉解表，清肺平喘	表邪未解，肺热壅盛证	麻黄、杏仁、甘草、石膏
桑菊饮	疏风清热，宣肺止咳	风温初起证，但咳，身热不甚，口微渴	桑菊饮中桔杏翘，芦根甘草薄荷饶，清疏肺卫轻宣剂，风温咳嗽服之消
柴葛解肌汤	解肌清热	外感风寒，邪郁化热	柴葛解肌芷桔羌，膏芩芍草枣生姜

考点　扶正解表剂

剂名	相同功用	鉴别功用	主治	组成
败毒散	益气解表	散寒祛湿	气虚之人外感风寒湿证	人参败毒草苓芎，羌独柴前枳桔同
参苏饮		理气化痰	气虚外感风寒，内有痰湿	参苏饮内用陈皮，枳壳前胡半夏齐，干葛木香甘桔茯，气虚外感最相宜

方剂学

第三单元　泻下剂

分类	剂名	功用	主治	组成
寒下剂	大承气汤	峻下热结	阳明腑实证、热结旁流证	大黄、芒硝、枳实、厚朴
	大黄牡丹汤	泄热破瘀，散结消肿	湿热瘀滞之肠痈初起证	金匮大黄牡丹汤，桃仁芒硝瓜子襄
	大陷胸汤	泄热逐水	水热互结之结胸证	大黄、芒硝、甘遂
温下剂	温脾汤	温补脾阳，攻下冷积	脾阳不足、冷积内停证	温脾附子大黄硝，当归干姜人参草
润下剂	麻子仁丸	润肠泄热，行气通便	胃肠燥热、脾约便秘证	麻子仁丸治脾约，枳朴大黄麻杏芍
	济川煎	温肾益精，润肠通便	肾虚精亏便秘证	济川归膝肉苁蓉，泽泻升麻枳壳从
逐水剂	十枣汤	攻逐水饮	悬饮、水肿；清晨空腹服	芫花、甘遂、京大戟、大枣
攻补兼施剂	黄龙汤	攻下通便，益气养血	阳明腑实、气血不足证	黄龙汤中朴硝黄，参归甘桔枳枣姜

第四单元　和解剂

考点　和解少阳剂

剂名	功用	主治	组成
小柴胡汤	和解少阳	①伤寒少阳证。②妇人伤寒，热入血室，经水适断，寒热发作有时。③疟疾、黄疸等少阳证者	小柴胡汤和解功，半夏人参甘草从，更加黄芩生姜枣，少阳百病此方宗
蒿芩清胆汤	清胆利湿，和胃化痰	少阳湿热证	蒿芩清胆枳竹茹，陈夏茯苓加碧玉

考点　调和肝脾剂、调和肠胃剂

分类	剂名	功用	主治	组成
调和肝脾	四逆散	透邪解郁，疏肝理脾	阳郁厥逆证、肝郁脾滞证	柴胡、芍药、枳实、炙甘草
	逍遥散	疏肝解郁，健脾养血	肝郁血虚脾虚证	逍遥散中当归芍，柴苓术草加姜薄
	痛泻要方	补脾柔肝，祛湿止泻	脾虚肝强之痛泻证	痛泻要方用陈皮，术芍防风共成剂

续表

分类	剂名	功用	主治	组成
调和肠胃	半夏泻心汤	寒热并调，消痞散结	寒热错杂之痞证	半夏泻心黄连芩，干姜草枣人参行

第五单元　清热剂

考点　清气分热剂、清营分热剂

分类	剂名	相同功用	鉴别功用	主治	组成
清气分热	白虎汤	清热生津		阳明气分热盛	共同：石膏、甘草、粳米；
	竹叶石膏汤		益气养胃	气津两伤证	不同：知母、竹麦参夏
清营分热	清营汤	清营解毒，透热养阴		邪热初入营分	角地银翘玄连竹，丹麦清热更护阴
	犀角地黄汤	清热解毒，凉血散瘀		热扰心神证	犀角、生地黄、赤芍、牡丹皮

考点 清热解毒剂

剂名	功用	主治	组成
凉膈散	泻火通便，清上泄下	中上焦邪热炽盛	凉膈硝黄栀子翘，黄芩甘草薄荷饶
普济消毒饮	清热解毒，疏风散邪	大头瘟	普济消毒蒡芩连，甘桔蓝根勃翘玄，升柴陈薄僵蚕入，大头瘟毒服之痊
仙方活命饮	消肿散结，活血止痛	疮疡肿毒初起	仙方活命君银花，归芍乳没陈皂甲，防芷贝粉甘酒煎，阳证痈疡内消法
黄连解毒汤	泻火解毒	三焦火毒	芩连柏栀

考点 清脏腑热剂

剂名	功用	主治	组成
龙胆泻肝汤	泻肝胆实火，清肝经湿热	肝胆实火上炎	龙胆泻肝栀芩柴，木通泽泻车前归
左金丸	清肝泻火，降逆止呕	肝火犯胃	黄连、吴茱萸
清胃散	清胃凉血	胃火牙痛	清胃散中升麻连，当归生地丹皮全
玉女煎	清胃火滋肾阴	胃热阴虚	玉女石膏熟地黄，知母麦冬牛膝襄
芍药汤	清热燥湿，调气和血	湿热痢疾	芍药汤内用大黄，芩连归桂槟草香
白头翁汤	清热解毒，凉血止痢	热毒痢疾	秦连白柏（秦皮、黄连、白头翁、黄柏）

方剂学

续表

剂名	功用	主治	组成
导赤散	清心养阴利水	心经火热证	导赤木通与车前，草梢竹叶四般功
泻白散	清泻肺热，止咳平喘	肺热咳喘	泻白桑皮地骨皮，甘草粳米四般宜
苇茎汤	清肺化痰，逐瘀排脓	肺痈，热毒壅滞，痰瘀互结	苇茎瓜瓣苡桃仁

考点 清虚热剂

剂名	功用	主治	组成
当归六黄汤	滋阴泻火，固表止汗	阴虚火旺之盗汗	二地黄 + 芪芩连柏
青蒿鳖甲汤	养阴透热	温病后期，热伏阴分证	青蒿鳖甲知地丹

第六单元　祛暑剂

剂名	功用	主治	组成
香薷散	祛暑解表，化湿和中	夏月伤于寒湿之阴暑证	香薷、白扁豆、厚朴、酒

续表

剂名	功用	主治	组成
六一散	清暑利湿	感暑夹湿，暑湿下注证	滑石、甘草
清暑益气汤	清暑益气，养阴生津	中暑受热，气津两伤证	王氏清暑益气汤，暑热气津已两伤，洋参麦斛粳米草，翠衣荷连知竹尝

第七单元　温里剂

考点　温中祛寒剂

剂名	功用	主治	组成
理中丸	温中祛寒，补中健脾	①中焦虚寒证。②阳虚失血证。③脾胃虚寒之胸痹、病后多涎唾、小儿慢惊	君：干姜（温中祛寒要药）；臣：人参；佐：白术、甘草

续表

剂名	功用		主治	组成
小建中汤	温中补虚	缓急止痛	中焦虚寒，肝脾不和	小建中汤芍药多，桂枝甘草姜枣和，更加饴糖补中脏，虚劳腹痛服之瘥
吴茱萸汤		降逆止呕	肝寒犯胃，中虚胃寒证	吴茱萸、人参、大枣、生姜
大建中汤		降逆止痛	中阳虚衰，阴寒内盛证	蜀椒、干姜、人参

考点 回阳救逆剂、温中散寒剂

分类	剂名	功用	主治	组成
回阳救逆剂	四逆汤	回阳救逆	心肾阳衰寒厥证	附子、甘草、干姜
温中散寒剂	当归四逆汤	温经散寒，养血通脉	血虚寒厥证	当归四逆用桂芍，细辛通草甘大枣
	阳和汤	温阳补血，散寒通滞	阳虚血弱，寒凝痰滞之阴疽	阳和熟地鹿角胶，姜炭肉桂麻芥草

第八单元　表里双解剂

考点　解表清里剂、解表攻里剂

分类	剂名	功用	主治	组成
解表清里剂	葛根黄芩黄连汤	清解里热，解肌散邪	表证未解，邪热入里证	葛根黄芩黄连汤，再加甘草共煎尝
解表攻里剂	大柴胡汤	和解少阳，内泄热结	少阳、阳明合病	大柴胡汤用大黄，枳芩夏芍枣生姜
	防风通圣散	疏风解表，泄热通里	风热壅盛，表里俱实证	防风通圣大黄硝，荆芥麻黄栀芍翘，甘桔芎归膏滑石，薄荷芩术力偏饶

第九单元　补益剂

考点　补气剂

剂名	功用	主治	组成
四君子汤	益气健脾	脾胃气虚证	人参、白术、茯苓、甘草
参苓白术散	益气健脾，渗湿止泻	脾虚湿盛证	参苓白术扁豆陈，山药甘莲砂薏仁，桔梗上浮兼保肺，枣汤调服益脾神
补中益气汤	补中益气，升阳举陷	气虚发热证，脾虚气陷证	补中益气芪术陈，升柴参草当归身
玉屏风散	益气固表止汗	表虚自汗	防风、黄芪、白术
生脉散	益气生津，敛阴止汗	气阴两伤证	人参、麦冬、五味子

考点　补血剂、气血双补剂

分类	剂名	功用	主治	组成
补血剂	四物汤	补血养血	营血虚滞证	芎地芍归（穷地少归）；注：熟地黄
	当归补血汤	补气生血	血虚阳浮发热证	黄芪、当归
	归脾汤	益气补血，健脾养心	心脾气血两虚证；脾不统血证	归脾汤用术参芪，归草茯神远志随，酸枣木香龙眼肉，煎加姜枣益心脾

续表

分类	剂名	功用	主治	组成
气血双补剂	炙甘草汤	益气滋阴，通阳复脉	脉结代，心动悸；虚劳肺痿证	炙甘草汤参桂姜，麦冬生地麻仁襄，大枣阿胶加酒服，桂枝生姜为佐药
	八珍汤	补血益气	气血两虚证	四君子汤+四物汤

考点 补阴剂、补阳剂、阴阳双补剂

分类	剂名	功用	主治	组成
补阴剂	六味地黄丸	滋补肝肾	肝肾阴虚证	地八山山四，丹苓泽泻三（三补三泻）
	大补阴丸	滋阴降火	阴虚火旺证	大补阴丸知柏黄，龟甲脊髓蜜成方
	一贯煎	滋阴疏肝	肝肾阴虚，肝气郁滞证	一贯煎中生地黄，沙参归杞麦冬藏
	左归丸	滋补肾阴，填精益髓	真阴不足证	左归丸内山药地，萸肉枸杞与牛膝，菟丝龟鹿二胶合，壮水之主第一方
	百合固金汤	滋养肺肾，止咳化痰	肺肾阴虚，虚火上炎证	百合固金二地黄，玄参贝母桔甘藏，麦冬芍药当归配，喘咳痰血肺家伤

续表

分类	剂名	功用	主治	组成
补阳剂	肾气丸	补肾助阳	肾阳不足证	六味地黄丸 + 桂附（贵妇）；注：桂枝体现“阴中求阳、少火生气”
	右归丸	温补肾阳，填精益髓	肾阳不足，命门火衰证	地山山枸，体现“阴中求阳”
阴阳双补剂	地黄饮子	滋肾阴，补肾阳，化痰开窍	喑痱	地黄饮子山茱斛，麦味菖蒲远志茯，苁蓉桂附巴戟天，少入薄荷姜枣服

第十单元　固涩剂

考点　固表止汗剂

剂名	功用	主治	组成
牡蛎散	敛阴止汗，益气固表	体虚自汗，盗汗证	黄芪、麻黄根、煅牡蛎、小麦

考点　敛肺止咳剂、涩肠固脱剂

分类	剂名	功用	主治	组成
敛肺止咳剂	九仙散	敛肺止咳，益气养阴	久咳伤肺，气阴两虚证	九仙散中罂粟君，五味乌梅共为臣，参胶款桑贝桔梗，敛肺止咳益气阴
涩肠固脱剂	真人养脏汤	涩肠固脱，温补脾肾	脾胃虚寒，久泻久痢证	真人养脏木香诃，当归肉蔻与粟壳，术芍参桂甘草共，脱肛久痢服之瘥
	四神丸	涩肠止泄，温肾暖脾	脾肾虚寒之五更肾泻	四神故纸吴茱萸，肉蔻除油五味具，大枣生姜同煎合，五更肾泻最相宜

考点　涩精止遗剂、固崩止带剂

分类	剂名	功用	主治	组成
涩精止遗剂	桑螵蛸散	固精止遗，调补心肾	心肾两虚的尿频或滑精证	桑螵蛸散龙龟甲，参归茯神首远合
固崩止带剂	固冲汤	固冲摄血，益气健脾	脾气衰弱，冲脉不固之血崩证	固冲芪术山萸芍，龙牡倍榈茜海蛸
	固经丸	固经止血，滋阴清热	阴虚血热之崩漏	固经龟板芍药芩，黄柏椿根香附应
	易黄汤	补益脾肾，清热祛湿	脾肾两虚，湿热带下证	炒山药、炒芡实、黄柏、车前子、白果

方剂学

第十一单元　安神剂

分类	剂名	功用	主治	组成
重镇安神剂	朱砂安神丸	镇心安神，清热养血	心火偏盛，阴血不足证	朱砂安神东垣方，归连甘草合地黄
滋养安神剂	天王补心丹	养血安神，滋阴清热	阴亏内热，心神不宁证	补心地归二冬仁，远茯味砂桔三参；（三参：人参、丹参、玄参）
	酸枣仁汤	清热除烦，养血安神	肝血不足，虚热扰神证	酸枣仁汤治失眠，川芎知草茯苓煎 君：酸枣仁（养血补心，宁心安神）；臣：茯苓（宁心安神）

第十二单元　开窍剂

分类	剂名	相同功用	鉴别功用	主治
凉开剂	安宫牛黄丸	清热开窍	豁痰解毒	温热病，邪热内陷心包证
	紫雪		息风止痉	温热病，邪热内陷心包，热盛动风证
	至宝丹		化浊解毒	中暑，中风，温病痰热内陷心包证
温开剂	苏合香丸	行气开窍，温中止痛		寒凝气闭证，中风证

第十三单元　理气剂

考点　行气剂

剂名	功用	主治	组成
越鞠丸	行气解郁	气郁所致之六郁证	行气解郁越鞠丸，香附芎苍栀曲研
柴胡疏肝散	疏肝行气，活血止痛	肝气郁滞证	柴胡疏肝芍川芎，枳壳陈皮草香附

续表

剂名	功用	主治	组成
瓜蒌薤白白酒汤	行气祛痰，通阳散结	胸阳不振，痰气互结之胸痹轻症	瓜蒌实、薤白、白酒
半夏厚朴汤	行气散结，降逆化痰	梅核气之痰气互结证	半夏厚朴与紫苏，茯苓生姜共煎服
厚朴温中汤	行气除满，温中燥湿	中焦寒湿气滞证	厚朴温中陈草苓，干姜草蔻木香停
天台乌药散	行气疏肝，散寒止痛	寒凝气滞之小肠疝气	天台乌药木茴香，巴豆制楝青槟姜
暖肝煎	行气止痛，温补肝肾	肝肾虚寒证	暖肝煎中桂茴香，归杞乌沉茯加姜

考点　降气剂

剂名	功用	主治	组成
苏子降气汤	降气平喘，祛痰止咳	上实下虚之喘咳证	苏子降气祛痰方，夏朴前苏甘枣姜，肉桂纳气归调血，上实下虚痰喘康
定喘汤	宣降肺气，清热化痰	风寒外束，痰热内蕴之哮喘	定喘白果与麻黄，款冬半夏桑白皮，苏子黄芩甘草杏，宣肺平喘效力彰
旋覆代赭汤	降逆化痰，益气和胃	胃气虚弱，痰浊内阻	旋覆代赭重用姜，半夏人参甘枣尝

第十四单元　理血剂

考点　活血祛瘀剂

剂名	相同功用	鉴别功用	主治	组成
桃核承气汤	泄热逐瘀		下焦蓄血证	桃核承气硝黄草，少佐桂枝温通妙
补阳还五汤	补气活血通络		气虚血瘀之中风	补阳还五芎桃红，赤芍归尾加地龙，四两生芪为君药
血府逐瘀汤	活血祛瘀	行气止痛	胸中血瘀证	血府逐瘀生地桃，红花当归草赤芍，桔梗枳壳柴芎膝，血化下行免作劳
复元活血汤		疏肝通络	跌打损伤，瘀血阻滞证	复原活血用柴胡，大黄花粉桃红入，当归山甲与甘草；注：大黄为君
失笑散		散结止痛	瘀血停滞证	五灵脂、炒蒲黄
桂枝茯苓丸		缓消癥块	瘀阻胞宫证	桂枝茯苓丹桃芍
温经汤	养血祛瘀	温经散寒	冲任虚寒，瘀血阻滞证	温经汤用桂萸芎，归芍丹皮姜夏冬，参草益脾胶养血，暖宫祛瘀在温通
生化汤		温经止痛	血虚寒凝，瘀血阻滞证	生化汤宜产后尝，归芎桃草酒炮姜

考点　止血剂

剂名	相同功用	鉴别功用	主治	组成
咳血方	凉血止血	清肝宁肺	肝火犯肺之咳血证	咳血方中诃子收，瓜蒌海粉山栀投，青黛蜜丸口噙化
小蓟饮子	凉血止血	利水通淋	热结下焦之血淋，尿血	小蓟生地藕蒲黄，滑竹通栀归草襄
十灰散	凉血止血		血热妄行之上部出血	十灰散用大小蓟，荷柏茅茜棕丹皮，山栀大黄俱为灰，上部出血此方宜
槐花散	清肠止血，疏风理气		风热湿毒壅遏之便血	槐花、侧柏叶、荆芥穗、枳壳
黄土汤	养血止血，温阳健脾		脾阳不足，脾不摄血证	黄土汤中芩地黄，术附阿胶甘草尝

第十五单元　治风剂

考点　疏散外风剂

剂名	功用	主治	组成
消风散	疏风养血，清热除湿	风毒湿热之风疹、湿疹	消风散中有荆防，蝉蜕胡麻苦参苍，石知蒡通归地草，风疹湿疹服之康

续表

<table>
<tr><th>剂名</th><th colspan="2">功用</th><th>主治</th><th>组成</th></tr>
<tr><td>川芎茶调散</td><td colspan="2">疏风止痛</td><td>外感风邪头痛</td><td>川芎茶调散荆防，辛芷薄荷甘草羌</td></tr>
<tr><td>大秦艽汤</td><td colspan="2">祛风清热，养血活血</td><td>风邪初中经络证</td><td>大秦艽汤羌独防，辛芷芎芍二地当，苓术石膏黄芩草，风邪初中经络康</td></tr>
<tr><td>牵正散</td><td rowspan="2">祛风化痰通络</td><td>止痉</td><td>风痰阻络之口眼㖞斜</td><td>白附子、白僵蚕、全蝎</td></tr>
<tr><td>小活络丹</td><td>除湿，活血止痛</td><td>风寒湿痹</td><td>二乌南星乳没龙</td></tr>
</table>

考点　平息内风剂

剂名	功用	主治	组成
羚角钩藤汤	凉肝息风，增液舒筋	肝热生风证	羚角钩藤菊花桑，地芍贝茹茯草襄
镇肝熄风汤	镇肝息风，滋阴潜阳	肝阳上亢，气血上逆之类中风	镇肝息风芍天冬，玄参龟甲赭茵从，龙牡麦芽膝草楝，肝阳上亢能奏功
天麻钩藤饮	平肝息风，清热活血，补益肝肾	肝阳偏亢，肝风上扰证	天麻钩藤石决明，栀杜寄生膝与芩，夜藤茯神益母草，主治眩晕与耳鸣
大定风珠	滋阴息风	阴虚风动证	大定风珠鸡子黄，麦地胶芍草麻仁，三甲并同五味子，滋阴息风是妙方

第十六单元　治燥剂

考点　轻宣润燥剂

剂名	功用	主治	组成
杏苏散	轻宣凉燥，理肺化痰	外感凉燥证	杏苏散内夏陈前，枳桔苓草姜枣研
清燥救肺汤	清燥润肺，益气养阴	燥热伤肺，气阴两伤证	清燥救肺桑麦膏，参胶胡麻杏杷草
桑杏汤	清宣温燥，润肺止咳	外感温燥证	桑叶汤中象贝宜，沙参栀豉与梨皮

考点　滋阴润燥剂

剂名	功用	主治	组成
麦门冬汤	滋养肺胃，降逆下气	虚热肺痿，胃阴不足	麦门冬汤用人参，枣草粳米半夏存；麦冬∶半夏＝7∶1；体现了补土生金，虚则补母
玉液汤	益气滋阴，固肾止渴	消渴气阴两虚证	
增液汤	增液润燥	阳明温病，津亏肠燥	玄参、麦冬、细生地黄

第十七单元　祛湿剂

考点　燥湿和胃剂

剂名	功用	主治	组成
平胃散	燥湿运脾，行气和胃	湿滞脾胃证	平胃散用朴陈皮，苍术甘草姜枣齐
藿香正气散	解表化湿，理气和中	外感风寒，内伤湿滞	

考点　清热祛湿剂

剂名	相同功用	鉴别功用	主治	组成
茵陈蒿汤	清热利湿	退黄	湿热黄疸	茵陈、栀子、大黄
三仁汤		宣畅气机	湿重于热之湿温病	三仁杏蔻薏苡仁，朴夏通草滑竹存 君：杏仁（宣上）、白蔻仁（畅中）薏苡仁（渗下）
甘露消毒丹		化浊解毒	湿温时疫，邪在气分，湿热并重证	甘露消毒蔻藿香，茵陈滑石木通菖，芩翘贝母射干薄，湿热时疫是主方
当归拈痛汤		疏风止痛	湿热相搏，外受风邪	当归拈痛猪苓泽，二术茵芩苦羌葛，升麻防风知参草，湿重热轻兼风邪

续表

剂名	相同功用	鉴别功用	主治	组成
八正散	清热利水，泻火通淋		湿热淋证	八正木通与车前，萹蓄大黄栀滑研，草梢瞿麦灯心草，湿热诸淋宜服煎
连朴饮	清热化湿，理气和中		湿热霍乱	连朴饮用香豆豉，菖蒲半夏焦山栀，芦根厚朴黄连入，湿热霍乱此方施
二妙散	清热燥湿		湿热下注证	黄柏、苍术、姜汁

考点　利水渗湿剂

剂名	相同功用	鉴别功用	主治	组成
五苓散	利水渗湿	温阳化气	伤寒太阳膀胱蓄水证	五苓散治太阳腑，白术泽泻猪茯苓，桂枝化气兼解表，小便通利水饮逐
猪苓汤		清热养阴	水热互结证	猪苓汤内有茯苓，泽泻阿胶滑石并
防己黄芪汤	健脾利水，益气祛风		气虚之风水、风湿证	防己、黄芪、白术、甘草

考点　温化寒湿剂

剂名	相同功用	鉴别功用	主治	组成
真武汤	温阳利水		阳虚水泛证	真武附苓术芍姜，温阳利水壮肾阳；体现“阴得阳助则化”“益火之源以消阴翳”
实脾散		健脾行气	阴水属脾肾阳虚，水停气滞证	干姜附苓术草从，木瓜香槟朴草果
苓桂术甘汤	温阳化饮，健脾利湿		中阳不足之痰饮	

考点　祛湿化浊和祛风胜湿剂

分类	剂名	功用	主治	组成
祛湿化浊剂	完带汤	化湿止带，补脾疏肝	脾虚肝郁，湿浊带下证	完带汤中二术陈，车前甘草和人参，柴芍怀山黑芥穗
	萆薢分清汤	温肾利湿，分清化浊	下焦虚寒之白浊、膏淋	益智仁、川草解、石菖蒲、乌药

续表

分类	剂名	功用	主治	组成
祛风胜湿剂	羌活胜湿汤	祛风胜湿止痛	风湿在表之痹证	羌活胜湿独防风，蔓荆藁本草川芎
	独活寄生汤	祛风湿，止痹痛，益肝肾，补气血	肝肾两亏，气血不足之痹证	独活寄生艽防辛，归芎地芍桂苓均，杜仲牛膝人参草

第十八单元　祛痰剂

<table>
<tr><th>分类</th><th>剂名</th><th colspan="2">功用</th><th>主治</th><th>组成</th></tr>
<tr><td rowspan="2">燥湿化痰剂</td><td>二陈汤</td><td colspan="2">燥湿化痰，理气和中</td><td>湿痰证</td><td>二陈汤用半夏陈，苓草梅姜一并存</td></tr>
<tr><td>温胆汤</td><td rowspan="2">理气化痰</td><td>利胆和胃</td><td>胆胃不和，痰热内扰证</td><td>温胆夏茹枳陈助，佐以茯草姜枣煮</td></tr>
<tr><td>润燥化痰剂</td><td>贝母瓜蒌散</td><td>润肺清热</td><td>燥痰咳嗽</td><td>贝母瓜蒌臣花粉，橘红茯苓加桔梗</td></tr>
</table>

续表

分类	剂名	功用	主治	组成
清热化痰剂	清气化痰丸	清热化痰，理气止咳	热痰咳嗽	清气化痰胆星蒌，夏芩杏陈枳实投，茯苓姜汁糊丸服
	小陷胸汤	清热涤痰，宽胸散结	痰热互结证	连夏蒌（连下楼）
温化寒痰剂	苓甘五味姜辛汤	温肺化饮	寒饮咳嗽	茯苓、甘草、干姜、细辛、五味子
	三子养亲汤	温肺化痰，降气消食	痰壅气逆食滞证	白芥子、紫苏子、莱菔子
化痰息风剂	半夏白术天麻汤	化痰息风，健脾祛湿	风痰上扰	半夏白术天麻汤，苓草橘红枣生姜

第十九单元　消食剂

分类	剂名	功用	主治	组成
消食化滞剂	保和丸	消食和胃	食积证	保和山楂莱菔曲，夏陈茯苓连翘齐
	枳实导滞丸	消食导滞，清热利湿	湿热食积	枳实导滞曲连芩，大黄术泽与茯苓
健脾消食剂	健脾丸	健脾和胃，消食止泻	脾胃虚弱，食积内停证	健脾参术苓草陈，肉蔻香连合砂仁，楂肉山药曲麦炒，消补兼施不伤正

第二十单元　驱虫剂

剂名	功用	主治	组成
乌梅丸	安蛔止痛	蛔厥证	乌梅丸用细辛桂，黄连黄柏及当归，人参椒姜加附子，温中寓清在安蛔

第五篇

中医内科学

第一单元　肺系病证

考点　感冒

	证型	证候	治则	方药
常人感冒	风寒束表证	恶寒重，发热轻，无汗头痛	辛温解表	荆防达表汤（轻症），荆防败毒散（重症）
	风热犯表证	恶寒轻，发热著，流黄浊涕	辛凉解表	葱豉桔梗汤或银翘散
	暑湿伤表证	心烦口渴，渴不多饮	清暑祛湿解表	新加香薷饮
虚体感冒	气虚感冒证	咳痰无力，神疲体倦	益气解表	参苏饮
	阴虚感冒证	口干咽痛，舌红少苔，脉细数	滋阴解表	加减葳蕤汤

考点　咳嗽

	证型	证候	治则	方药
外感咳嗽	风寒袭肺证	咳嗽声重，气急，鼻塞流清涕，恶寒发热无汗	疏风散寒，宣肺止咳	三拗汤＋止嗽散
	风热犯肺证	咳嗽频剧，气粗，鼻流黄涕，恶风身热汗出	疏风清热，宣肺止咳	桑菊饮
	风燥伤肺证	唇鼻干燥，身热微寒	疏风清肺，润燥止咳	桑杏汤
内伤咳嗽	痰湿蕴肺证	食后痰多易咳，食少体倦，便溏	燥湿化痰，理气止咳	二陈平胃散＋三子养亲汤
	痰热郁肺证	痰多质稠色黄，面赤身热	清热肃肺，豁痰止咳	清金化痰丸
	肝火犯肺证	咳逆阵作，咽干口苦，随情绪波动增减	清肺泻肝，顺气降火	黛蛤散＋加减泻白散
	肺阴亏耗证	干咳，痰中带血，颧红，潮热盗汗	滋阴润肺，化痰止咳	沙参麦冬汤

考点　哮病

	证型	证候	治则	方药
发作期	冷哮证	哮鸣如水鸡声，形寒怕冷	温肺散寒，化痰平喘	射干麻黄汤或小青龙汤
	热哮证	痰鸣如吼，口苦，口渴喜饮	清热宣肺，化痰定喘	定喘汤或越婢加半夏汤
	寒包热哮证	外寒——发热恶寒，无汗身痛；里热——痰黏色黄，口干便干	解表散寒，清化痰热	小青龙加石膏汤或厚朴麻黄汤
	风痰哮证	痰涎壅盛，声如拽锯或吹哨笛，坐不得卧	祛风涤痰，降气平喘	三子养亲汤
	虚哮证	哮鸣如鼾，声低气促，咳痰无力	补肺纳肾，降气化痰	平喘固本汤
缓解期	肺脾气虚证	气短声低，自汗怕风，食少便溏	健脾益气，补土生金	六君子汤
	肺肾两虚证	脑转耳鸣，腰酸腿软，不耐劳累	补益肺肾，纳气平喘	生脉地黄汤+金水六君煎

考点　喘证

<table>
<tr><th></th><th>证型</th><th colspan="2">证候</th><th>治则</th><th>方药</th></tr>
<tr><td rowspan="5">实喘</td><td>风寒壅肺证</td><td rowspan="4">喘逆胸胀</td><td>痰带泡沫，恶寒发热无汗</td><td>宣肺散寒</td><td>麻黄汤+华盖散</td></tr>
<tr><td>表寒肺热证</td><td>息粗鼻翕，形寒身热</td><td>解表清理，化痰平喘</td><td>麻杏甘石汤</td></tr>
<tr><td>痰热郁肺证</td><td>身热有汗，渴喜冷饮</td><td>清热化痰，宣肺平喘</td><td>桑白皮汤</td></tr>
<tr><td>痰浊阻肺证</td><td>咯吐不利，口黏不渴</td><td>祛痰降逆，宣肺平喘</td><td>二陈汤+三子养亲汤</td></tr>
<tr><td>肺气郁痹证</td><td colspan="2">情志刺激，息粗气憋，咽中如窒</td><td>开郁降气平喘</td><td>五磨饮子</td></tr>
<tr><td rowspan="3">虚喘</td><td>肺气虚耗证</td><td colspan="2">气怯声低，咳声低弱，自汗畏风</td><td>补肺益气养阴</td><td>生脉散+补肺汤</td></tr>
<tr><td>肾虚不纳证</td><td colspan="2">呼多吸少，气不得续，汗出肢冷</td><td>补肾纳气</td><td>金匮肾气丸+参蛤散</td></tr>
<tr><td>正虚喘脱证</td><td colspan="2">张口抬肩，端坐不能平卧，咳喘欲绝</td><td>扶阳固脱，震摄肾气</td><td>参附汤送服黑锡丹，配合蛤蚧粉</td></tr>
</table>

考点　肺痈

分期	证候	治则	方药
初期	恶寒发热，口干鼻燥	疏风散热，清肺化痰	银翘散
成痈期	壮热振寒，汗出烦躁，气急胸痛，咳吐浊痰，呈黄绿色	清肺解毒，化瘀消痈	苇茎汤+如金解毒散

续表

分期	证候	治则	方药
溃脓期	咳吐大量脓痰，身热面赤	排脓解毒	加味桔梗汤
恢复期	身热渐退，精神渐振，午后潮热	清热养阴，益气补肺	沙参清肺汤或桔梗杏仁煎

考点　肺痨

证型	证候		治则	方药
肺阴亏损证	阴虚证	干咳，午后自觉手足心热，隐痛	滋阴润肺	月华丸
虚火灼肺证		呛咳气急，咯血，急躁易怒，掣痛	滋阴降火	百合固金汤＋秦艽鳖甲散
气阴耗伤证		咳嗽无力，气短声低，畏风怕冷，自汗与盗汗并见	益气养阴	保真汤或参苓白术散
阴阳虚损证		形寒肢冷	滋阴补阳	补天大造丸

考点　肺胀

<table>
<tr><th>证型</th><th colspan="2">证候</th><th>治则</th><th>方药</th></tr>
<tr><td>痰浊壅肺证</td><td rowspan="4">胸部膨满</td><td>短气喘息，稍劳即著</td><td>化痰降气，健脾益肺</td><td>苏子降气汤＋三子养亲汤</td></tr>
<tr><td>痰热郁肺证</td><td>目胀睛突，口渴欲饮</td><td>清肺化痰，降逆平喘</td><td>越婢加半夏汤或桑白皮汤</td></tr>
<tr><td>阳虚水泛证</td><td>面浮肢肿，尿少怕冷</td><td>温肾健脾，化饮利水</td><td>真武汤＋五苓散</td></tr>
<tr><td>肺肾气虚证</td><td>呼吸浅短难续，声低气怯，张口抬肩，倚息不能平卧</td><td>补肺纳肾，降气平喘</td><td>平喘固本汤＋补肺汤</td></tr>
</table>

第二单元　心系病证

考点　心悸

证型	证候	治则	方药
心虚胆怯证	善惊易恐，坐卧不安，多梦惊醒	镇惊定志，养心安神	安神定志丸
心血不足证	头晕健忘，面色无华	补血养心，益气安神	归脾汤
阴虚火旺证	五心烦热，口干盗汗，舌红少苔	滋阴清火，养心安神	天王补心丹＋朱砂安神丸

续表

<table>
<tr><th>证型</th><th colspan="2">证候</th><th>治则</th><th>方药</th></tr>
<tr><td>心阳不振证</td><td>胸闷气短，面色苍白</td><td rowspan="2">形寒肢冷</td><td>温补心阳，安神定悸</td><td>桂枝甘草龙骨牡蛎汤＋参附汤</td></tr>
<tr><td>水饮凌心证</td><td>渴不欲饮，浮肿尿少</td><td>振奋心阳，化气行水，宁心安神</td><td>苓桂术甘汤</td></tr>
<tr><td>瘀阻心脉证</td><td colspan="2">痛如针刺，唇甲青紫</td><td>活血化瘀，理气通络</td><td>桃仁红花煎＋桂枝甘草龙骨牡蛎汤</td></tr>
<tr><td>痰火扰心证</td><td colspan="2">时发时止，受惊易作，便结尿赤</td><td>清热化痰，宁心安神</td><td>黄连温胆汤</td></tr>
</table>

考点　胸痹

分期	证型	证候	治则	方药
发作期	心血瘀阻证	痛有定处，入夜为甚	活血化瘀，通脉止痛	血府逐瘀汤
	气滞心胸证	时欲太息，情志不遂诱发	疏肝理气，活血通络	柴胡疏肝散
	痰浊痹阻证	痰多气短，体沉肥胖	通阳泄浊，豁痰宣痹	瓜蒌薤白半夏汤＋涤痰汤
	寒凝心脉证	遇寒而发，手足不温	辛温散寒，宣通心阳	瓜蒌薤白桂枝汤＋当归四逆汤

续表

分期	证型	证候	治则	方药
缓解期	气阴两虚证	气短乏力，懒言声低	益气养阴，活血通脉	生脉散＋人参养荣汤
	心肾阴虚证	虚烦不寐，腰膝酸软，盗汗	滋阴清火，养心和络	天王补心丹＋炙甘草汤
	心肾阳虚证	面色㿠白，神倦怯寒	温补阳气，振奋心阳	参附汤＋右归饮

考点 不寐

证型	证候	治则	方药
肝火扰心证	急躁易怒，头晕头胀，目赤耳鸣，口干而苦	疏肝泻火，镇心安神	龙胆泻肝汤
痰热扰心证	胸闷脘痞，泛恶嗳气，口苦，头重，目眩	清化痰热，和中安神	黄连温胆汤
心脾两虚证	多梦易醒，心悸健忘，神疲食少，腹胀便溏	补益心脾，养血安神	归脾汤
心肾不交证	头晕耳鸣，腰膝酸软，潮热盗汗，五心烦热	滋阴降火，交通心肾	六味地黄丸＋交泰丸
心胆气虚证	触事易惊，终日惕惕，胆怯心悸	益气镇惊，安神定志	安神定志丸＋酸枣仁汤

第三单元　脑系病证

考点　头痛

	证型	头痛特点	证候	治则	方药
外感头痛	风寒头痛	掣痛	风寒表证——痛连项背，恶风畏寒	疏风散寒止痛	川芎茶调散
	风热头痛	胀痛	风热证——面红目赤，口渴喜饮	疏风清热和络	芎芷石膏汤
	风湿头痛	如裹	表湿证——四肢困重，胸闷纳呆	祛风胜湿通窍	羌活胜湿汤
内伤头痛	肝阳头痛	偏头痛	阳亢火动——口苦目赤，烦躁少寐	平肝潜阳息风	天麻钩藤饮
	肾虚头痛	空痛	肾阴虚证——腰酸耳鸣，神疲失眠	养阴补肾，填精生髓	大补元煎
	血虚头痛	隐痛	气虚血少——自汗气短，纳少心悸	养血滋阴，和络止痛	加味四物汤
	痰浊头痛	昏蒙	痰浊中阻——胸脘痞闷，呕恶痰涎	健脾燥湿，化痰降逆	半夏白术天麻汤
	瘀血头痛	刺痛	舌紫脉涩	活血化瘀，通窍止痛	通窍活血汤

考点　眩晕

证型	证候	治则	方药
肝阳上亢证	头胀耳鸣，急躁易怒	平肝潜阳，清火息风	天麻钩藤饮
气血亏虚证	神疲乏力，唇甲不华	补养气血，调养心脾	归脾汤（偏血虚）；补中益气汤（偏气虚）
肾精不足证	腰酸膝软，颧红咽干，形寒肢冷	滋养肝肾，益精填髓	左归丸
痰浊中阻证	头重如蒙，胸闷恶心，食少寐多	化痰祛湿，健脾和胃	半夏白术天麻汤

考点　中风

中经络的辨证论治

<table>
<tr><th>病证</th><th colspan="2">证候</th><th>治则</th><th>方药</th></tr>
<tr><td>风痰入络证</td><td rowspan="3">意识清楚，口眼㖞斜，语言不利，半身不遂</td><td>肌肤不仁，手足麻木，口角流涎</td><td>祛风化痰通络</td><td>真方白丸子</td></tr>
<tr><td>风阳上扰证</td><td>头痛目眩，手足重滞</td><td>平肝潜阳，活血通络</td><td>天麻钩藤饮</td></tr>
<tr><td>阴虚风动证</td><td>腰酸，手指瞤动</td><td>滋阴潜阳，息风通络</td><td>镇肝熄风汤</td></tr>
</table>

中脏腑的辨证论治

<table>
<tr><th colspan="2">证型</th><th colspan="2">证候</th><th>治则</th><th>方药</th></tr>
<tr><td rowspan="3">闭证</td><td>痰热腑实证</td><td rowspan="3">昏不知人，牙关紧闭，口噤不开，两手握固，大小便闭，肢体强痉</td><td>心烦易怒，痰多而黏，舌有瘀斑</td><td>通腑泄热，息风化痰</td><td>桃仁承气汤</td></tr>
<tr><td>痰火瘀闭证</td><td>面赤身热，气粗口臭，躁扰不宁</td><td>息风清火，豁痰开窍</td><td>①羚角钩藤汤。②至宝丹或安宫牛黄丸以清心开窍。③醒脑静或清开灵注射液静滴</td></tr>
<tr><td>痰浊瘀闭证</td><td>面白唇暗，静卧不烦，四肢不温，痰涎壅盛</td><td>化痰息风，宣郁开窍</td><td>涤痰汤</td></tr>
<tr><td colspan="2">脱证（阴竭阳亡）</td><td colspan="2">目合口张，鼻鼾息微，手撒肢冷，汗多，大小便自遗，肢软</td><td>回阳救阴，益气固脱</td><td>参附汤＋生脉散</td></tr>
</table>

中风恢复期的辨证论治

证型	证候	治则	方药
风痰瘀阻	肢麻，口眼㖞斜，舌强语謇	搜风化痰，行瘀通络	解语丹
气虚络瘀	肢软，肢体偏枯无力，面色萎黄	益气养血，化瘀通络	补阳还五汤
肝肾亏虚	肢硬、拘挛变形，舌强不语，肌肉萎缩	滋养肝肾	左归丸＋地黄饮子

考点　癫狂

病证		证候		治则	方药
癫证	痰气郁结证	沉静独处	精神抑郁，表情淡漠，沉默痴呆，时时太息喃喃自语，喜怒无常，秽洁不分	理气解郁，化痰醒神	逍遥散＋顺气导痰汤
	心脾两虚证		神思恍惚，魂梦颠倒，心悸易惊，善悲欲哭	健脾益气，养心安神	养心汤＋越鞠丸
狂证	痰火扰神证	动而多怒	骂詈嚎叫，不避亲疏，逾垣上屋	清心泻火，涤痰醒神	生铁落饮
	痰热瘀结证		登高而歌，弃衣而走，舌质紫暗，有瘀斑	豁痰化瘀，调畅气血	癫狂梦醒汤
	火盛阴伤证		焦躁形瘦，面红而秽，口干便难	育阴潜阳，交通心肾	二阴煎＋柏子养心丸

考点　痫病

证型	证候	治则	方药
风痰痹阻证	发作前心情不悦，发作呈多样性	涤痰息风，开窍定痫	定痫丸
痰火扰神证	昏仆抽搐，吐涎吼叫，急躁易怒，心烦失眠，口苦咽干	清热泻火，化痰开窍	龙胆泻肝汤＋涤痰汤

续表

<table>
<tr><th>证型</th><th colspan="2">证候</th><th>治则</th><th>方药</th></tr>
<tr><td>瘀阻脑络证</td><td colspan="2">痛有定处，单侧肢体抽搐，口唇青紫</td><td>活血化瘀，息风通络</td><td>通窍活血汤</td></tr>
<tr><td>心脾两虚证</td><td rowspan="2">心神失养——心悸气短，失眠多梦，神思恍惚，头晕目眩</td><td>脾虚——神疲乏力，体瘦纳呆，大便溏薄</td><td>补益气血，健脾宁心</td><td>六君子汤＋归脾汤</td></tr>
<tr><td>心肾亏虚证</td><td>肾虚——耳轮枯焦，腰膝酸软</td><td>补益心肾，潜阳安神</td><td>左归丸＋天王补心丹</td></tr>
</table>

考点　痴呆

证型	证候	治则	方药
髓海不足证	头晕耳鸣，齿枯发焦，步履艰难	补肾益髓，填精养神	七福饮
脾肾两虚证	伴腰膝酸软，食少纳呆	补肾健脾，益气生精	还少丹
痰浊蒙窍证	不思饮食，口多痰涎，头重如裹	豁痰开窍，健脾化浊	涤痰汤
瘀血内阻证	肌肤甲错，口干不欲饮，双目晦暗	活血化瘀，开窍醒脑	通窍活血汤

第四单元　脾胃病证

考点　胃痛

证型	证候	治则	方药
寒邪客胃证	胃痛暴作，恶寒喜暖，得温痛减	温胃散寒，行气止痛	良附丸
饮食伤胃证	胀满拒按，嗳腐吞酸，吐不消化食物	消食导滞，和胃止痛	保和丸
肝气犯胃证	脘痛连胁，善叹息，随情志加重	疏肝理气，和胃止痛	柴胡疏肝散
湿热中阻证	嘈杂灼热，口干口苦，渴不欲饮	清热化湿，理气和胃	清中汤
胃阴亏虚证	饥不欲食	养阴益胃，和中止痛	一贯煎＋芍药甘草汤
瘀血停胃证	针刺刀割，痛有定处，入夜尤甚	化瘀通络，理气和胃	失笑散＋丹参饮
脾胃虚寒证	隐痛缠绵，喜温喜按，空腹痛甚，得食则缓，劳累或受凉后发作加重	温中健脾，和胃止痛	黄芪建中汤

考点　痞满

证型	证候	治则	方药
饮食内停证	进食尤甚，嗳腐吞酸	消食和胃，行气消痞	保和丸

续表

证型	证候	治则	方药
痰饮中阻证	头晕目眩，身重困倦，呕恶纳呆	除湿化痰，理气和中	二陈平胃汤
湿热阻胃证	恶心呕吐，口干不欲饮，口苦	清热化湿，和胃消痞	连朴饮
肝胃不和证	心烦易怒，善太息，呕恶嗳气	疏肝解郁，和胃消痞	柴胡疏肝散
脾胃虚弱证	喜温喜按，纳呆便溏，神疲乏力	补气健脾，升清降浊	补中益气汤
胃阴不足证	胃脘嘈杂，饥不欲食	养阴益胃，调中消痞	益胃汤

考点 呕吐

证型	证候	治则	方药
外邪犯胃证	突然呕吐，发热恶寒	疏邪解表，化浊和中	藿香正气散
食滞内停证	呕吐酸腐，脘腹胀满	消食化滞，和胃降逆	保和丸
痰饮内阻证	清水痰涎，头眩心悸	温中化饮，和胃降逆	小半夏汤+苓桂术甘汤
肝气犯胃证	呕吐吞酸，胸胁胀痛	疏肝理气，和胃降逆	四七汤
脾胃气虚证	食入难化，恶心呕吐	健脾益气，和胃降逆	香砂六君子汤
脾胃阳虚证	食多即吐，喜暖恶寒	温中健脾，和胃降逆	理中汤
胃阴不足证	反复发作，时作干呕，饥不欲食	滋养胃阴，降逆止呕	麦门冬汤

考点　噎膈

证型	证候	治则	方药
痰气交阻证	胸膈满痛，情志抑郁时则加重	开郁化痰，润燥降气	启膈散
瘀血内结证	呕出物如赤豆汁，胸痛固定，舌紫暗	滋阴养血，破血行瘀	通幽汤
津亏热结证	大便坚如羊屎，形瘦面晦	滋阴养血，润燥生津	沙参麦冬汤
气虚阳微证	面浮足肿，面色㿠白，形寒气短，精神疲惫	温补脾肾	补气运脾汤

考点　呃逆

证型	呃声	证候	治则	方药
胃中寒冷证	沉缓有力	胃脘不舒，得热则减，喜食热饮	温中散寒，降逆止呃	丁香散
胃火上逆证	洪亮有力	冲逆而出，口臭烦渴，多喜冷饮	清胃泄热，降逆止呃	竹叶石膏汤
气机郁滞证	连声	情志不畅，嗳气纳减，肠鸣矢气	顺气解郁，和胃降逆	五磨饮子
脾胃阳虚证	低长无力不得续	泛吐清水，喜温喜按，面色㿠白，手足不温，食少便溏	温补脾胃，降逆止呃	理中丸
胃阴不足证	短促而不得续	口干咽燥，烦躁不安，食后饱胀	养胃生津，降逆止呃	益胃汤

考点　腹痛

证型	腹痛	证候	治则	方药
寒邪内阻证	腹痛急起，剧烈拘急	得温痛减，遇寒痛甚	温里散寒，理气止痛	良附丸＋正气天香散
湿热壅滞证	胀痛拒按	烦渴引饮	泄热通腑，行气导滞	大承气汤
饮食积滞证		嗳腐吞酸，痛而欲泻，泻后痛减	消食导滞，理气止痛	枳实导滞丸
肝郁气滞证	攻窜两胁	嗳气、矢气则舒，情志变化加剧	疏肝解郁，理气止痛	柴胡疏肝散
瘀血内停证	痛如针刺	经久不愈，舌质紫暗	活血化瘀，和络止痛	少腹逐瘀汤
中脏虚寒证	腹痛绵绵	喜热喜按，气短懒言，形寒肢冷	温中补虚，缓急止痛	小建中汤

考点　泄泻

证型	证候		治则	方药
寒湿内盛证	腹痛肠鸣	泄泻清稀，甚如水样	芳香化湿，解表散寒	藿香正气散
湿热伤中证		泻下急迫，粪色黄褐	清热燥湿，分利止泻	葛根黄芩黄连汤
食滞肠胃证		臭如败卵，泻后痛减	消食导滞，和中止泻	保和丸
肝气乘脾证		攻窜作痛，矢气频作，情志诱发	抑肝扶脾	痛泻要方
脾胃虚弱证	时溏时泻，稍进油腻则大便次数增多		健脾益胃，化湿止泻	参苓白术散
肾阳虚衰证	黎明前脐腹作痛，肠鸣即泄，完谷不化		温肾健脾，固涩止泻	四神丸

考点　痢疾

证型	证候		治则	方药
湿热痢	腹痛，里急后重，泻下赤白脓血	大便腥臭，肛门灼热	清肠化湿，调和气血	芍药汤
疫毒痢		起病急骤，壮热口渴，下痢鲜紫脓血	清热解毒，凉血除积	白头翁汤
寒湿痢		赤白黏冻，白多赤少	温中燥湿，调气和血	不换金正气散
阴虚痢		脓血黏稠，脐腹灼痛，虚坐努责	养阴和营，清肠化湿	驻车丸
虚寒痢		稀薄白冻，食少神疲，畏寒肢冷	温补脾肾，涩肠固脱	桃花汤+真人养脏汤
休息痢		时发时止，日久不愈，饮食劳累而发	温中清肠，调气化滞	连理汤

考点　便秘

证型	证候	治则	方药
热秘	口干口臭，面红心烦	泄热导滞，润肠通便	麻子仁丸
气秘	便而不爽，肠鸣矢气，嗳气食少	顺气导滞	六磨汤
冷秘	胁下偏痛，手足不温，呃逆呕吐	温里散寒，通便止痛	温脾汤
气虚秘	汗出短气，便后乏力，面白神疲	益气润肠	黄芪汤
阴虚秘	如羊屎状，形体消瘦，颧红盗汗	滋阴通便	增液汤
阳虚秘	面色㿠白，四肢不温，喜热畏冷	温阳通便	济川煎

第五单元　肝胆病证

考点　胁痛

证型	证候	治则	方药
肝郁气滞证	走窜不定，疼痛因情志而增减，嗳气频作	疏肝理气	柴胡疏肝散
肝胆湿热证	胀痛/灼热疼痛，身目发黄	清热利湿	龙胆泻肝汤
瘀血阻络证	痛有定处，痛处拒按，入夜痛甚	祛瘀通络	血府逐瘀汤/复元活血汤
肝络失养证	胁肋隐痛，悠悠不休，遇劳加重	养阴柔肝	一贯煎

考点　黄疸

	证型	证候		治则	方药
阳黄	热重于湿证	黄色鲜明	发热口渴，苔黄腻	清热通腑，利湿退黄	茵陈蒿汤
	湿重于热证		头重身困，胸脘痞满	利湿化浊运脾，佐以清热	茵陈五苓散 + 甘露消毒丹
	胆腑郁热证		上腹右胁胀闷疼痛	疏肝泄热，利胆退黄	大柴胡汤
	疫毒炽盛证	黄疸加重，其色如金，皮肤瘙痒		清热解毒，凉血开窍	犀角散

续表

	证型	证候		治则	方药
阴黄	寒湿阻遏证	黄色晦暗	脘痞纳少，神疲畏寒	温中化湿，健脾和胃	茵陈术附汤
	脾虚湿滞证		肢软乏力，心悸便溏	健脾养血，利湿退黄	黄芪建中汤
黄疸消退后	湿热留恋证	脘痞胀闷，胁肋隐痛	口苦尿赤，脉濡数	清热利湿	茵陈四苓散
	肝脾不调证		肢倦乏力，大便不调	调和肝脾，理气助运	柴胡疏肝散、归芍六君子汤
	气滞血瘀证		胁下结块，面颈赤丝	疏肝理气，活血化瘀	逍遥散+鳖甲煎丸

考点 积聚

	证型	证候		治则	方药
聚证	肝气郁结证	聚散无常	攻窜胀痛，时聚时散	疏肝解郁，行气散结	逍遥散、木香顺气散
	食滞痰阻证		条索状物聚起	理气化痰，导滞通便	六磨汤
积证	气滞血阻证	积块固定	质软不坚，胀痛不适	理气消积，活血散瘀	柴胡疏肝散+失笑散
	瘀血内结证		形瘦纳少，面暗舌紫	祛瘀软坚，扶正健脾	膈下逐瘀汤+六君子汤
	正虚瘀结证		久病体弱，饮食大减	补益气血，活血化瘀	八珍汤+化积丸

考点　鼓胀

<table>
<tr><th>证型</th><th colspan="2">证候</th><th>治则</th><th>方药</th></tr>
<tr><td>气滞湿阻证</td><td rowspan="6">腹大胀满</td><td>按之不坚，食后胀甚，嗳气稍减</td><td>疏肝理气，运脾利湿</td><td>柴胡疏肝散＋胃苓汤</td></tr>
<tr><td>水湿困脾证</td><td>如囊裹水，下肢浮肿，怯寒懒动</td><td>温中健脾，行气利水</td><td>实脾饮</td></tr>
<tr><td>水热蕴结证</td><td>烦热口苦，渴不欲饮，身目发黄</td><td>清热利湿，攻下逐水</td><td>中满分消丸＋茵陈蒿汤</td></tr>
<tr><td>瘀结水留证</td><td>青筋显露，痛如针刺，面色晦暗</td><td>活血化瘀，行气利水</td><td>调营饮</td></tr>
<tr><td>阳虚水盛证</td><td>形似蛙腹，朝缓暮急，肢冷浮肿</td><td>温补脾肾，化气利水</td><td>附子理苓汤、济生肾气丸</td></tr>
<tr><td>阴虚水停证</td><td>口干而燥，心烦失眠，齿鼻衄血</td><td>滋肾柔肝，养阴利水</td><td>六味地黄丸＋一贯煎</td></tr>
</table>

考点　疟疾

证型	证候	治则	方药
正疟	呵欠乏力，寒战鼓颔，内外皆热，每日发作一次，寒热休作有时	祛邪截疟，和解表里	柴胡截疟饮、截疟七宝饮
温疟	热多寒少，汗出不畅，口渴引饮	清热解表，和解祛邪	白虎加桂枝汤、白虎加人参汤
寒疟	热少寒多，胸闷脘痞，神疲体倦	和解表里，温阳达邪	柴胡桂枝干姜汤＋截疟七宝饮

续表

证型		证候	治则	方药
瘴疟	热瘴	热甚寒微，壮热不寒	解毒除瘴，清热保津	清瘴汤
	冷瘴	寒甚热微，但寒不热	解毒除瘴，芳化湿浊	加味不换金正气散
劳疟		劳累辄易发作，寒热较轻	益气养血，扶正祛邪	何人饮

第六单元 肾系病证

考点 水肿

证型		证候	治则	方药
阳水	风水相搏证	来势迅速，恶寒发热，肢节酸楚，小便不利	疏风清热，宣肺行水	越婢加术汤
	湿毒浸淫证	身发疮痍溃烂，延及全身	宣肺解毒，利湿消肿	麻黄连翘赤小豆汤＋五味消毒饮
	水湿浸渍证	全身水肿，下肢明显，按之没指	运脾化湿，通阳利水	五皮饮＋胃苓汤
	湿热壅盛证	皮肤绷紧光亮，胸脘痞闷，烦热口渴	分利湿热	疏凿饮子

续表

	证型	证候		治则	方药
阴水	脾阳虚衰证	水肿日久	脘腹胀闷，纳减便溏	温运脾阳，以利水湿	实脾饮
	肾阳衰微证		腰酸冷痛，四肢厥冷，怯寒神倦	温肾助阳，化气行水	济生肾气丸＋真武汤
	瘀水互结证		肿势不一，皮肤瘀斑，腰部刺痛	活血祛瘀，化气行水	桃红四物汤＋五苓散

考点　淋证

证型	证候		治则	方药
热淋	小便频数，淋沥涩痛，小腹拘急引痛	短赤灼热，口苦呕恶	清热利湿通淋	八正散
石淋		尿中夹砂石，排尿时突然中断，尿道窘迫疼痛	清热利湿，通淋排石	石韦散
血淋		尿色深红，或夹血块	清热通淋，凉血止血	小蓟饮子
气淋		郁怒之后，小便涩滞，淋沥不畅	利气疏导，通淋利尿	沉香散
膏淋		小便浑浊如米泔水	清热利湿，分清泄浊	程氏萆薢分清饮
劳淋		淋沥不已，时作时止，遇劳即发	补脾益肾	无比山药丸

考点　癃闭

癃闭的辨证论治

证型	证候		治则	方药
膀胱湿热证	小便不畅，点滴不爽	短赤灼热，小腹胀满，渴不欲饮	清利湿热，通利小便	八正散
肺热壅盛证		咽干咳嗽，烦渴引饮，呼吸急促	清泄肺热，通利水道	清肺饮
肝郁气滞证		情志抑郁，多烦善怒，胁腹胀满	疏利气机，通利小便	沉香散
浊瘀阻塞证		尿如细线，阻塞不通，小腹胀痛	行瘀散结，通利水道	代抵当丸
脾气不升证		小腹坠胀，神疲乏力，气短声低	升清降浊，化气行水	补中益气汤＋春泽汤
肾阳衰惫证		排出无力，面色㿠白，畏寒肢冷	温补肾阳，化气利水	济生肾气丸

淋证、癃闭、尿血的鉴别诊断

鉴别点＼病名	淋证	癃闭	尿血
排尿	滴沥难出	不畅	通畅
尿量	量如常	量少或点滴全无	量如常
尿色	正常、泔浆或尿血	量少或点滴全无	色红赤甚则尿鲜血

续表

鉴别点＼病名	淋证	癃闭	尿血
小便次数	增加	减少	如常
疼痛	疼痛引腰腹	无	无痛或轻痛
三者关系	日久可发展为癃闭	复感湿热，并发淋证	痛者为血淋，不痛者为尿血

第七单元　气血津液病证

考点　郁证

证型	证候			治则	方药
肝气郁结证	胁肋胀满	精神抑郁	痛无定处，脘闷嗳气	疏肝解郁，理气畅中	柴胡疏肝散
痰气郁结证			咽中如有物梗塞，吞之不下，咳之不出，“梅核气”	行气开郁，化痰散结	半夏厚朴汤
气郁化火证		性情急躁易怒，口苦而干		疏肝解郁，清肝泻火	加味逍遥散

中医内科学

续表

证型		证候	治则	方药
心神失养证	情绪不宁	多疑易惊，悲忧善哭，喜怒无常，“脏躁”	甘润缓急，养心安神	甘麦大枣汤
心脾两虚证		多思善疑，头晕神疲，心悸胆怯	健脾养心，补益气血	归脾汤
心肾阴虚证		五心烦热，盗汗咽干	滋养心肾	天王补心丹+六味地黄丸

考点 血证

鼻衄、齿衄的辨证论治

病证		证候	治则	方药
鼻衄	热邪犯肺证	鼻燥衄血，口干咽燥	清泄肺热，凉血止血	桑菊饮
	胃热炽盛证	血色鲜红，口干臭秽	清胃泻火，凉血止血	玉女煎
	肝火上炎证	头痛目眩，烦躁易怒	清肝泻火，凉血止血	龙胆泻肝汤
	气血亏虚证	神疲乏力，面色㿠白	补气摄血	归脾汤
齿衄	胃火炽盛证	血色鲜红，齿龈红肿疼痛，口臭	清胃泻火，凉血止血	加味清胃散+泻心汤
	阴虚火旺证	血色淡红，齿摇不坚	滋阴降火，凉血止血	六味地黄丸+茜根散

紫斑（肌衄）的辨证论治

病证		证候		治则	方药
紫斑	血热妄行证	皮肤青紫斑点	发热，口渴，便秘	清热解毒，凉血止血	十灰散
	阴虚火旺证		手足心热，潮热盗汗	滋阴降火，宁络止血	茜根散
	气不摄血证		久病不愈，神疲乏力	补气摄血	归脾汤

咳血、吐血、便血、尿血的辨证论治

	证型	证候		治则	方药
咳血	燥热伤肺证	痰中带血	喉痒咳嗽，口干鼻燥	清热润肺，宁络止血	桑杏汤
	肝火犯肺证		咳嗽阵作，烦躁易怒	清肝泻肺，凉血止血	泻白散+黛蛤散
	阴虚肺热证		咳嗽痰少，潮热盗汗	滋阴润肺，宁络止血	百合固金汤
吐血	胃热壅盛证	夹食物残渣，口臭便秘		清胃泻火，化瘀止血	泻心汤+十灰散
	肝火犯胃证	口苦胁痛，心烦易怒		泻肝清胃，凉血止血	龙胆泻肝汤
	气虚血溢证	缠绵不止，时轻时重		健脾益气摄血	归脾汤
便血	肠道湿热证	血红黏稠，口苦		清化湿热，凉血止血	地榆散+槐角丸
	气虚不摄证	食少体倦，面色萎黄		益气摄血	归脾汤
	脾胃虚寒证	血色紫暗，腹痛隐隐，喜热饮		健脾温中，养血止血	黄土汤

续表

<table>
<tr><th></th><th>证型</th><th colspan="2">证候</th><th>治则</th><th>方药</th></tr>
<tr><td rowspan="4">尿血</td><td>下焦湿热证</td><td colspan="2">黄赤灼热，心烦口渴，面赤口疮</td><td>清热泻火，凉血止血</td><td>小蓟饮子</td></tr>
<tr><td>肾虚火旺证</td><td colspan="2">颧红潮热，腰膝酸软</td><td>滋阴降火，凉血止血</td><td>知柏地黄丸</td></tr>
<tr><td>脾不统血证</td><td rowspan="2">久病尿血</td><td>体倦乏力，气短声低</td><td>补中健脾，益气摄血</td><td>归脾汤</td></tr>
<tr><td>肾气不固证</td><td>头晕耳鸣，精神疲惫</td><td>补益肾气，固摄止血</td><td>无比山药丸</td></tr>
</table>

考点　痰饮

<table>
<tr><th></th><th>证型</th><th colspan="2">证候</th><th>治则</th><th>方药</th></tr>
<tr><td rowspan="2">痰饮（饮停胃肠）</td><td>脾阳虚弱</td><td rowspan="2">水声</td><td>胃中有振水声，泛吐清水痰涎</td><td>温脾化饮</td><td>苓桂术甘汤 + 小半夏加茯苓汤</td></tr>
<tr><td>饮留胃肠</td><td>水走肠间，沥沥有声</td><td>攻下逐饮</td><td>甘遂半夏汤、己椒苈黄丸</td></tr>
<tr><td colspan="2">溢饮（饮溢四肢）</td><td colspan="2">身体沉痛，肢体浮肿</td><td>发表化饮</td><td>小青龙汤</td></tr>
</table>

续表

	证型	证候		治则	方药
支饮（饮停胸肺）	寒饮伏肺	咳喘	痰吐白沫量多，天冷受寒加重	宣肺化饮	小青龙汤
	脾肾阳虚		心悸气短，咳而气怯，怯寒肢冷	温脾补肾，以化水饮	金匮肾气丸+苓桂术甘汤
悬饮（饮流胁下）	邪犯胸肺		寒热往来，胸胁刺痛，心下痞硬	和解宣利	柴枳半夏汤
	饮停胸胁		咳唾引痛，肋间饱满，不能平卧	泻肺祛饮	椒目瓜蒌汤+十枣汤或控涎丹
	络气不和	如灼如刺，闷咳不舒，阴雨更甚		理气和络	香附旋覆花汤
	阴虚内热	咳呛时作，少量黏痰，午后潮热		滋阴清热	沙参麦冬汤+泻白散

考点　消渴

	证型	证候		治则	方药
上消	肺热津伤证	多饮	口渴多饮，口舌干燥，烦热多汗	清热润肺，生津止渴	消渴方
中消	胃热炽盛证	多食	多食易饥，大便干燥	清胃泻火，养阴增液	玉女煎
	气阴亏虚证		能食与便溏并见，精神不振，乏力	益气健脾，生津止渴	七味白术散

续表

	证型		证候	治则	方药
下消	肾阴亏虚证	多尿	口干唇燥，皮肤干燥，舌红脉细数	滋阴固肾	六味地黄丸
	阴阳两虚证		饮一溲一，耳轮干枯，畏寒肢冷	滋阴温阳，补肾固涩	金匮肾气丸

考点 自汗、盗汗

证型	证候	治则	方药
肺卫不固证	汗出恶风，稍劳汗出，体倦乏力，周身酸楚	益气固表	桂枝加黄芪汤、玉屏风散
心血不足证	心悸少寐，神疲气短，面色不华	养血补心	归脾汤
阴虚火旺证	夜寐盗汗，五心烦热，午后潮热，两颧色红	滋阴降火	当归六黄丸
邪热郁蒸证	蒸蒸汗出，汗液易使衣服黄染，面赤烘热	清肝泄热，化湿和营	龙胆泻肝汤

考点 内伤发热

证型	证候	治则	方药
阴虚发热证	午后潮热，夜间发热，不欲近衣，手足心热	滋阴清热	清骨散
血虚发热证	头晕眼花，心悸不宁，面白少华，唇甲色淡	益气养血	归脾汤

续表

证型	证候	治则	方药
气虚发热证	劳累后低热，倦怠乏力，气短懒言，自汗	益气健脾，甘温除热	补中益气汤
阳虚发热证	形寒怯冷，头晕嗜卧，腰膝酸软，面色㿠白	温补阳气，引气归元	金匮肾气丸
气郁发热证	随情绪波动而起伏，精神抑郁，胁肋胀满，烦躁易怒，口干而苦	疏肝理气，解郁泄热	加味逍遥散
痰湿郁热证	心内烦热，胸闷脘痞，不思饮食，渴不欲饮	燥湿化痰，清热和中	黄连温胆汤 + 中和汤
血瘀发热证	夜晚发热，自觉身体某些部位发热，痛处固定，舌青紫有瘀斑	活血化瘀	血府逐瘀汤

中医内科学

考点 虚劳

	证型	证候	治则	方药
气虚	肺气虚证	咳嗽无力，平素易于感冒	补益肺气	补肺汤
	心气虚证	心悸，神疲体倦	益气养心	七福饮
	脾气虚证	饮食减少，食后胃脘不舒，倦怠乏力	健脾益气	加味四君子汤
	肾气虚证	神疲乏力，腰膝酸软	益气补肾	大补元煎
血虚	心血虚证	心悸怔忡，面色不华	养血宁心	养心汤
	肝血虚证	胁痛，肢体麻木，筋脉拘急	补血养肝	四物汤
阴虚	肺阴虚证	干咳，咯血，潮热，盗汗	养阴润肺	沙参麦冬汤
	心阴虚证	心悸，潮热，盗汗	滋阴养心	天王补心丹
	脾胃阴虚证	口干唇燥，不思饮食，面色潮红	养阴和胃	益胃汤
	肝阴虚证	头痛，眩晕，急躁易怒	滋养肝阴	补肝汤
	肾阴虚证	腰酸，遗精	滋补肾阴	左归丸
阳虚	心阳虚证	心悸，形寒肢冷	益气温阳	保元汤
	脾阳虚证	食少，形寒，受寒或饮食不慎加剧	温中健脾	附子理中汤
	肾阳虚证	腰背酸痛，畏寒肢冷	温补肾阳	右归丸

考点　厥证

<table>
<tr><th colspan="2">病证</th><th>病因</th><th colspan="2">证候</th><th>治则</th><th>方药</th></tr>
<tr><td rowspan="2">气厥</td><td>实证</td><td>情绪异常</td><td rowspan="4">突然昏倒，不知人事</td><td>呼吸气粗，口噤握拳</td><td>开窍，顺气，解郁</td><td>通关散＋五磨饮子</td></tr>
<tr><td>虚证</td><td>紧张恐惧</td><td>呼吸微弱，汗出肢冷</td><td>补气，回阳，醒神</td><td>生脉注射液、参附注射液、四味回阳饮</td></tr>
<tr><td rowspan="2">血厥</td><td>实证</td><td>急躁恼怒</td><td>牙关紧闭，面赤唇紫</td><td>平肝潜阳，理气通瘀</td><td>羚角钩藤汤、通瘀煎</td></tr>
<tr><td>虚证</td><td>失血过多</td><td>面色苍白，口唇无华，四肢震颤，目陷口张</td><td>补养气血</td><td>急用独参汤灌服，继服人参养营汤</td></tr>
<tr><td colspan="2">痰厥</td><td>咳喘宿痰</td><td></td><td>喉有痰声，呕吐涎沫</td><td>行气豁痰</td><td>导痰汤</td></tr>
</table>

第八单元　肢体经络病证

考点　痹证

<table>
<tr><th colspan="2">证型</th><th colspan="2">证候</th><th>治则</th><th>方药</th></tr>
<tr><td rowspan="3">风寒湿痹</td><td>行痹</td><td rowspan="6">关节疼痛活动受限</td><td>疼痛呈游走性，初起可见有恶风</td><td>祛风通络，散寒除湿</td><td>防风汤</td></tr>
<tr><td>痛痹</td><td>部位固定，遇寒痛甚，得热痛缓</td><td>散寒通络，祛风除湿</td><td>乌头汤</td></tr>
<tr><td>着痹</td><td>酸楚重着，麻木不仁，胸脘痞闷</td><td>除湿通络，祛风散寒</td><td>薏苡仁汤</td></tr>
<tr><td colspan="2">风湿热痹</td><td>局部灼热红肿，得冷则舒</td><td>清热通络，祛风除湿</td><td>白虎加桂枝汤＋宣痹汤</td></tr>
<tr><td colspan="2">痰瘀痹阻证</td><td>刺痛，固定不移</td><td>化痰行瘀，蠲痹通络</td><td>双合汤</td></tr>
<tr><td colspan="2">肝肾亏虚证</td><td>腰膝酸软，畏寒肢冷，骨蒸劳热</td><td>培补肝肾，舒筋止痛</td><td>补血荣筋丸</td></tr>
</table>

考点 痿证

<table>
<tr><th>证型</th><th colspan="2">证候</th><th>治则</th><th>方药</th></tr>
<tr><td>肺热津伤证</td><td rowspan="5">关节无痛，无力运动</td><td>病起发热，皮肤干燥，心烦口渴</td><td>清热润燥，养阴生津</td><td>清燥救肺汤</td></tr>
<tr><td>湿热浸淫证</td><td>肢体困重，扪及微热，胸脘痞闷</td><td>清热利湿，通利经脉</td><td>加味二妙散</td></tr>
<tr><td>脾胃虚弱证</td><td>神疲肢倦，肌肉萎缩，少气懒言</td><td>补中益气，健脾升清</td><td>参苓白术散 + 补中益气汤</td></tr>
<tr><td>肝肾亏损证</td><td>腰膝酸软，不能久立，眩晕耳鸣</td><td>补益肝肾，滋阴清热</td><td>虎潜丸</td></tr>
<tr><td>脉络瘀阻证</td><td>久病体虚，麻木不仁，青筋显露</td><td>益气养营，活血行瘀</td><td>圣愈汤 + 补阳还五汤</td></tr>
</table>

考点 腰痛

<table>
<tr><th colspan="2">证型</th><th>病机</th><th>证候</th><th>治则</th><th>方药</th></tr>
<tr><td colspan="2">寒湿腰痛</td><td rowspan="5">筋脉痹阻，腰府失养</td><td>冷痛重着，寒冷和阴雨天加重</td><td>散寒行湿，温经通络</td><td>甘姜苓术汤</td></tr>
<tr><td colspan="2">湿热腰痛</td><td>重着而热，身体困重，小便短赤</td><td>清热利湿，舒筋止痛</td><td>四妙丸</td></tr>
<tr><td colspan="2">瘀血腰痛</td><td>痛如针刺，固定拒按，日轻夜重</td><td>活血化瘀，通络止痛</td><td>身痛逐瘀汤</td></tr>
<tr><td rowspan="2">肾虚腰痛</td><td>肾阴虚</td><td>隐隐作痛，面色潮红，盗汗遗精</td><td>滋补肾阴，濡养筋脉</td><td>左归丸</td></tr>
<tr><td>肾阳虚</td><td>局部发凉，喜温喜按，肢冷畏寒</td><td>补肾壮阳，温煦筋脉</td><td>右归丸</td></tr>
</table>

第 六 篇

中医外科学

第一单元　中医外科疾病辨证

考点　经络辨证

经络名称	经络特点	引经药	治疗原则
手阳明大肠经	多气多血	升麻、石膏、葛根	注重行气活血
足阳明胃经		白芷、升麻、石膏	
手太阳小肠经、足太阳膀胱经、手厥阴心包经	多血少气		注重破血、补托
手少阳三焦经、足少阳胆经、手少阴心经	多气少血		注重行气、滋养

考点　局部辨证

辨脓方法	按触法：指腹轻放于患部，相隔适当距离，一手用力一按，另一手指端有波动感
	透光法：有深黑色阴影
	点压法：大头针尾，轻点患部，有局限性剧痛点
辨脓深浅	浅部脓疡：高突坚硬，中有软陷，皮薄焮红灼热，轻按则痛且应指
	深部脓疡：散漫坚硬，隐隐软陷，皮厚不热不红，重按方痛

第二单元　中医外科疾病治法

考点　内治法

总则	治疗法则	代表方剂
消、托、补	清热法	黄连解毒汤、五味消毒饮
	和营法	活血化坚汤
	内托法	透脓散、托里消毒散

考点　外治法

分类	适应证/操作
膏药	外科病初起、已成、溃后各阶段
油膏	肿疡、溃疡，皮肤病糜烂结痂渗液不多，肛门病
箍围药	肿势散漫不聚而无集中的硬块（注意药敷干燥时宜用液体湿润）
消散药	肿疡初起而肿势局限者
提脓祛腐药	溃疡初期，脓腐肉未脱；脓水不净、新肉未生
生肌收口药	溃疡腐肉已脱、脓水将尽

续表

分类	适应证/操作
止血药	溃疡，创伤出血
切开法	一切外疡
砭镰法	急性阳证疮疡（丹毒、红丝疔）；消毒后用三棱针/刀锋直刺皮肤，迅速移动击刺使患部出血或排出黏液、黄水
挂线法	疮疡溃后，脓水不净，治疗无效而形成瘘管、窦道；疮口过深不宜切开手术者
引流法	溃疡疮口过小，脓水不易排出；或已成瘘管窦道
溻渍法	疮疡溃后脓水淋漓或腐肉不脱，皮肤瘙痒、脱屑，内、外痔的肿胀疼痛

第三单元　疮疡

考点　疖、痈

疖、痈的病因、概念、特点、临床表现

	疖	痈
病因	内郁湿火，外感风邪	内生湿浊，外感邪毒

续表

		疖	痈
概念		部位浅表、范围小，3～6cm	体表皮肉之间，6～9cm
特点	同	红肿热痛，易肿、易脓、易溃，伴恶寒发热	
	异	肿势局限，突起根浅	光软无头，发病迅速
临床表现		有头疖：有脓头	颈痈：颈旁结块，色白濡肿，形如鸡卵
		无头疖：无脓头	腋痈：腋部暴肿，皮色不变
		骷髅疖：儿童头部	脐痈：脐部微肿，渐大如瓜，高突如铃，根大触痛
		疖病：项后发际、背部、臀部	委中毒：木硬疼痛，皮色如常，屈伸困难

疖、痈的内治法

	证型	治则	方药
疖	热毒蕴结证	清热解毒	五味消毒饮、黄连解毒汤
	暑热浸淫证	清暑化湿解毒	清暑汤
	体虚毒恋，阴虚内热证	养阴清热解毒	仙方活命饮＋增液汤
	体虚毒恋，脾胃虚弱证	健脾和胃，清化湿热	五神汤＋参苓白术散

续表

	证型	治则	方药
痈	火毒凝结证	清热解毒，行瘀活血	仙方活命饮
	热盛肉腐证	和营清热，透脓脱毒	仙方活命饮+五味消毒饮
	气血两虚证	益气养血，托毒生肌	托里消毒散
颈痈	风热痰毒证	散风清热，化痰消肿	牛蒡解肌汤、银翘散

考点 有头疽

有头疽的病因、特点、临床表现、外治法

概念	肌肤间的急性化脓性疾病	
病因	外感风温、湿热邪毒	
特点	粟粒样脓头，焮热红肿疼痛，向深部及周围扩散，脓头增多，溃后如蜂窝	
临床表现	初期：肿块突起，脓头增多	
	溃脓期：疮面腐烂	
	收口期：脓尽，新肉生长	
外治法	未溃	千锤膏+金黄膏
	溃后	八二丹+金黄膏
	脓尽	生肌散+白玉膏

中医外科学

有头疽的内治法

证型	治则	方药
火毒凝结证	清热泻火，和营托毒	仙方活命饮+黄连解毒汤
湿热壅滞证	清热利湿，和营托毒	仙方活命饮
阴虚火炽证	滋阴生津，清热托毒	竹叶黄芪汤
气虚毒滞证	扶正托毒	仙方活命饮+八珍汤

考点　疔

概念	发病迅速、易于变化、危险性大的急性化脓性疾病						
特点	疮形如粟，坚硬根深，状如钉丁						
分类	颜面疔	手足部疔疮					红丝疔
		蛇眼疔	蛇头疔	蛇肚疔	托盘疔	足底疔	
部位	颜面部	指甲一侧	指端	指腹	手掌	足底部	四肢
痛麻感	红肿热痛		感觉麻痒	红肿剧痛		疼痛坚硬	红肿热痛
形状	粟米样	形似蛇眼	蛇头状	圆柱如红萝卜	肿胀高突		
临床表现	恶寒发热，壮热神昏		刺痛肿胀	色红光亮，曲而难伸	手背肿势更明显，疼痛剧烈	修去老皮后可见白色脓点	红丝数条向躯干走窜
外治法		尽早切开流脓					砭镰法

考点　发

发的概念、特点、分类、临床表现、外治法

概念		病变范围较痈大的急性化脓性疾病（痈之大者名发）	
特点		初起无头，红肿蔓延，中央明显，灼热疼痛，边缘不清，3～5 天破溃	
分类		锁喉痈（口底部蜂窝织炎）	臀痈（臀部蜂窝织炎）
临床表现		来势急，范围大，变化快，肿势漫及颈咽颊	来势急，范围大，病位深，腐溃较难
外治法	未溃	玉露散、金黄散、双柏散	玉露膏、金黄膏、冲和膏
	溃后	九一丹 + 金黄膏、红油膏	八二丹 + 红油膏
	脓尽	生肌散 + 白玉膏	

发的内治法

	证型	治法	方药
锁喉痈	痰热蕴结证	散风清热，化痰解毒	普济消毒饮
	热胜肉腐证	清热化痰，和营托毒	仙方活命饮
	热伤胃阴证	清养胃阴	益胃汤
臀痈	湿火蕴结证	清热解毒，和营化湿	黄连解毒汤 + 仙方活命饮
	湿痰凝滞证	和营活血，利湿化痰	仙方活命饮 + 桃红四物汤
	气血两虚证	调补气血	八珍汤

考点　流注

概念	肌肉深部的急性化脓性疾病	
特点	肌肤丰厚处深部，发病急，局部漫肿疼痛，皮色如常，容易走窜	
病因	正气不足，毒邪流窜，经络阻隔，气血凝滞	
证型	治则	方药
余毒攻窜证	清热解毒，凉血通络	黄连解毒汤+犀角地黄汤
暑湿交阻证	解毒清暑化湿	清暑汤
瘀血凝滞证	和营活血，祛瘀通络	活血散瘀汤

考点　丹毒

特点	起病突然，恶寒发热，局部皮肤色如丹涂，焮然肿胀，边界清楚，迅速扩大	
分类	胸腹腰胯——内发丹毒；头面部——抱头火丹；小腿足部——流火；新生儿臀部——赤游丹游	
病因	血热火毒	
证型	治则	方药
风热毒蕴证	疏风清热解毒	普济消毒饮
湿热毒蕴证	清热利湿解毒	五神汤+萆薢渗湿汤
胎火蕴毒证	凉血清热解毒	犀角地黄汤+黄连解毒汤
脾肝湿火证	清肝泻火利湿	柴胡清肝汤、龙胆泻肝汤、化斑解毒汤

考点 走黄与内陷

	走黄	内陷（多由有头疽并发）
性质	全身性危急疾病	
特点	疮顶凹陷，色黑无脓，肿势扩散，心烦神昏	疮顶凹陷，干枯无脓，疮面光白板亮
病机	火毒炽盛，毒入营血，内攻脏腑	正气内虚，正不胜邪，反陷入里
治疗原则	消除火毒之邪	扶正祛邪

第四单元 乳房疾病

考点 乳痈、乳癖、乳核、乳岩

乳痈、乳癖、乳核、乳岩的病因、好发人群、特点、外治法

	乳痈	乳癖	乳核	乳岩
西医病名	急性乳腺炎	乳腺增生病	乳腺纤维瘤	乳腺癌
病因	乳汁郁积、肝郁胃热	肝郁气滞		
好发人群	哺乳期妇女	25～45 岁城市妇女	20～30 岁青年妇女	40～60 岁妇女

续表

	乳痈	乳癖	乳核	乳岩
特点	乳头破裂，雀啄样疼痛，焮红灼热，有波动感	经前肿块胀痛	形如丸卵，光滑活动，经前无痛	病灶酒窝征，橘皮样水肿溃烂似岩穴
外治法	选择脓肿稍低部位，放射状切口，长度与脓腔基底的大小一致			

乳痈、乳癖、乳核、乳岩的内治法

	证型	治则	方药
乳痈	气滞热壅证	疏肝清胃，通乳消肿	瓜蒌牛蒡汤
	热毒炽盛证	清热解毒，托毒散脓	透脓散
	正虚邪恋证	益气和营托毒	托里消毒散
乳癖	肝郁痰凝证	疏肝解郁，化痰散结	逍遥蒌贝散
	冲任失调证	调摄冲任	二仙汤＋四物汤
乳核	肝郁痰凝证	疏肝理气，化痰散结	逍遥散
	血瘀痰凝证	疏肝活血，化痰散结	逍遥散＋桃红四物汤

续表

	证型	治则	方药
乳岩	肝郁气滞证	疏肝解郁，化痰散结	神效瓜蒌散＋开郁散
	冲任失调证	调摄冲任，理气散结	二仙汤＋开郁散
	正虚毒炽证	调补气血，清热解毒	八珍汤
	气血两亏证	补养气血，宁心安神	人参养荣汤
	脾虚胃弱证	健脾和胃	参苓白术散、理中汤

第五单元　瘿

考点　气瘿、肉瘿、瘿痈、石瘿

气瘿、肉瘿、瘿痈、石瘿的病因、特点、外治法

	气瘿	肉瘿	瘿痈	石瘿
西医病名	单纯性甲状腺肿	甲状腺腺瘤	急性甲状腺炎	甲状腺癌
病因	碘缺乏	气郁、痰浊、瘀毒	感冒、咽痛史	气郁、痰浊、瘀毒（多有肉瘿病史）

续表

	气瘿	肉瘿	瘿痈	石瘿
特点	甲状腺弥漫性肿大，质软不痛，随吞咽而上下移动；进行性肿大，压迫神经血管	结块柔韧，如肉之团，随吞咽而上下移动	发病突然，结块红肿热痛，疼痛掣引耳后枕部，活动/吞咽加重	肿块坚硬如石，推之不移，凹凸不平，晚期常出现呼吸、吞咽困难/声音嘶哑
外治法				早期施行根治性切除术

气瘿、肉瘿、瘿痈的内治法

	证型	治则	方药
气瘿	肝郁气滞证	疏肝解郁，化痰软坚	四海舒郁丸
肉瘿	气滞痰凝证	理气解郁，化痰软坚	海藻玉壶汤+逍遥散
	气阴两虚证	益气养阴，软坚散结	生脉散+海藻玉壶汤
瘿痈	风热痰凝证	疏风清热化痰	牛蒡解肌汤
	气滞痰凝证	疏肝理气，化痰散结	柴胡清肝汤

第六单元　瘤、岩

考点　脂瘤、血瘤、肉瘤、失荣

脂瘤、血瘤、肉瘤、失荣的概念、临床表现

	脂瘤（粉瘤）	血瘤	肉瘤	失荣
西医病名	皮脂腺囊肿	血管瘤	脂肪瘤	原发性恶性肿瘤、颈部淋巴结转移癌
概念	皮脂腺中皮脂潴留郁积而形成的囊肿	体表血络扩张，纵横丛集形成的肿瘤	皮里膜外，脂肪过度增生，良性肿瘤	颈部耳后的岩肿
临床表现	圆形质软肿块，皮肤无粘连，中央毛孔粗大，挤压有臭味粉渣样物	色红、紫暗，局限性柔软肿块，边界不清，状如海绵	软似绵，肿似馒，皮色不变，不紧不宽，如肉隆起	颈部淋巴结肿大快，质硬，溃后流血水，味臭秽，坚硬剧痛
好发部位/人群	青春期，汗腺丰富部位	四肢、躯干、面颈部	成年女性	

中医外科学

脂瘤、血瘤、失荣的内治法

	证型	治法	方药
脂瘤	痰气凝结证	理气化痰散结	二陈汤＋四七汤
	痰湿化热证	清热化湿，和营解毒	龙胆泻肝汤＋仙方活命饮
血瘤	心肾火毒证	清心泻火，凉血解毒	芩连二母丸＋凉血地黄汤
	肝经火热证	清肝泻火，祛瘀解毒	加味逍遥散＋清肝芦荟丸
	脾统失司证	健脾益气，化湿解毒	顺气归脾丸
失荣	气郁痰结证	理气解郁，化痰散结	化痰开郁方
	阴毒结聚证	温阳散寒，化痰散结	阳和汤
	瘀毒化热证	清热解毒，化痰散瘀	五味消毒饮＋化坚二陈丸
	气血两亏证	补益气血，解毒化瘀	八珍汤＋四妙勇安丸

第七单元　皮肤及性传播疾病

考点　热疮

病因	证型	治则	方药
外感风热，肝胆湿热下注，热盛伤津	肺胃热盛证	疏风清热	辛夷清肺饮+竹叶石膏汤
	湿热下注证	清热利湿	龙胆泻肝汤+板蓝根、紫草、玄胡
	阴虚内热证	养阴清热	增液汤+板蓝根、马齿苋、紫草、石斛、生薏苡仁

考点　蛇串疮

临床表现	证型	治则	方药
皮肤出现成簇水疱，呈带状分布，痛如火燎	肝经郁热证	清肝火解热毒	龙胆泻肝汤
	脾虚湿蕴证	健脾利湿，解毒消肿	除湿胃苓汤
	气滞血瘀证	理气活血，通络止痛	桃红四物汤+柴胡疏肝散

考点　脂溢性皮炎、油风

脂溢性皮炎、油风的特点

	脂溢性皮炎（慢性炎症性皮肤病）	油风（慢性皮肤病）
特点	头发、皮肤多脂发亮，油腻，瘙痒，红斑，覆有鳞屑，脱而复生	头发突发斑片状脱发，脱发区皮肤变薄
多见	青壮年，皮肤溢出部位	青年

脂溢性皮炎、油风的内治法

	证型	治则	方药
脂溢性皮炎	风热血燥证	祛风清热，养血润燥	消风散＋当归饮子
	肠胃湿热证	健脾除湿，清热止痒	参苓白术散＋茵陈蒿汤
油风	血热风燥证	凉血息风，养阴护发	四物汤＋六味地黄丸
	气滞血瘀证	通窍活血，祛瘀生发	通窍活血汤
	气血两虚证	益气补血	八珍汤
	肝肾不足证	滋补肝肾	七宝美髯丹

考点 疣

疣的特点及好发部位

	疣目（寻常疣）	扁瘊（扁平疣）	鼠乳（传染性软疣）	跖疣	丝状疣
好发	手背、手指、头皮	颜面、手背	腰背部	足跖	颈、眼睑
大小	针尖至绿豆大	芝麻至黄豆大	米粒大	小的	单个丝状突起
形状	半球形或多角形		半球状	圆形发亮	
其他	突出表面，表面蓬松，如花蕊	散在或簇集	表面有蜡样光泽	绕以增厚的角质环	自行脱落后可长出新的
色泽	灰白或污黄	淡红色、褐色	灰色或珍珠色	灰黄或乌灰	褐色或淡红色
质地	粗糙坚硬	光滑	质地坚韧，后渐变软		细软
外治	推疣法、鸦胆子散敷贴法、荸荠或菱蒂摩擦法	洗涤法、涂法	消毒针头挑破，挤尽白色乳酪样物		

疣的内治法

	证型	治则	方药
寻常疣	风热血燥证	养血活血，清热解毒	治瘊方加板蓝根、夏枯草
	湿热血瘀证	清化湿热，活血化瘀	马齿苋合剂加薏苡仁、冬瓜仁
扁平疣	风热毒蕴证	疏风清热，解毒散结	马齿苋合剂去桃仁、红花加木贼草、郁金
	热瘀互结证	清热化瘀，清热散结	桃红四物汤加生黄芪、紫草、马齿苋、薏苡仁

考点　癣

<table>
<tr><th></th><th colspan="2">头癣</th><th colspan="2">手足癣</th><th>体癣</th><th>花斑癣</th></tr>
<tr><td>分类</td><td>白秃疮</td><td>肥癣</td><td>鹅掌风</td><td>脚湿气</td><td>圆癣</td><td>紫白癜风</td></tr>
<tr><td>年龄</td><td>男性儿童</td><td>农村儿童</td><td colspan="2">成年人</td><td>青壮年</td><td>多汗体质青壮年</td></tr>
<tr><td>部位</td><td colspan="2">头皮</td><td>掌心、指缝</td><td>趾缝</td><td>面颈躯干四肢</td><td>颈、躯干</td></tr>
<tr><td rowspan="2">特征</td><td>灰白色鳞斑</td><td>黏性黄癣痂</td><td colspan="2" rowspan="2">水疱，皮肤角化，脱屑瘙痒</td><td>钱币形鳞屑红斑</td><td>无炎症性褐斑</td></tr>
<tr><td>毛发干枯，易于拔落，瘙痒</td><td>中心微凹，质脆易碎，鼠尿臭</td><td>中心消退，外围扩张</td><td>轻度瘙痒，夏发冬愈</td></tr>
</table>

考点　牛皮癣

特点	证型	治则	方药
多角形扁平丘疹，融合成片，搔抓后皮损肥厚，苔藓样变	肝郁化火证	疏肝理气，清肝泻火	龙胆泻肝汤
	风湿蕴肤证	祛风利湿，清热止痒	消风散
	血虚风燥证	养血润燥，息风止痒	当归饮子

考点　虫咬皮炎

概念	被致病虫类叮咬，接触其毒液或虫体的毒毛而引起的皮炎
特点	皮肤上呈丘疹样风团，上有针尖大小的瘀点、丘疹或水疱，散在分布
内治法	热毒蕴结证：清热解毒，消肿止痒——五味消毒饮＋黄连解毒汤＋地肤子、白鲜皮、紫荆皮

考点　黄水疮、疥疮、湿疮

黄水疮、疥疮、湿疮的病因、特点

	黄水疮	疥疮	湿疮
病因	传染性的化脓性皮肤病	湿热内蕴，虫毒侵袭	禀赋不耐，风湿热邪浸淫
流行	幼儿园或家庭	集体宿舍、家庭	

中医外科学

续表

	黄水疮	疥疮	湿疮
特点	浅在性脓疱和脓痂，可接触传染和自体接种	夜间剧痒，皮损有灰白或浅黑隧道，可找到疥虫	皮损对称分布，多形损害，易渗出，剧烈瘙痒

黄水疮、湿疮的内治法

	证型	治则	方药
黄水疮	暑湿热蕴证	清暑利湿解毒	清暑汤＋马齿苋、藿香
	脾虚湿滞证	健脾渗湿	参苓白术散＋冬瓜仁、广藿香
湿疮	湿热蕴肤证	清热利湿止痒	龙胆泻肝汤＋萆薢渗湿汤
	脾虚湿蕴证	健脾利湿止痒	除湿胃苓汤或参苓白术散加紫荆皮、地肤子、白鲜皮
	血虚风燥证	养血润肤，祛风止痒	当归饮子或四物消风饮加丹参、鸡血藤、乌梢蛇

考点　接触性皮炎

病因	发病前有明确接触史	
特点	起病急，皮损处多为红斑、丘疹、丘疱疹、水疱，破后糜烂、渗液，严重者表皮松懈	
好发	面、颈、四肢	
证型	治则	方药
风热蕴肤证	疏风清热止痒	消风散加紫荆皮（花）、僵蚕

续表

热毒湿蕴证	清热祛湿，凉血解毒	化斑解毒汤+龙胆泻肝汤
血虚风燥证	止痒祛风，养血润燥	消风散+当归饮子

考点　药毒

病因	发病前有用药史	
临床表现	有潜伏期，用药5~20天重复发病，重复用药24h内发病	
	发病突然，自觉灼热瘙痒	
	皮损分布除固定型药疹外，多呈全身性、对称性	
证型	治则	方药
湿毒蕴肤证	清热利湿，解毒止痒	萆薢渗湿汤
热毒入营证	清营解毒，凉血护阴	清营汤
气阴两虚证	益气养阴清热	增液汤+益胃汤

考点　隐疹

临床表现	即荨麻疹，可出现大小不等的风团，色鲜红，数小时内风团减轻，变为红斑而消失；新的风团不断出现，2~3周后消失

续表

证型	治则	方药
风热犯表证	疏风清热止痒	消风散
风寒束表证	疏风散寒止痒	麻黄桂枝各半汤
血虚风燥证	养血祛风，润燥止痒	当归饮子
胃肠湿热证	疏风解表，通腑泄热	防风通圣散

考点 白疕

特点	针头大小丘疹，扩大为绿豆大小的红色丘疹，融合成片，边缘清楚，覆盖白色糠状鳞屑，可有薄膜现象、点状出血现象	
证型	治则	方药
血热内蕴证	清热解毒，凉血消斑	犀角地黄汤
血虚风燥证	养血滋阴，润肤息风	当归饮子
气血瘀滞证	活血化瘀，解毒通络	桃红四物汤
湿毒蕴结证	清热利湿，解毒通络	萆薢渗湿汤
火毒炽盛证	清热泻火，凉血解毒	清瘟败毒饮

考点　淋病

<table>
<tr><td rowspan="5">临床表现</td><td rowspan="2">男性</td><td colspan="2">急性：尿道口红肿发痒及轻度刺痛，稀薄黏液流出，排尿不适，24h 后症状加剧</td></tr>
<tr><td colspan="2">慢性：尿痛轻微，排尿时仅感尿道灼热轻度刺痛，可见终末血尿</td></tr>
<tr><td rowspan="3">女性</td><td colspan="2">淋菌性宫颈炎：大量脓性白带，宫颈充血触痛</td></tr>
<tr><td colspan="2">淋菌性尿道炎：尿道口充血、压痛、可见脓性分泌物，尿频尿急尿痛</td></tr>
<tr><td colspan="2">淋菌性前庭大腺炎：前庭大腺红肿热痛</td></tr>
<tr><td colspan="2">证型</td><td>治则</td><td>方药</td></tr>
<tr><td colspan="2">湿热毒蕴证</td><td>清热利湿，解毒化浊</td><td>龙胆泻肝汤</td></tr>
<tr><td colspan="2">阴虚毒恋证</td><td>滋阴降火，利湿祛浊</td><td>知柏地黄丸</td></tr>
</table>

考点　尖锐湿疣

<table>
<tr><td>病因</td><td colspan="2">性滥交，毒邪蕴聚，湿热下注皮肤黏膜，产生赘生物</td></tr>
<tr><td>部位</td><td colspan="2">外生殖器、肛周</td></tr>
<tr><td>特点</td><td colspan="2">淡红色、污秽色、柔软的表皮赘生物，大小不一，分叶或棘刺状，湿润，基底窄或有蒂</td></tr>
<tr><td>证型</td><td>治则</td><td>方药</td></tr>
<tr><td>湿毒下注证</td><td>利湿化浊，清热解毒</td><td>萆薢化毒汤加黄柏、土茯苓、大青叶</td></tr>
<tr><td>湿热毒蕴证</td><td>清火解毒，化浊利湿</td><td>黄连解毒汤加苦参、萆薢、土茯苓、大青叶、马齿苋</td></tr>
</table>

考点　梅毒

临床表现			
临床表现	一期	疳疮（硬下疳），侵犯淋巴系统。外生殖器斑丘疹，轻度糜烂，少量浆液性分泌物	
	二期	杨梅疮，菌血症，皮肤黏膜损害	
	三期	杨梅结毒、皮肤黏膜损害＋脏器侵犯	
证型		治则	方药
肝经湿热证		清热利湿，解毒驱梅	龙胆泻肝汤加土茯苓、虎杖
血热蕴毒证		凉血解毒，泄热散瘀	清营汤＋桃红四物汤
毒结筋骨证		活血解毒，通络止痛	五虎汤
肝肾亏损证		滋补肝肾，填髓息风	地黄饮子
心肾亏虚证		养心补肾，祛瘀通阳	苓桂术甘汤

第八单元　肛门直肠疾病

考点　痔

痔的特点、诊断、外治法

	内痔	外痔
部位	齿线上，膀胱截石位 3、7、11 点	齿线下

续表

	内痔	外痔
特点	便血、坠胀、肿块脱出，柔软静脉团	坠胀、疼痛、异物感，静脉丛破裂，发炎增生
诊断	①Ⅰ期：便血少，痔核小。②Ⅱ期：周期性、无痛性便血，量多核大，便后能自行还纳。③Ⅲ期：便血少，核大灰白，行走咳嗽脱出肛门，不能自行还纳。④Ⅳ期：腹压稍大痔核脱出，易感染	结缔组织性外痔：反复发炎，肛周结缔组织增生，不规则赘皮突起 静脉曲张性外痔：腹压增高，肛门静脉曲张形成静脉团瘀血 血栓性外痔：排便用力，肛门静脉破裂形成静脉血栓，紫暗色圆形肿块
外治法	注射疗法与结扎疗法	苦参汤煎水清洗防感染；肿痛时用痔疮膏

内痔的内治法

证型	治则	方药
风伤肠络证	清热凉血祛风	凉血地黄汤或槐花散
湿热下注证	清热渗湿止血	脏连丸
脾虚气陷证	补气升提	补中益气汤
气滞血瘀证	清热利湿，祛风活血	止痛如神汤

考点 息肉痔、锁肛痔

	息肉痔	锁肛痔
概念	直肠内的赘生物，常见的良性肿瘤	肛管直肠的恶性肿瘤，肛管直肠癌
临床表现	肿物蒂小质嫩，色鲜红，便后出血	①便血，血中常夹黏液，色鲜红，持续性。②便次增多，便意频繁，便不尽感。③便形变细。④转移膀胱、阴道、前列腺

考点 肛隐窝炎

中医病名	肛隐窝炎
西医病名	肛窦炎
概念	肛隐窝、肛门瓣的急慢性炎症
临床表现	自觉肛门不适，排便时肛门疼痛，不排便时短时阵发性刺痛，潮湿瘙痒有分泌物
手术治疗	适应证：①单纯性肛隐窝炎已成脓者。②有隐性漏者

考点 肛裂

部位	肛门前后正中位
症状	①周期性疼痛。②出血。③便秘

续表

证型	治则	方药
血热肠燥证	清热润肠通便	凉血地黄汤+脾约麻仁丸
阴虚津亏证	养阴清热润肠	润肠丸
气滞血瘀证	理气活血，润肠通便	六磨汤加红花、桃仁、赤芍

考点 脱肛

<table>
<tr><td colspan="2">西医病名</td><td colspan="2">直肠脱垂</td></tr>
<tr><td colspan="2">特点</td><td colspan="2">直肠黏膜及直肠反复脱出肛门外伴肛门松弛</td></tr>
<tr><td rowspan="3">分度</td><td>一度</td><td colspan="2">直肠黏膜脱出，长3～5cm，柔软无弹性，不易出血，便后自行回纳</td></tr>
<tr><td>二度</td><td colspan="2">直肠全层脱出，长5～10cm，圆锥形，厚而有弹性，肛门松弛，有时需用手托回</td></tr>
<tr><td>三度</td><td colspan="2">直肠及部分乙状结肠脱出，长≥10cm，圆柱形，厚，肛门松弛无力</td></tr>
<tr><td colspan="2">证型</td><td>治则</td><td>方药</td></tr>
<tr><td colspan="2">脾虚气陷证</td><td>补气升提，收敛固涩</td><td>补中益气汤</td></tr>
<tr><td colspan="2">湿热下注证</td><td>清热利湿</td><td>萆薢渗湿汤</td></tr>
</table>

中医外科学

考点 肛痈、肛漏

肛痈、肛漏的概念、特点、外治法、手术

	肛痈（肛门直肠周围脓肿）	肛漏（肛痈后遗症）
概念	肛周间隙的急慢性感染而形成的脓肿	直肠肛管与周围皮肤相通形成的瘘管
特点	①肛周疼痛。②肿胀。③有结块	①局部反复流脓。②疼痛。③瘙痒
外治法	①初起：实证——金黄膏、黄连膏；虚证——冲和膏。②成脓：早期切开引流。③溃后：九一丹纱条引流，脓尽则予生肌散纱条	
手术	一次切开术——浅部脓肿	挂线疗法——高位肛漏
	一次切开挂线法——高位脓肿	切开疗法——低位肛漏

肛痈的内治法

证型	治则	方药
热毒蕴结证	清热解毒	仙方活命饮、黄连解毒汤
火毒炽盛证	清热解毒透脓	透脓散
阴虚毒恋证	养阴清热，祛湿解毒	青蒿鳖甲汤＋三妙丸

第九单元　泌尿男科疾病

考点　子痈、子痰、阴茎痰核

子痈、子痰、阴茎痰核的概念、病因、好发年龄、特点

中医病名	子痈	子痰	阴茎痰核
西医病名	急慢性附睾炎/睾丸炎	附睾结核	阴茎硬结症
概念	睾丸及附睾的化脓性疾病	附睾疮痨性化脓性疾病	阴茎海绵体白膜纤维硬结
病因	湿热下注、气滞痰凝	肝肾亏虚，阴虚内热	
好发年龄		20～40岁中青年	中年人
特点	睾丸或附睾肿胀疼痛	附睾慢性硬结，增大脓肿	阴茎背侧硬结或条索样斑块

子痈、子痰、阴茎痰核的内治法

	证型	治则	方药
子痈	湿热下注证	清热利湿，解毒消肿	枸橘汤或龙胆泻肝汤
	气滞痰凝证	疏肝理气，化痰散结	橘核丸

中医外科学

续表

	证型	治则	方药
子痰	浊痰凝结证	温经通络，化痰散结	阳和汤，兼服小金丹
	阴虚内热证	养阴清热，除湿化痰，佐以透脓解毒	滋阴除湿汤+透脓散
	气血两亏证	益气养血，化痰消肿	十全大补汤，兼服小金丹
阴茎痰核	痰浊凝结证	温阳通脉，化痰散结	阳和汤+化坚二陈丸

考点　尿石症、慢性前列腺炎、前列腺增生

尿石症、慢性前列腺炎、前列腺增生的病因、诊断

	尿石症	慢性前列腺炎	前列腺增生
病因	肾虚为本，湿热为标	相火妄动，忍精不泄	
诊断	①上尿路结石：突发肾、输尿管绞痛和血尿。②膀胱结石：排尿中断和疼痛。放射至阴茎头和远端尿道。③尿道结石：排尿困难，点滴状	①尿频、尿急、尿痛，尿末常有白色分泌物。②直肠指检前列腺大小正常，触诊可有轻度压痛	进行性尿频，夜间明显，伴排尿困难，尿线变细

尿石症、慢性前列腺炎、前列腺增生的内治法

	证型	治法	方药
尿石症	湿热蕴结证	清热利湿，通淋排石	三金排石汤
	气血瘀滞证	理气活血，通淋排石	金铃子散+石韦散
	肾气不足证	补肾益气，通淋排石	济生肾气丸
慢性前列腺炎	湿热蕴结证	清热利湿	八正散或龙胆泻肝汤
	气滞血瘀证	活血祛瘀，行气止痛	前列腺汤
	肾虚火旺证	滋阴降火	知柏地黄丸
	肾阳虚损证	补肾助阳	济生肾气丸
前列腺增生	湿热下注证	清热利湿，消癃通闭	八正散
	脾肾气虚证	补脾益气，温肾利尿	补中益气汤+菟丝子、肉苁蓉、补骨脂、车前子
	气滞血瘀证	行气活血，通窍利尿	沉香散
	肾阴亏虚证	滋补肾阴，通窍利尿	知柏地黄丸+丹参、琥珀、王不留行、地龙
	肾阳不足证	温补肾阳，通窍利尿	济生肾气丸

第十单元　其他外科疾病

考点　毒蛇咬伤

毒蛇种类	神经毒——银环蛇、金环蛇、海蛇
	血循毒——蝰蛇、尖吻蝮蛇、竹叶青蛇、烙铁头蛇
	混合毒——蝮蛇、眼镜蛇、眼镜王蛇
病因病机	蛇毒系风、火二毒，风火邪毒壅滞不通，化热腐肌溶肉
治疗措施	早期结扎、扩创排毒、烧灼针刺，抗蛇毒血清效果最好

考点　烧伤

烧伤的面积计算★

	部位	比例
九分法（11个9等分）	头面颈部	9%
	双上肢	2×9%
	躯干前后包括外阴部	3×9%
	双下肢+臀部	5个9%+1%=46%

续表

	部位	比例
治疗原则	内治——清热解毒，益气养阴；外治——创面清洁，预防感染；深Ⅱ度创面——促进痂下愈合，减少瘢痕形成；Ⅲ度创面——保持焦痂完整干燥，切痂植皮，缩短疗程	

烧伤的**深度计算**★

分度		深度	创面表现		创面无感染时的愈合过程
Ⅰ度（红斑）		达表皮角质层	感觉过敏	红肿热痛，干燥	2～3天脱屑痊愈，无瘢痕
Ⅱ度（水疱）	浅Ⅱ度	达真皮浅层		基底红色，潮湿	1～2周愈合，无瘢痕
	深Ⅱ度	达真皮深层	痛觉消失	基底苍白，潮湿	3～4周愈合，有瘢痕
Ⅲ度（焦痂）		达皮肤全层		硬如皮革，干燥	2～4周焦痂脱离，瘢痕挛缩

考点　破伤风

病因		皮肉破伤，感受风毒
临床表现	潜伏期	4～14天，潜伏期越短，病情越重，预后越差
	前驱期	头晕头痛，乏力多汗，烦躁不安，打呵欠，下颌紧张酸胀，咀嚼无力，张口困难
	发作期	肌肉强直性痉挛（最初是咀嚼肌）和阵发性抽搐。抽搐间歇期肌肉也为痉挛性
	后期	水、电解质紊乱，酸中毒，全身衰竭死亡
治疗原则		息风、镇痉、解毒

考点　肠痈

临床表现	初期	起于脐周或上腹部，转移性右下腹痛，持续性、进行性加重
	酿脓期	腹痛加剧，右下腹压痛、反跳痛，局限性腹皮挛急；可触及包块；壮热不退
	溃脓期	全腹痛，腹皮挛急，全腹压痛、反跳痛；恶心呕吐，大便秘结或似痢不爽

证型	治则	方药
瘀滞证	行气活血，通腑泄热	大黄牡丹汤＋红藤煎剂
湿热证	通腑泄热，利湿解毒透脓	复方大柴胡汤
热毒证	通腑排脓，养阴清热	大黄牡丹汤＋透脓散

第十一单元　周围血管疾病

考点　股肿、血栓性浅静脉炎

股肿、血栓性浅静脉炎的概念、症状、分类

	股肿（下肢静脉血栓形成或血栓性深静脉炎）	血栓性浅静脉炎
概念	深部静脉血栓形成和炎性病变所引起的一种疾病	
症状	①肢体肿胀。②疼痛。③局部皮温升高。④浅静脉怒张	条索状柱，红硬热痛

续表

	股肿（下肢静脉血栓形成或血栓性深静脉炎）	血栓性浅静脉炎
分类	①小腿深静脉血栓形成：肢体疼痛。②髂股静脉血栓形成：突然性、广泛性、单侧下肢粗肿。③混合性深静脉血栓形成：兼具以上两者特点。④深静脉血栓形成后遗症：肿胀曲张、色素沉着、溃疡	①四肢血栓性浅静脉炎。②胸腹壁浅静脉炎。③游走性血栓性浅静脉炎

股肿、血栓性浅静脉炎的内治法

	证型	治则	方药
股肿	湿热下注证	清热利湿，活血化瘀	四妙勇安丸加味
	血脉瘀阻证	活血化瘀，通络止痛	活血通脉汤加味
	气虚湿阻证	益气健脾，祛湿通络	参苓白术散加味
血栓性浅静脉炎	湿热蕴结证	清热利湿，解毒通络	二妙散＋茵陈赤豆汤
	脉络瘀阻证	活血化瘀，行气散结	活血通脉汤
	肝气郁结证	疏肝解郁，活血解毒	柴胡清肝汤或复原活血汤

考点 筋瘤、臁疮

筋瘤、臁疮的病因、特点、外治法

中医病名		筋瘤	臁疮
西医病名		下肢静脉曲张	下肢慢性溃疡
病因		久立或负重远行	
特点		筋脉色紫、盘曲突起如蚯蚓状、形成团块	青筋显露，瘀久化热，破溃渗液
外治法	臁疮	初期	局部红肿，溃破渗液较多者，宜用洗药；渗液较少者，宜金黄膏薄敷
		后期	①久不收口，皮肤乌黑，疮口凹陷，疮面腐肉不脱——八二丹麻油调后摊贴。②腐肉已脱，露新肉者，用生肌散外盖生肌玉红膏。③周围有湿疹者，青黛散调麻油盖贴

筋瘤、臁疮的内治法

	证型	治则	方药
筋瘤	劳倦伤气证	补中益气，活血舒筋	补中益气汤
	寒湿凝筋证	暖肝散寒，益气通脉	暖肝煎+当归四逆汤
	外伤瘀滞证	活血化瘀，和营消肿	活血散瘀汤
臁疮	气虚血瘀证	益气活血，祛瘀生新	补阳还五汤+四物汤
	湿热下注证	清热利湿，和营解毒	二妙丸+五神汤

考点　脱疽

脱疽的部位、特点、临床表现

中西病名		脱疽
西医病名		血栓闭塞性脉管炎
部位		四肢末端，下肢多见
特点		初起发凉、苍白、麻木，伴间歇性跛行，剧痛，日久坏死变黑，趾节脱落
临床表现	一期（局部缺血）	患足轻度肌肉萎缩，皮肤干燥，皮温稍低，足背动脉减弱
	二期（营养障碍）	跛行加重，静息痛，肌肉明显萎缩，足背动脉消失
	三期（坏死期）	二期加重，足趾紫红肿胀、溃烂坏死，干性坏疽，剧烈疼痛，全身发热

脱疽的内治法

证型	治则	方药
寒湿阻络证	温阳散寒，活血通络	阳和汤
血脉瘀阻证	活血化瘀，通络止痛	桃红四物汤
湿热毒盛证	清热利湿，解毒活血	四妙勇安汤
热毒伤阴证	清热解毒，养阴活血	顾步汤
气阴两虚证	益气养阴	黄芪鳖甲汤

第七篇

中医妇科学

第一单元　绪论

中医妇科学发展简史

著作名称	意义
《经效产宝》	我国现存的第一部产科专著
《金匮要略》	最早设妇科专篇
《妇人大全良方》	分调经、众疾、求嗣、胎教、妊娠、坐月、产难、产后8门
《傅青主女科》	辨证以肝、脾、肾三脏立论

第二单元　女性生殖器官

考点　外生殖器、内生殖器

生殖器官	功能
阴户	①生育胎儿，排出月经、带下、恶露的关口。②合阴阳的入口，又是防止外邪侵入的关口

续表

生殖器官	功能
子宫	为“奇恒之腑”，有排出月经和孕育胎儿的功能
子门（子户）	子宫颈口的部位，其功能是主持排出月经和娩出胎儿的关口

第三单元　女性生殖生理

考点　月经生理、带下生理、妊娠生理、产褥生理

月经生理	月经产生的机制为肾 - 天癸 - 冲任 - 胞宫轴
	①肾藏精，主生殖。②“天癸至”则“月事以时下”，而“天癸竭，则地道不通”。③“任脉通，太冲脉盛”
带下生理	健康女子，润泽于阴户、阴道内的无色无臭、黏而不稠的液体，称为生理性带下
妊娠生理	预产期的计算方法：从末次月经第一天算起，月份数 +9（或减 3），日数 +7；如按农历算，月数算法同上，日数 +14
产褥生理	恶露是产后自子宫排出的余血浊液，血性恶露 3 ~ 4 天干净，浆液性恶露 7 ~ 10 天干净，白恶露 2 ~ 3 周干净

第四单元　月经病

考点　月经先期

证型		证候	治则	方药
气虚证	脾气虚证	神疲肢倦，气短懒言，小腹空坠	补脾益气，摄血调经	补中益气汤或归脾汤
	肾气虚证	腰酸腿软，头晕耳鸣，小便频数	补肾益气，固冲调经	固阴煎或归肾丸
血热证	阴虚血热证	颧赤唇红，手足心热，咽干口燥	养阴清热调经	两地汤
	阳盛血热证	心胸烦闷，渴喜冷饮，便结面赤	清热凉血调经	清经散
	肝郁血热证	经前乳胀，烦躁易怒，口苦咽干	疏肝清热，凉血调经	加味逍遥散

考点　月经后期

证型		证候	治则	方药
肾虚证		腰酸腿软，头晕耳鸣，带下清稀	补肾养血调经	当归地黄饮
血虚证		小腹空痛，头晕眼花，心悸失眠	补血益气调经	大补元煎
血寒证	虚寒证	小腹隐痛，喜热喜按，腰酸无力	扶阳祛寒调经	温经汤或艾附暖宫丸
	实寒证	小腹冷痛拒按，得热痛减，畏寒肢冷	温经散寒调经	温经汤

续表

证型	证候	治则	方药
气滞证	小腹胀痛，精神抑郁，胸闷不舒	理气行滞调经	乌药汤
痰湿证	头晕体胖，心悸气短，脘闷恶心	燥湿化痰，活血调经	芎归二陈汤

考点 月经先后无定期

病机	证型	证候	治则	方药
冲任气血不调，血海蓄溢失常	肾虚证	头晕耳鸣，腰膝酸软，小便频数	补肾调经	固阴煎
	脾虚证	神倦乏力，脘腹胀满，纳呆食少	补脾益气，养血调经	归脾汤
	肝郁证	乳房胀痛，精神郁闷，时欲太息，嗳气食少	疏肝理气调经	逍遥散

考点 月经过多

证型	证候	治则	方药
气虚证	色淡红质稀，气短懒言，小腹空坠	补气摄血固冲	举元煎或安冲汤
血热证	色鲜红质黏稠，口渴饮冷，心烦多梦	清热凉血，固冲止血	保阴煎＋炒地榆、茜草
血瘀证	色紫暗，质稠有血块，经行腹痛，舌紫暗	活血化瘀止血	失笑散＋益母草、三七

考点　月经过少

证型	证候	治则	方药
肾虚证	色淡暗质稀，腰酸腿软，头晕耳鸣	补肾益精，养血调经	归肾丸或当归地黄饮
血虚证	色淡红质稀，头晕眼花，心悸失眠	养血益气调经	滋血汤或小营煎
血瘀证	色紫黑有块，小腹刺痛拒按，舌紫暗	活血化瘀调经	桃红四物汤或通瘀煎
痰湿证	色淡红，夹杂黏液，形体肥胖，带下多	燥湿化痰调经	苍附导痰丸或二陈加芎归汤

考点　经期延长

病机	证型	证候	治则	方药
冲任不固，经血失约	气虚证	肢倦神疲，气短懒言，面色㿠白	补气升提，固冲调经	举元煎 + 阿胶、炒艾叶、海螵蛸
	虚热证	咽干口燥，潮热颧红，手足心热，大便燥结	养阴清热止血	二地汤 + 二至丸、四乌贼骨一藘茹丸或固经丸
	血瘀证	经行小腹疼痛拒按，舌紫暗	活血祛瘀止血	桃红四物汤 + 失笑散或桂枝茯苓丸加味

中医妇科学

考点　经间期出血

证型	证候	治则	方药
肾阴虚证	头晕腰酸，夜寐不宁，五心烦热，尿黄	滋肾养阴，固冲止血	两地汤 + 二至丸或加减一阴煎
脾气虚证	神疲体倦，气短懒言，食少腹胀	健脾益气，固冲摄血	归脾汤
湿热证	小腹时痛，骨节酸楚，胸闷烦躁，口苦咽干，纳呆腹胀，小便短赤	清利湿热，固经止血	清肝止淋汤去阿胶、红枣，加小蓟、茯苓
血瘀证	少腹刺痛，情志抑郁，胸闷烦躁	化瘀止血	逐瘀止血汤

考点　崩漏

证型		证候	治则（塞流、澄源、复旧）	方药
肾虚	肾阴虚	头晕耳鸣，腰酸膝软，手足心热	滋肾益阴，固冲止血	左归丸+二至丸或滋阴固气汤
	肾阳虚	腰痛如折，畏寒肢冷，小便清长	温肾益气，固冲止血	右归丸+党参、黄芪、三七
	肾气虚	面色晦暗，小腹空坠，腰脊酸软	补肾益气，固冲止血	苁蓉菟丝子丸 + 党参、黄芪、阿胶
脾虚		神疲体倦，气短懒言，面浮肢肿	补气摄血，固冲止崩	固本止崩汤或固冲汤
血热	实热	心烦少寐，渴喜冷饮	清热凉血，固冲止血	清热固经汤
	虚热	烦热少寐，咽干口燥	养阴清热，固冲止血	上下相资汤

续表

证型	证候	治则（塞流、澄源、复旧）	方药
血瘀	小腹疼拒按，舌紫暗	活血化瘀，固冲止血	逐瘀止血汤或将军斩关汤
急症处理：急当“塞流”止崩。补气摄血止崩——独参汤；温阳止崩——参附汤或六味回阳汤；滋阴固气止崩——生脉二至止血汤；祛瘀止崩——田七末、云南白药或宫血宁胶囊			

考点　闭经

<table>
<tr><th>证型</th><th colspan="2">证候</th><th>治则</th><th>方药</th></tr>
<tr><td>气血虚弱证</td><td rowspan="6">周期延迟渐至经闭不行</td><td>神疲肢倦，头晕眼花，心悸气短</td><td>益气养血调经</td><td>人参养荣汤</td></tr>
<tr><td>肾气亏损证</td><td>腰腿酸软，头晕耳鸣，倦怠乏力，夜尿频多</td><td>补肾益气，调理冲任</td><td>苁蓉菟丝子丸＋淫羊藿、紫河车</td></tr>
<tr><td>阴虚血燥证</td><td>五心烦热，颧红唇干，盗汗，骨蒸劳热</td><td>养阴清热调经</td><td>一阴煎＋丹参、黄精、女贞子、制香附</td></tr>
<tr><td>气滞血瘀证</td><td>腹痛拒按，精神抑郁，烦躁易怒，胸胁胀满，嗳气叹息</td><td>理气活血，祛瘀通络</td><td>血府逐瘀汤/膈下逐瘀汤</td></tr>
<tr><td>寒凝血瘀证</td><td>冷痛拒按，形寒肢冷，面色青白</td><td>温经散寒，祛瘀止痛</td><td>温经汤</td></tr>
<tr><td>痰湿阻滞证</td><td>神疲肢倦，头晕目眩，心悸气短，胸脘满闷</td><td>健脾燥湿化痰，活血通经</td><td>四君子汤＋苍附导痰丸＋当归、川芎</td></tr>
</table>

考点　痛经

病机	证型	证候	治则	方药
邪气内伏，“不通则痛”；精血素亏，“不荣则痛”	气滞血瘀证	胀痛拒按，乳房胀痛，经行不畅	理气行滞，化瘀止痛	膈下逐瘀汤
	寒凝血瘀证	小腹冷痛，畏寒肢冷，面色青白	温经散寒，祛瘀止痛	少腹逐瘀汤或温经散寒汤
	湿热瘀阻证	小腹灼痛，痛连腰骶，便黄舌红	清热除湿，化瘀止痛	清热调血汤＋车前子、薏苡仁、败酱草或银甲丸
	气血虚弱证	小腹隐痛，神疲乏力，头晕心悸	补气养血，调经止痛	圣愈汤或黄芪建中汤或养血和血汤
	肾气亏损证	小腹隐痛，头晕耳鸣，面色晦暗	补肾益精，养血止痛	益肾调经汤或调肝汤
	阳虚内寒证	小腹冷痛，得热则舒，腰腿酸软	温经扶阳，暖宫止痛	温经汤＋附子、艾叶、茴香

考点　经行乳房胀痛

证型	证候	治则	方药
肝气郁结证	胸胁胀满，烦躁易怒，经行不畅	疏肝理气，通络止痛	逍遥散+麦芽、青皮、鸡内金
肝肾亏虚证	两目干涩，咽干口苦，五心烦热	滋肾养肝，和胃通络	一贯煎+麦芽、鸡内金
胃虚痰滞证	胸闷痰多，食少纳呆	健胃祛痰，活血止痛	四物汤+二陈汤去甘草

考点　经行头痛

证型	证候	治则	方药
血虚证	心悸气短，神疲体倦，面色晄白	益气养血	八珍汤+何首乌、蔓荆子
肝火证	头晕目眩，口苦咽干，烦躁易怒	清热平肝息风	羚角钩藤汤
血瘀证	腹痛拒按，胸闷不舒	化瘀通络	通窍活血汤
痰湿中阻证	头晕目眩，形体肥胖，胸闷泛恶	燥湿化痰，通络止痛	半夏白术天麻汤+葛根、丹参

考点　经行感冒

证型	证候	治则	方药
风寒证	恶寒发热，头身疼痛，鼻塞流涕，咽痒咳嗽	解表散寒，和血调经	荆穗四物汤
邪入少阳证	寒热往来，胸胁苦满，口苦咽干，心烦喜呕	和解表里	小柴胡汤
风热证	发热身痛，恶风汗出，鼻塞咳嗽，口渴欲饮	疏风清热，和血调经	桑菊饮+当归、川芎

考点　经行泄泻

证型	证候	治则	方药
脾虚证	脘腹胀满，神疲肢倦，面肢浮肿	健脾利湿，理气调经	参苓白术散
肾虚证	晨起尤甚，腰酸腿软，畏寒肢冷，头晕耳鸣	温阳补肾，健脾止泻	健固汤

考点　经行浮肿

证型	证候	治则	方药
脾肾阳虚证	面浮肢肿，腹胀纳减，腰酸便溏	温肾化气，健脾利水	肾气丸+苓桂术甘汤
气滞血瘀证	脘闷胁胀，善叹息	理气行滞，养血调经	八物汤+泽泻、益母草

考点　经行吐衄

证型	证候	治则	方药
肺肾郁火证	头晕耳鸣，手足心热，潮热干咳，咽干口渴	滋阴养肺	顺经汤或加味麦门冬汤
肝经郁火证	头晕目眩，烦躁易怒，两胁胀痛，口苦咽干	清肝调经	清肝引经汤

考点　绝经前后诸证

证型	证候	治则	方药
肾阴虚证	头晕耳鸣，腰酸腿软，烘热出汗，五心烦热，失眠多梦	滋养肾阴，佐以潜阳	左归丸 + 二至丸 + 制首乌、龟甲
肾阳虚证	头晕耳鸣，腰痛如折，腹冷阴坠，形寒肢冷	温肾扶阳	右归丸
肾阴阳俱虚证	月经紊乱，乍寒乍热，烘热汗出，头晕耳鸣，腰背冷痛	阴阳双补	二仙汤 + 二至丸 + 菟丝子、何首乌、龙骨、牡蛎

第五单元　带下病

考点　带下过多

<table>
<tr><td colspan="6">病因：湿邪。内在条件：脾肾功能失常。病位：前阴、胞宫。病机：任脉损伤，带脉失约</td></tr>
<tr><th>证型</th><th colspan="2">证候</th><th colspan="2">治则</th><th>方药</th></tr>
<tr><td>脾虚证</td><td rowspan="5">带下量多，色质、气味异常</td><td>神疲倦怠，四肢不温，纳少便溏，两足跗肿，面色㿠白</td><td rowspan="5">除湿为主</td><td>健脾益气，升阳除湿</td><td>完带汤</td></tr>
<tr><td>肾阳虚证</td><td>头晕耳鸣，腰痛如折，畏寒肢冷，小腹冷感</td><td>温肾培元，固涩止带</td><td>内补丸</td></tr>
<tr><td>阴虚夹湿证</td><td>腰膝酸软，头晕耳鸣，颧赤唇红，五心烦热，失眠多梦</td><td>滋肾益阴，清热利湿</td><td>知柏地黄丸</td></tr>
<tr><td>湿热下注证</td><td>胸闷心烦，口苦咽干，纳食较差，小腹作痛，小便短赤</td><td>清利湿热，佐以解毒杀虫</td><td>止带方</td></tr>
<tr><td>热毒蕴结证</td><td>小腹疼痛，腰骶酸痛，口苦咽干，小便短赤</td><td>清热解毒</td><td>五味消毒饮+土茯苓、败酱草、鱼腥草、薏苡仁</td></tr>
</table>

考点　带下过少

<table>
<tr><th>证型</th><th colspan="2">证候</th><th>治则</th><th>方药</th></tr>
<tr><td>肝肾亏损证</td><td rowspan="2">带下过少甚至全无，阴道干涩，阴痒</td><td>头晕耳鸣，腰膝酸软，烘热汗出，烦热胸闷，夜寐不安</td><td>滋养肝肾，养精益血</td><td>左归丸＋知母、肉苁蓉、紫河车、麦冬</td></tr>
<tr><td>血枯瘀阻证</td><td>面色无华，头晕眼花，心悸失眠，神疲乏力</td><td>补血益精，活血化瘀</td><td>小营煎＋丹参、桃仁、牛膝</td></tr>
</table>

第六单元　妊娠病

考点　妊娠恶阻

<table>
<tr><th>证型</th><th colspan="2">证候</th><th>治则</th><th>方药</th></tr>
<tr><td>脾胃虚弱证</td><td rowspan="2">妊娠早期，恶心呕吐</td><td>脘腹胀闷，不思饮食，头晕体倦，怠惰思睡</td><td>健脾和胃，降逆止呕</td><td>香砂六君子汤</td></tr>
<tr><td>肝胃不和证</td><td>胸胁满闷，嗳气叹息，头晕目眩，口苦咽干，便秘溲赤</td><td>清肝和胃，降逆止呕</td><td>橘皮竹茹汤或苏叶黄连汤＋姜半夏、枇杷叶、竹茹、乌梅</td></tr>
</table>

考点 妊娠腹痛

证型	证候	治则	方药
血虚证	头晕心悸，失眠多梦，面色萎黄	养血止痛安胎	当归芍药散＋何首乌、桑寄生
虚寒证	喜温喜按，形寒肢冷，倦怠无力	暖宫止痛，养血安胎	胶艾汤＋巴戟天、杜仲、补骨脂
气滞证	情志抑郁，烦躁易怒，胸胁胀满	疏肝解郁，养血安胎	逍遥散
血瘀证	刺痛，痛处不移，舌有瘀点	养血活血，补肾安胎	桂枝茯苓丸＋寿胎丸

考点 异位妊娠

<table>
<tr><th colspan="2">证型</th><th>证候</th><th>治则</th><th>方药</th></tr>
<tr><td colspan="2">未破损型</td><td>下腹隐痛，双合诊附件有软性包块、有压痛</td><td>活血化瘀，消癥杀胚</td><td>宫外孕Ⅱ号方＋蜈蚣、全蝎、紫草</td></tr>
<tr><td rowspan="3">已破损型</td><td>休克型</td><td>突发下腹剧痛，面色苍白，四肢厥逆，血压下降</td><td>益气固脱，活血祛瘀</td><td>生脉散＋宫外孕Ⅰ号方</td></tr>
<tr><td>不稳定型</td><td>腹痛拒按，但逐渐减轻，腹部可触及包块，血压平稳</td><td>活血祛瘀，佐以益气</td><td>宫外孕Ⅰ号方</td></tr>
<tr><td>包块型</td><td>腹腔血肿，包块形成，下腹坠胀</td><td>活血祛瘀消癥</td><td>宫外孕Ⅱ号方</td></tr>
</table>

考点　胎漏、胎动不安

证型	证候		治则	方药
肾虚证	孕期阴道少量出血	头晕耳鸣，腰膝酸软，小便频数	补肾健脾，益气安胎	寿胎丸 + 党参、白术或滋肾育胎丸
气血虚弱证		腰腹坠痛，头晕眼花，心悸气短，面色㿠白	补气养血，固肾安胎	胎元饮
血热证		心烦少寐，口渴饮冷，溲黄便结，面红唇赤	清热凉血，养血安胎	保阴煎或当归散
血瘀证		宿有癥积或跌仆闪挫，腹痛下坠	活血化瘀，补肾安胎	桂枝茯苓丸 + 寿胎丸

考点　堕胎、小产

概念	"堕胎"：妊娠12周内胚胎自然殒堕者				
	"小产"：妊娠12～18周胎儿已成形而自然殒堕者				
证型	证候		治则		方药
胎堕难留证	孕期阴道出血	小腹胀痛，阴道流血逐渐增多，心悸气短，面色苍白，头晕目眩	下胎益母	祛瘀下胎	脱花煎或生化汤 + 益母草
胎堕不全证		阴道流血不止，出血如崩，腹痛阵阵紧逼		活血化瘀，佐以益气	脱花煎 + 人参、益母草、炒蒲黄

考点　滑胎

证型		证候		治则	方药
肾虚证	肾气不足证	屡孕屡堕	腰膝酸软，头晕耳鸣，夜尿频多，面色晦暗	补肾健脾，固冲安胎	补肾固冲丸
	肾阳亏虚证		腰膝酸软，头晕耳鸣，畏寒肢冷，小便清长，夜尿频多	温补肾阳，固冲安胎	肾气丸去泽泻，加菟丝子、杜仲、白术
	肾精亏虚证		腰膝酸软，头晕耳鸣，手足心热，两颧潮红，大便秘结	补肾填精，固冲安胎	育阴汤
脾肾虚弱证			腰膝酸软，腹痛下坠，纳呆便溏，头晕耳鸣，面色晦黄	补肾健脾，养血安胎	安奠二天汤
气血虚弱证			头晕目眩，神疲乏力，面色㿠白，心悸气短	益气养血，固冲安胎	泰山磐石散
血热证			腰酸腹痛，口干咽燥，便结尿黄	清热养血，滋肾安胎	保阴煎 + 二至丸 + 白术
血瘀证			宿有癥痼之疾，肌肤无华	祛瘀消癥，固冲安胎	桂枝茯苓丸 + 寿胎丸

考点　子肿

证型	证候		治则	方药
脾虚证	妊娠数月面浮肢肿	皮薄光亮，脘腹胀满，气短懒言，食欲不振	健脾利水	白术散+砂仁或健脾利水汤
肾虚证		下肢尤甚，头晕耳鸣，腰酸无力，下肢逆冷，心悸气短	补肾温阳，化气行水	真武汤或肾气丸
气滞证		肢体肿胀，始肿两足，头晕胀痛，胸胁胀满，饮食减少	理气行滞，除湿消肿	天仙藤散或正气天香散

考点　子晕

证型	证候		治则	方药
阴虚肝旺证	妊娠中后期头晕目眩	视物模糊，耳鸣失眠，心中烦闷，颜面潮红，口干咽燥，手足心热	育阴潜阳	杞菊地黄丸+石决明、龟甲、钩藤、白蒺藜、天麻
脾虚肝旺证		胸闷心烦，呃逆泛恶，面浮肢肿，倦怠嗜睡	健脾化湿，平肝潜阳	半夏白术天麻汤+钩藤、丹参、蔓荆子
气血虚弱证		眼前发黑，心悸健忘，少寐多梦，神疲乏力，气短懒言	调补气血	八珍汤+首乌、钩藤、石决明

考点 妊娠小便淋漓

证型	证候	治则	方药
阴虚津亏证	午后潮热，手足心热，便干唇红	滋阴清热，润燥通淋	知柏地黄丸+麦冬、五味子
心火偏亢证	面赤心烦，口舌生疮	清心泻火，润燥通淋	导赤散+玄参、麦冬
湿热下注证	口苦咽干，渴喜冷饮，胸闷食少	清热利湿，润燥通淋	加味五苓散

第七单元 产后病

考点 概述★

产后“三冲”	冲心、充肺、充胃
产后“三病”	病痉、病郁冒、大便难
产后“三急”	呕吐、盗汗、泄泻
产后病的病因病机	①失血过多，亡血伤津，虚阳浮散，或血虚火动。②瘀血内阻，气机不利，血行不畅，或气急逆乱。③外感六淫或饮食、房劳所伤
产后“三审”	先审小腹痛与不痛；次审大便通与不通；再审乳汁的行与不行
产后病治疗原则	勿拘于产后，亦勿忘于产后
产后用药“三禁”	禁大汗、禁峻下、禁通利小便

考点　产后发热

病机	证型	证候	治则	方药
①感染邪毒，正邪交争。②外邪袭表，营卫不和。③阴血骤虚，阳气外散。④败血停滞，营卫不通	感染邪毒证	腹痛拒按，心烦不宁，口渴喜饮，小便短赤，大便燥结	清热解毒，凉血化瘀	五味消毒饮 + 失笑散或解毒活血汤
	外感证	头痛身疼，鼻塞流涕，咳嗽	养血祛风，疏解表邪	荆防四物汤 + 防风、苏叶或参苏饮
	血虚证	头晕眼花，心悸少寐，小腹绵绵作痛喜按	补血益气，和营退热	补中益气汤 + 地骨皮
	血瘀证	腹痛拒按，舌紫暗	活血化瘀，和营除热	生化汤加味或桃红消瘀汤

考点　产后腹痛

病证		证候	治则	方药
儿枕痛	气血两虚证	隐隐作痛，喜揉喜按，头晕眼花，心悸怔忡	补血益气，缓急止痛	肠宁汤或当归生姜羊肉汤或内补当归建中汤
	瘀滞子宫证	疼痛拒按，得热痛减，形寒肢冷，面色青白	活血化瘀，温经止痛	生化汤 + 益母草或散结定瘀汤或补血定痛汤

考点 产后身痛

病机	证型	证候	治则	方药
产后营血亏虚、风寒湿邪稽留	血虚证	肢体麻木，关节酸痛，头晕心悸	养血益气，温经通络	黄芪桂枝五物汤+当归、秦艽、丹参、鸡血藤
	风寒证	项背不舒，关节不利，恶风畏寒，关节胀痛，肢体麻木	养血祛风，散寒除湿	独活寄生汤、趁痛散、防风汤
	血瘀证	关节刺痛，按之痛甚，腹痛拒按	养血活血，化瘀祛湿	身痛逐瘀汤+毛冬青、忍冬藤、益母草、木瓜
	肾虚证	腰背疼痛，胫膝酸软，足跟痛	补肾填精，强腰壮骨	养荣壮肾汤+秦艽、熟地黄

考点 产后恶露不绝

证型	证候	治则	方药
气虚证	四肢无力，气短懒言，小腹空坠	补气摄血固冲	补中益气汤+艾叶、阿胶、益母草
血热证	口燥咽干，面色潮红	养阴清热止血	保阴煎+益母草、七叶一枝花、贯众
血瘀证	腹痛拒按，块下痛减	活血化瘀止血	生化汤+益母草、炒蒲黄

考点　缺乳

证型	证候	治则	方药
气血虚弱证	乳汁清稀，无胀满感，神倦食少，面色无华	补气养血，佐以通乳	通乳丹
肝气郁滞证	乳房硬痛，情志抑郁，胸胁胀满，食欲不振	疏肝解郁，通络下乳	下乳涌泉散

考点　产后抑郁

证型	证候	治则	方药
心脾两虚证	心神不宁，失眠多梦，神疲乏力	健脾益气，养心安神	归脾汤、养心汤、茯神散
瘀血内阻证	默默不语，神志恍惚，恶露淋沥	活血逐瘀，镇静安神	调经散、芎归泻心汤
肝郁气结证	夜不知寐，惊恐易醒，胸闷纳呆，善太息	疏肝解郁，镇静安神	逍遥散＋夜交藤、合欢皮、磁石、柏子仁

考点　产后小便不通

证型	证候	治则	方药
气虚证	腹胀急痛，倦怠乏力，少气懒言，语音低微，面色少华	补气升清，化气行水	补中益气汤去升麻，加桔梗、茯苓、通草或用春泽汤
肾虚证	腹胀急痛，面色晦暗，腰膝酸软	温补肾阳，化气行水	济生肾气丸或金匮肾气丸
血瘀证	尿带血丝，腹胀疼痛，舌暗脉涩	活血化瘀，行气利水	加味四物汤或小蓟饮子

考点　产后小便淋痛

证型	证候	治则	方药
湿热蕴结证	口渴不欲饮，心烦	清热利湿通淋	加味五淋散＋益母草或八正散或分清饮
肾阴亏虚证	腰酸膝软，头晕耳鸣，手足心热	滋肾养阴通淋	化阴煎或知柏地黄丸
肝经郁热证	情志抑郁或心烦易怒，小腹胀满，两胁胀痛，口苦而干，大便干结	疏肝清热通淋	沉香散

第八单元　妇科杂病

考点　癥瘕

<table>
<tr><th>证型</th><th colspan="2">证候</th><th>治则</th><th>方药</th></tr>
<tr><td>气滞血瘀证</td><td rowspan="4">下腹结块</td><td>小腹胀满，精神抑郁，胸闷不舒，面色晦暗，肌肤甲错</td><td>行气活血，化瘀消癥</td><td>香棱丸或大黄䗪虫丸</td></tr>
<tr><td>痰湿瘀结证</td><td>胸脘痞闷，腰腹疼痛</td><td>化痰除湿，活血消癥</td><td>苍附导痰丸＋桂枝茯苓丸</td></tr>
<tr><td>湿热瘀阻证</td><td>热痛起伏，痛连腰骶，身热口渴，心烦不宁，便结溲赤</td><td>清热利湿，化瘀消癥</td><td>大黄牡丹汤</td></tr>
<tr><td>肾虚血瘀证</td><td>腰膝酸软，头晕耳鸣</td><td>补肾活血，消癥散结</td><td>补肾祛瘀方或益肾调经汤</td></tr>
</table>

考点　盆腔炎

病证		证候	治则	方药
急性盆腔炎	热毒炽盛证	腹通拒按，高热恶寒，咽干口苦，大便秘结，小便短赤，带下量多	清热解毒，利湿排脓	五味消毒饮+大黄牡丹汤
	湿热瘀结证	腹痛拒按，热势起伏，寒热往来，带下量多，经期延长，便溏或结	清热利湿，化瘀止痛	仙方活命饮+薏苡仁、冬瓜子
慢性盆腔炎	湿热瘀结证	少腹隐痛，痛连腰骶，低热起伏，胸闷纳呆，口干不欲饮，便溏尿赤	清热利湿，化瘀止痛	银甲丸或当归芍药散+丹参、毛冬青、忍冬藤、田七片
	气滞血瘀证	少腹刺痛，带下量多，情志抑郁，乳房胀痛	活血化瘀，理气止痛	膈下逐瘀汤
	寒湿凝滞证	小腹冷痛，喜热恶寒，经行错后，神疲乏力，腰骶冷痛	祛寒除湿，活血化瘀	少腹逐瘀汤
	气虚血瘀证	腹部疼痛结块，经行加重，带下量多，精神不振，疲乏无力，食少纳呆	益气健脾，化瘀散结	理冲汤

考点　不孕症

<table>
<tr><td colspan="2">概念</td><td colspan="4">女子婚后夫妇同居 2 年以上，配偶生殖功能正常，未避孕而未受孕；或曾孕育过，未避孕又 2 年以上未再受孕</td></tr>
<tr><td colspan="2">证型</td><td colspan="2">证候</td><td>治则</td><td>方药</td></tr>
<tr><td rowspan="3">肾虚证</td><td>肾气虚证</td><td rowspan="6">婚久不孕，月经不调</td><td>月经不调，头晕耳鸣，腰酸腿软，精神疲倦，小便清长</td><td>补肾益气，温养冲任</td><td>毓麟珠</td></tr>
<tr><td>肾阳虚证</td><td>月经后期，腹冷肢寒，性欲淡漠，小便频数，面色晦暗</td><td>温肾暖宫，调补冲任</td><td>温胞饮或右归丸</td></tr>
<tr><td>肾阴虚证</td><td>月经错后，头晕耳鸣，腰酸腿软，眼花心悸，皮肤不润，面色萎黄</td><td>滋肾养血，调补冲任</td><td>养精种玉汤</td></tr>
<tr><td colspan="2">肝气郁结证</td><td>月经延期，乳房胀痛，胸胁不舒，小腹胀痛，精神抑郁，烦躁易怒</td><td>疏肝解郁，理血调经</td><td>开郁种玉汤或百灵调经汤</td></tr>
<tr><td colspan="2">痰湿内阻证</td><td>经行延后，形体肥胖，带下量多，头晕心悸，胸闷泛恶，面色㿠白</td><td>燥湿化痰，行滞调经</td><td>苍附导痰丸</td></tr>
<tr><td colspan="2">瘀滞胞宫证</td><td>月经后期，经行不畅，腹痛拒按，经前痛剧</td><td>逐瘀荡胎，调经助孕</td><td>少腹逐瘀汤或膈下逐瘀汤</td></tr>
</table>

考点　阴痒

证型	证候	治则	方药
肝肾阴虚证	阴部皮肤变白，皲裂破溃，五心烦热，头晕目眩，腰酸腿软，烘热汗出	滋阴补肾，清肝止痒	知柏地黄丸 + 当归、栀子、白鲜皮
肝经湿热证	灼热疼痛，心烦少寐，胸闷呃逆，口苦咽干，小便赤黄	清热利湿，杀虫止痒	龙胆泻肝汤或萆薢渗湿汤，外用蛇床子散

考点　阴挺

阴挺的分度★

分度	Ⅰ度		Ⅱ度		Ⅲ度
分型	轻型	重型	轻型	重型	
临床表现	宫颈外口距处女膜缘<4cm，未达处女膜缘	宫颈已达处女膜缘，阴道口可见子宫颈	宫颈脱出阴道口，宫体仍在阴道内	部分宫体脱出阴道口	宫颈与宫体全部脱于阴道口外

阴挺的辨证论治

<table>
<tr><th>证型</th><th colspan="2">证候</th><th>治则</th><th>方药</th></tr>
<tr><td>气虚证</td><td rowspan="2">子宫下移，或脱于阴道口外，小腹下坠</td><td>劳则加剧，神倦乏力，少气懒言</td><td>补中益气，升阳举陷</td><td>补中益气汤＋金樱子、杜仲、续断</td></tr>
<tr><td>肾虚证</td><td>小便频数，腰酸腿软，头晕耳鸣</td><td>补肾固脱，益气升提</td><td>大补元煎＋黄芪</td></tr>
</table>

第九单元　女性生殖功能的调节与周期性变化

考点　卵巢分泌的激素及其生理作用、子宫内膜的周期性变化

<table>
<tr><td>卵巢分泌的孕激素的功能</td><td>①抑制排卵。②促进乳腺腺泡的生长，为泌乳做准备。③提高体温并使血管和消化道平滑肌松弛。④不同程度具有雄激素、雌激素、肾上腺皮质激素的作用</td></tr>
<tr><td>子宫内膜的周期性变化</td><td>①增生期为月经周期的第5～14天。②分泌期为月经周期的第15～24天（其中分泌晚期子宫内膜厚度达10mm）。③月经前期为月经周期的第25～28天</td></tr>
</table>

第八篇

中医儿科学

第一单元　儿科学基础

考点　小儿年龄分期

	分期标准
胎儿期	受孕～分娩共40周，围生期指孕期28周至产后7天
新生儿期	出生～生后28天
婴儿期	出生后28天～1周岁
幼儿期	1周岁～3周岁
幼童期	3周岁～7周岁
儿童期	7周岁～青春期来临
青春期	女孩自11/12周岁～17/18周岁，男孩自13/14周岁～18/20周岁

考点　小儿生长发育★

年龄	新生儿	<6个月	6～12个月	12～24个月	>2岁
体重	约为3kg	3+0.7×月龄	7+0.5×（月龄-6）	8+年龄×2	
身长	约为50cm	增长25cm		增长10cm	70+7×年龄

续表

年龄	新生儿	<6 个月	6～12 个月	12～24 个月	>2 岁
囟门	前囟 1.5～2cm	2～4 个月后囟关闭		12～18 个月前囟闭	
头围	33～34cm	1 岁 46cm，2 岁 48cm，5 岁 50cm			
乳牙		2 岁以内乳牙数 = 月龄 -4/6，20～30 个月 20 颗			
血压	收缩压 = 80 + 2 × 年龄，舒张压 = 收缩压 × 2/3				
视觉	15～20cm 清晰	2 个月协调注视事物；4～5 个月认识母亲	6 个月转身协调视觉；9 月视深度觉	1 岁半能区别各种形状	5 岁辨颜色
听觉	3～7 天相当良好	5 个月辨别母亲声音	8 个月区别语意	1 岁能听懂名字	4 岁发育完全
肤觉	痛觉存在，触觉敏感				5 岁辨重量
粗动作	1 月睡醒伸欠	2 月扶坐勉强抬头；4 月手撑起上半身	6 个月独坐；7 月翻滚；8 月爬	10 个月扶走；12 个月独走；18 个月跑步	24 个月并跳；36 个月骑三轮车
语言	哭叫	3 个月发出咿呀声；4 个月发出笑声	7 个月叫妈妈	1 岁半能表达自己的要求	5 岁能完整表达

考点 小儿生理、病因、病理特点

生理特点	脏腑娇嫩，形气未充	“稚阴稚阳”：小儿脏腑娇嫩，形气未充，骨骼、肌肉筋脉、皮毛及精神意识等与成年人相比纯属不足
	生机蓬勃，发育迅速	“纯阳”：小儿生机蓬勃、发育迅速，好比旭日初升，草木方萌
病因特点	外感因素	年龄越小，对六淫邪气的易感程度越高
	乳食因素	小儿“脾常不足”，且饮食不知自调，易于为乳食所伤
	先天因素	小儿出生之前已作用于胎儿的致病因素
	情志因素	小儿心怯神弱，最常见的情志所伤是惊恐
病理特点	发病容易，传变迅速	小儿“脾常不足”“肺常不足”“肾常虚”，外感时行疾病在病程中易发生转化，表现为易虚易实、易寒易热
	脏器清灵，易趋康复	

考点　儿科四诊特点

望神色、察二便、察指纹

望诊要点	临床表现	临床意义
望神色	白色	寒证、虚证
	青色	寒证、瘀证、疼痛、惊痫
	黄色	虚证或有湿
	黑色	寒证、疼痛或内有水湿停饮
察二便	大便稀薄，夹白色乳块	内伤乳食
	大便稀薄，色黄秽臭	实热内滞
	下利清谷，洞泄不止	脾肾两虚
	乳幼儿大便呈果酱色，伴阵发哭砂	肠套叠
察指纹	浮沉分表里，红紫辨寒热，淡滞定虚实，三关测轻重	
	纹色鲜红浮露	外感风寒
	纹色紫红	邪热郁滞
	纹色淡红	内有虚寒
	纹色青紫	瘀热内结

察舌

部位	临床表现	临床意义
舌体	舌体胖嫩，舌边齿痕	脾肾阳虚、水饮内停
	急性热病中出现舌体短缩、舌干绛者	热盛伤津、筋脉失养
	舌体肿大，舌板硬麻木转动不灵，甚者肿塞满口为木舌	心脾积热，火热循经上行
	舌下红肿突出，形如小舌为重舌	心脾火积，上冲舌本
	舌出唇外，来回搅动，调转不灵为弄舌	心气不足
舌质	舌质淡白	气血亏虚
	舌质绛红，舌有红刺	温热并邪入营血
	舌质红少苔甚至无苔	阴虚火旺
	舌质紫暗	气血瘀滞
	舌起粗大红刺，状如杨梅	丹痧
舌苔	舌苔花剥、经久不愈，状如地图	胃之气阴不足
	舌苔厚腻厚浊不化，伴便秘腹胀	宿食内停，呈霉酱苔
	舌苔白腻	寒湿内滞或寒痰积食
	舌苔黄腻	湿热内蕴或乳食内停

中医儿科学

闻诊特点及临床意义

问诊要点		临床表现	临床意义
听声音	啼哭声	哭声尖锐，忽缓忽急，时作时止	腹痛所致
		哭声嘶哑，呼吸不利	咽喉水肿
		哭声延绵而低微	久病体虚及疳证
嗅气味	口气	口气臭秽	多属胃热
		嗳气酸腐	多属伤食
		口气腥臭	见于血证
		口气如烂苹果味	酸中毒
	便臭	大便臭秽	湿热积滞
		大便酸臭而稀	多为伤食
		下利清谷，无明显臭味	脾肾两虚
	尿臭	小便短赤，气味臊臭	湿热下注
		小便清长而臭	脾肾虚寒
	呕吐物气味	吐物酸臭	食滞化热
		吐物臭秽如粪	肠结气阻，秽粪上逆

考点　儿科治法概要

内治法	用药原则	治疗要及时、正确和谨慎；处方应轻巧灵活；注意固护脾胃；重视辨证论治；不可乱投补益之剂；掌握用药剂量
		新生儿用成人量 1/6，乳婴儿用成人量 1/3 ~ 1/2，幼儿及幼童用成人量 2/3，学龄期儿童用成人量
	给药方法	口服给药法、鼻饲给药法、蒸气及气雾吸入法、直肠给药法、注射给药法
外治法	熏洗法	利用中药药液及蒸气熏洗体表的一种治法
	涂敷法	鲜马齿苋、青黛、鲜丝瓜叶等任选调敷于腮部，治疗痄腮
	罨包法	用药品置于局部肌肤，并加以包扎的一种外治法
	热熨法	将药炒热后，用布包裹以熨肌表的一种外治法
	敷贴法	将药物制成软膏、药饼，或研粉撒于普通膏药上敷贴于局部的外治法
	擦拭法	用药液或药末擦拭局部的外治法
	药袋疗法	将药物研末装袋，制成香囊给小儿佩挂或做成枕头的外治法
	推拿疗法	具有促进气血循行、经络通畅、神气安定、脏腑调和的作用

第二单元　新生儿疾病

考点　胎怯

病因病机	证型	治则	方药
本病病变脏腑主要在肾与脾，发病机制为脾肾两虚，化源未充，涵养不足	肾精薄弱证	益精充髓，补肾温阳	补肾地黄丸
	脾肾两虚证	健脾益肾，温运脾阳	保元汤

考点　硬肿证

病因	证型	证候		治则	方药
内因先天不足，元阳不振；外因护理不当，感受寒冷	阳气虚衰证	皮肤发凉、硬肿	僵卧少动，昏昏多睡，哭声低怯，吸吮困难，仰头取气，关节不利	益气温阳，通经活血	参附汤
	寒凝血涩证		硬肿先于小腿、大腿，继而臀部，甚则波及上肢及面颊	温经散寒，活血通络	当归四逆汤

考点　胎黄

胎黄的诊断

分类	诊断
生理性胎黄	多于婴儿出生后 2～3 天出现，足月儿于出生后 10～14 天消退，早产儿持续时间较长
病理性胎黄	多于出生后 24 小时内出现黄疸，2～3 周仍不消退，甚至加深，或黄疸退而复现，或于生后 1 周甚至数周后出现黄疸

胎黄的辨证论治

<table>
<tr><th></th><th>证型</th><th colspan="2">证候</th><th>治则</th><th>方药</th></tr>
<tr><td rowspan="3">常证</td><td>湿热熏蒸证</td><td colspan="2">颜色鲜明如橘皮，精神疲倦，不欲吮吸热重者，烦躁不安，口渴唇干，呕吐腹胀，神昏抽搐</td><td>清热利湿退黄</td><td>茵陈蒿汤</td></tr>
<tr><td>寒湿阻滞证</td><td colspan="2">神疲身倦，四肢欠温，纳少易吐</td><td>温中化湿退黄</td><td>茵陈理中汤</td></tr>
<tr><td>气滞血瘀证</td><td colspan="2">晦暗无华，右胁下痞块，纳呆，食后易吐</td><td>行气化瘀消积</td><td>血府逐瘀汤</td></tr>
<tr><td rowspan="2">变证</td><td>胎黄动风证</td><td rowspan="2">黄疸迅速加重，神昏</td><td>嗜睡，抽搐</td><td>平肝息风，利湿退黄</td><td>羚角钩藤汤</td></tr>
<tr><td>胎黄虚脱证</td><td>面色苍黄，浮肿，气促，四肢厥冷，胸腹欠温</td><td>大补元气，温阳固脱</td><td>参附汤＋生脉散</td></tr>
</table>

第三单元　肺系病证

考点　感冒

感冒主证的辨证论治

证型	证候	治则	方药
风寒感冒证	发热轻，怕冷，无汗，流清涕，咽痒	辛温解表，疏风散寒	荆防败毒散
风热感冒证	发热重，汗出热不解，咽红或肿痛，口干而渴	辛凉解表，疏风清热	银翘散
暑邪感冒证	高热无汗，身重困倦，胸闷泛恶，食欲不振	清暑解表，化湿和中	新加香薷饮
时邪感冒证	起病急骤，高热恶寒，心烦，目赤咽红，肌肉酸痛	清瘟解表消毒	银翘散 + 普济消毒饮

感冒兼证的辨证论治★

证型		证候	治则	方药
夹痰	风寒夹痰证	咳声重浊，喉中痰鸣	辛温解表，宣肺化痰	三拗汤、二陈汤
	风热夹痰证		辛凉解表，清肺化痰	桑菊饮加减
夹滞		脘腹胀满，不思饮食，呕吐酸腐，口气秽浊，大便酸臭	解表兼以消食导滞	加用保和丸
夹惊		睡卧不宁，惊惕啼叫	解表兼以清热镇惊	加用镇惊丸

考点　乳蛾

证型	证候		治则	方药
风热搏结证	喉核赤肿，咽痛，吞咽困难	发热重，恶寒轻，苔薄白或黄	疏风清热，利咽消肿	银翘马勃散
热毒炽盛证		壮热不退，口干口臭	清热解毒，利咽消肿	牛蒡甘桔汤
肺胃阴虚证		日久不愈，干咳少痰	养阴润肺，软坚利咽	养阴清肺汤

考点 咳嗽

	证型	证候	治则	方药
外感咳嗽	风寒咳嗽证	痰白质稀，恶寒无汗，清涕	疏风散寒，宣肺止咳	金沸草散、杏苏散
	风热咳嗽证	痰黄黏稠，恶风汗出，浊涕	疏风解热，宣肺止咳	桑菊饮
	风燥咳嗽证	鼻燥咽干，皮肤干燥	疏风清肺，润燥止咳	清燥救肺汤、桑杏汤
内伤咳嗽	痰热咳嗽证	痰多色黄，黏稠难咳，喉中痰鸣	清热化痰，宣肺止咳	清金化痰汤、清气化痰汤
	痰湿咳嗽证	痰多壅盛，色白质稀，胸闷纳呆	化痰燥湿，宣肺止咳	二陈汤
	气虚咳嗽证	咳而无力，面色苍白，少气懒言，语声低微，喜温畏寒	健脾补肺，益气化痰	六君子汤
	阴虚咳嗽证	痰少而黏，午后潮热，盗汗	滋阴润燥，养阴清肺	沙参麦冬汤

考点 肺炎喘嗽

肺炎喘嗽的病因、病位、病机、临床表现、诊断要点、治疗原则

病因	外因	感受风邪
	内因	正气不足，脏腑虚弱

续表

病位	主要在肺，常累及脾，亦可窜心肝
病机	肺气郁闭，痰热是主要的病理产物，病重体弱，正虚邪恋，常致病情缠绵不愈
临床表现	以气急鼻扇为主要证候，重者涕泪俱闭，面色苍白发绀
诊断要点	起病较急，有发热、咳嗽、气急、鼻扇、痰鸣等，或伴轻度发绀。病重时，可出现喘促不安、烦躁不宁、面色苍白、口唇青紫等。新生儿可出现不乳、精神委靡、口吐白沫等，而无典型证候。肺部听诊有细湿啰音，常伴干性啰音
治疗原则	开肺化痰，止咳平喘

肺炎喘嗽常证的辨证论治

证型		证候	治则	方药
风热郁肺证	轻证	发热恶风汗出，口渴痰多，咽部红赤	辛凉宣肺，化痰止咳	麻杏甘石汤加减
	重证	伤阴表现为涕泪俱无，脉浮数		
风寒郁肺证		恶寒发热，呛咳，痰白质稀，咽部不红，脉浮紧	辛温宣肺，化痰止咳	华盖散加减
毒热闭肺证		毒邪入里：面赤唇红，喘憋，苔黄腻，脉滑数	清热解毒，泻肺开闭	黄连解毒汤 + 麻杏甘石汤

续表

证型	证候	治则	方药
痰热闭肺证	痰证：胸闷胀满，泛吐痰涎，苔黄质红，脉弦滑	清热涤痰，开肺定喘	葶苈大枣泻肺汤+麻杏甘石汤
阴虚肺热证	潮热盗汗，面色潮红，干咳无痰，舌苔光剥	养阴清肺，润肺止咳	沙参麦冬汤
肺脾气虚证	肺气虚：面色㿠白，容易汗出，咳嗽无力；脾气虚：精神疲倦，消瘦纳呆，大便溏薄	补肺益气，健脾化痰	人参五味子汤

肺炎喘嗽变证的辨证论治

证型	证候	治则	方药
心阳虚衰证	突然面色苍白，口唇肢端青紫发绀，额汗不止，四肢厥冷，脉微欲绝	温补心阳，救逆固脱	参附龙牡救逆汤
邪陷厥阴证	壮热神昏，烦躁谵语，痰声辘辘，四肢抽搐，口噤项强，两目上视，指纹青紫达命关	平肝息风，清心开窍	羚角钩藤汤+牛黄清心丸

考点　哮喘

哮喘发作期的辨证论治

病机	证型	证候	治则	方药
痰饮久伏，遇诱因触发，反复不已	痰热阻肺证	咳嗽喘急，声高息涌，咳痰稠黄，痰热内盛是关键	清肺涤痰，止咳平喘	麻杏甘石汤＋苏葶丸加减
	风寒束肺证	风寒在表：恶寒无汗，鼻流清涕；痰湿内阻：面色淡白，痰多白沫	温肺散寒，涤痰定喘	小青龙汤＋三子养亲汤
	外寒内热证	外寒：鼻塞喷嚏，流清涕；内热：痰稠色黄，口渴引饮	解表清里，定喘止咳	大青龙汤
	肺实肾虚证	哮喘持续不已，动则喘甚，常伴咳嗽、喉中痰吼	泻肺平喘，补肾纳气	偏于肺实者用苏子降气汤；偏于肾虚者用都气丸＋射干麻黄汤

哮喘缓解期的辨证论治

证型	证候	治则	方药
肺脾气虚证	面色苍白，少气懒言，倦怠乏力，纳呆便溏	补肺固表，健脾益气	玉屏风散＋人参五味子汤

续表

证型	证候	治则	方药
脾肾阳虚证	面色㿠白，形寒肢冷，乏力，动则心悸气促	温补脾肾，固摄纳气	金匮肾气丸
肺肾阴虚证	喘促乏力，消瘦，面色潮红，盗汗，手足心热	养阴清热，敛肺补肾	麦味地黄丸

考点　反复呼吸道感染

病机	证型	证候		治则	方药
禀赋虚弱，肺脾肾三脏功能不足，卫外不固	肺脾气虚证	反复外感	少气懒言，气短，食少纳呆，大便不调	补肺固表，健脾益气	玉屏风散＋六君子汤
	营卫失调证		恶风恶寒，四肢不温	调和营卫，益气固表	黄芪桂枝五物汤
	脾肾两虚证		鸡胸龟背，腰膝酸软，发育落后	温补肾阳，健脾益气	金匮肾气丸＋理中丸
	肺脾阴虚证		颧红口渴，盗汗自汗，手足心热，大便干结	养阴润肺，益气健脾	生脉散＋沙参麦冬汤

第四单元　脾系病证

考点　鹅口疮

证型	证候	治则	方药
心脾积热证	面赤唇红，烦躁不宁，啼哭叫扰，口干渴	清心泻脾	清热泻脾散
虚火上浮证	周围红晕不著，口舌糜烂，形体怯弱，口干不渴	滋阴降火	知柏地黄丸

考点　口疮

<table>
<tr><th>证型</th><th colspan="2">证候</th><th>治则</th><th>方药</th></tr>
<tr><td>风热乘脾证</td><td rowspan="3">口舌溃烂</td><td>烦躁多啼，口臭涎多</td><td>疏风散火，清热解毒</td><td>银翘散</td></tr>
<tr><td>心火上炎证</td><td>色红赤，饮食困难，心烦不安，口干欲饮</td><td>清心凉血，泻火解毒</td><td>泻心导赤汤</td></tr>
<tr><td>虚火上浮证</td><td>稀散色淡，口流清涎，神疲颧红，口干不欲饮</td><td>滋阴降火，引火归原</td><td>六味地黄丸＋肉桂</td></tr>
</table>

考点 泄泻

病机	证型		证候	治则	方药
感受外邪、内伤乳食和脾胃虚弱、脾肾阳虚等导致脾胃受病，故饮食入胃，水谷不化，精微不固，合污而下，成为泄泻	常证	伤食泻证	脘腹胀痛，泻后痛减，大便酸臭，嗳气	运脾和胃，消食化滞	保和丸
		风寒泻证	泄泻清稀，有泡沫，臭气不甚，肠鸣腹痛	疏风散寒，化湿和中	藿香正气散
		湿热泻证	泻下稀薄，如水注，大便深黄臭秽，发热泛恶	清肠解热，化湿止泻	葛根黄芩黄连汤
		脾虚泻证	便溏，食后作泻，色淡不臭，面色萎黄	健脾益气，助运止泻	参苓白术散
		脾肾阳虚泻证	久泻不止，食入即泻，完谷不化，形寒肢冷，面色㿠白，睡时露睛	温补脾肾，固涩止泻	附子理中丸＋四神丸
	变证	气阴两伤证	泻下无度，皮肤干燥，目眶及前囟凹陷，口渴引饮，啼哭无泪	健脾益气，酸甘敛阴	人参乌梅汤
		阴竭阳脱证	暴泻不止，神疲怯弱，四肢厥冷，冷汗自出	挽阴回阳，救逆固脱	生脉散＋参附龙牡汤

考点　厌食

证型	证候	治则	方药
脾失健运证	脘腹饱胀，形体略瘦，面色欠华，精神良好	调和脾胃，运脾开胃	不换金正气散
脾胃气虚证	少气懒言，精神委靡，大便夹不消化食物残渣	健脾益气，佐以助运	异功散、参苓白术散
脾胃阴虚证	口舌干燥，食少饮多，便干尿赤	滋脾养胃，佐以助运	养胃增液汤、益胃汤

考点　积滞

证型	证候	治则	方药
乳食内积证	烦躁多啼，夜卧欠安，小便短黄或如米泔，指纹紫滞	消乳化食，和中导滞	乳积者，选消乳丸；食积者，选保和丸
脾虚夹积证	乏力困倦，腹满喜按，指纹清淡	健脾助运，消食化滞	健脾丸

考点　疳证

病机	证型		证候	治则	方药
脾胃虚损津液消亡	常证	疳气证	面色萎黄少华，毛发稍稀，精神欠佳，易发脾气	调脾健运	资生健脾丸
		干疳证	极度消瘦，呈老人貌，皮肤干瘪起皱，大肉已脱，精神委靡，啼哭无力，毛发干枯，腹凹如舟	补益气血	八珍汤
		疳积证	肚腹鼓胀，毛发稀疏结穗，性情烦躁，夜卧不宁	消积理脾	肥儿丸
	兼证	疳肿胀证	足踝水肿，甚则颜面四肢水肿，面色无华，四肢欠温	健脾温阳，利水消肿	防己黄芪汤+五苓散
		眼疳证	两目干涩，畏光羞明，眼角赤烂，时常眨眼，目睛失泽	养血柔肝，滋阴明目	石斛夜光丸
		口疳证	口舌生疮，口腔糜烂，秽臭难闻，面赤唇红，烦躁哭闹	清心泻火，滋阴生津	泻心导赤汤

厌食、积滞、疳证的鉴别

病名	厌食	积滞	疳证
特点	长期食欲不振，不喜进食	不思饮食，食而不化	全身虚弱羸瘦，面黄发枯

考点　贫血

贫血的分度

	血红蛋白计数（g/L）	白细胞计数（10^{12}/L）
轻度	90～110（6个月～6岁）、90～120（6岁以上）	3～4
中度	60～90	2～3
重度	30～60	1～2
极重度	<30	<1

贫血的辨证论治

证型	证候	治则	方药
脾胃虚弱证	面色苍黄，不思饮食，体倦乏力，黏膜苍白	健运脾胃，益气养血	六君子汤
心脾两虚证	发枯易脱，心悸气短，食少纳呆，头晕目眩	补脾养心，益气生血	归脾汤
肝肾阴虚证	两颧嫩红，目涩耳鸣，腰腿酸软，潮热盗汗	滋养肝肾，益精生血	左归丸
脾肾阳虚证	面色㿠白，畏寒肢冷，食少便溏，精神委靡	温补脾肾，益阴养血	右归丸

第五单元　心肝病证

考点　夜啼

证型	证候	治则	方药
脾寒气滞证	哭声低弱，睡喜蜷曲，腹喜摩按，吮乳无力，面色青白	温脾散寒，行气止痛	乌药散＋匀气散
心经积热证	哭声较响，面赤唇红，烦躁不宁，身腹俱暖	清心导赤，泻火安神	导赤散
惊恐伤神证	突然啼哭，似见异物状，神情不安，时作惊惕，紧偎母怀，面色乍青乍白	定惊安神，补气养心	远志丸

考点　汗证

病因病机	证型	证候	治则	方药
表虚不固，卫失外护；营卫失调，腠理不密；气阴虚弱，汗液外泄；湿热迫蒸，外泄肌表	肺卫不固证	神倦乏力，肢端欠温	益气固表	玉屏风散＋牡蛎散
	营卫失调证	畏寒怕风，精神疲倦	调和营卫	黄芪桂枝五物汤
	气阴亏虚证	盗汗，体质消瘦，心烦少寐，手足心灼热	益气养阴	生脉散、当归六黄汤
	湿热迫蒸证	汗出过多，以额、心胸为甚，汗渍色黄，口臭	清热泻脾	泻黄散

考点　病毒性心肌炎

证型	证候		治则	方药
风热犯心证	神疲乏力，心悸气短，肢冷多汗	低热绵延，鼻塞流涕，咽红肿痛	清热解毒，宁心复脉	银翘散
湿热侵心证		寒热起伏，恶心呕吐，腹痛泄泻	清热化湿，宁心复脉	葛根黄芩黄连汤
气阴亏虚证		少气懒言，烦热口渴，夜寐不安	益气养阴，宁心复脉	炙甘草汤+生脉散
心阳虚弱证		神疲乏力，畏寒肢冷，头晕多汗	温振心阳，宁心复脉	桂枝甘草龙骨牡蛎汤
痰瘀阻络证		心前区痛如针刺，脘闷呕恶，唇甲青紫，舌胖质紫暗	豁痰化瘀，宁心通络	瓜蒌薤白半夏汤+失笑散

考点　注意力缺陷多动障碍

证型	证候	治则	方药
肝肾阴虚证	急躁易怒，遗尿，腰酸乏力，五心烦热，盗汗	滋养肝肾，平肝潜阳	杞菊地黄丸
心脾两虚证	神疲乏力，形体消瘦，言语冒失，睡眠不实	养心安神，健脾益气	归脾汤 + 甘麦大枣汤
痰火内扰证	烦躁不宁，胸中烦热，懊憹不眠	清热泻火，化痰宁心	黄连温胆汤

考点　抽动障碍

抽动障碍的发病特点、病因、病机、诊断要点

发病特点	①2～12 岁起病，病程时间长，男孩发病率较女孩高 3 倍。②慢性、波动性、多发性运动肌群快速抽搐，伴不自主发声和语言障碍
病因	与先天禀赋不足、产伤、受外邪、情志失调有关，由五志过极、风痰内蕴引发
病机	病位在肝，与心、脾、肾密切相关
诊断要点	①在 2～12 岁发病。②多发性、快速、刻板地不自主运动及言语性抽搐。③病程中证候波动，反复缓解与恶化。④证候可被意志减轻或完全控制，但大多数仅为短暂控制，此后证候反因精神紧张而加重。⑤实验室检查多无异常

抽动障碍的辨证论治

证型	证候	治则	方药
气郁化火证	面红耳赤，烦躁易怒，张口歪嘴，摇头耸肩	清肝泻火，息风镇惊	清肝达郁汤
脾虚痰聚证	面黄体瘦，胸闷纳少，喉中声响	健脾化痰，平肝息风	十味温胆汤
阴虚风动证	两颧潮红，五心烦热，挤眉弄眼，甩手踮脚，抖腿蹬足，腰部肌肉抽动，舌红绛状如草莓	滋阴潜阳，柔肝息风	大定风珠

考点　惊风

惊风的发病特点及四证八候

发病特点		1～5岁小儿多见，年龄越小发病率越高
四证八候	四证	痰证、热证、惊证、风证
	八候	搐、搦、掣、颤、反、引、窜、视

惊风的辨证论治

	证型	证候	治则	方药
急惊风	风热动风证	咳嗽流涕，脉浮数	疏风清热，息风定惊	银翘散
	气营两燔证	见于盛夏，状如多汗，恶心呕吐，嗜睡	清热凉营，息风开窍	清瘟败毒饮
	邪陷心肝证	高热不退，神昏谵语	平肝息风，清心开窍	羚角钩藤汤
	湿热疫毒证	突然壮热，大便腥臭或夹脓血	清热化湿，解毒息风	黄连解毒汤+白头翁汤
	惊恐惊风证	面色时青时赤，频作惊惕，大便色青	镇惊安神，平肝息风	琥珀抱龙丸
慢惊风	脾虚肝亢证	面色萎黄，神志不清，嗜睡露睛，大便青绿，足踝及面部浮肿	温中健脾，缓肝理脾	缓肝理脾汤
	脾肾阳虚证	精神委靡，口鼻气冷，昏睡露睛，四肢厥冷	温补脾肾，回阳救逆	固真汤+驱寒荡惊汤
	阴虚风动证	面色潮红，身热消瘦，手足心热，肢体痉挛或强直，虚烦疲劳	滋肾养肝，育阴潜阳	大定风珠

考点　痫证

证型	证候	治则	方药
惊痫证	发作前心中惊恐，发作时吐舌惊叫大啼，恍惚失魂	镇惊安神	镇惊丸
痰痫证	痰涎壅盛，口吐痰沫，喉间痰鸣	豁痰开窍	涤痰汤
风痫证	口唇及面部青紫	息风止痉	定痫丸
瘀血痫证	头部刺痛，痛处固定，面唇青紫，肌肤枯燥色暗	化瘀通窍	通窍活血汤
脾虚痰盛证	神疲乏力，面色无华，时作眩晕	健脾化痰	六君子汤
脾肾两虚证	肾虚表现：瘛疭抖动，智力迟钝，腰膝酸软；脾虚表现：神疲乏力，少气懒言，睡眠不宁	补益脾肾	河车八味丸

第六单元　肾系病证

考点　水肿

水肿常证的辨证论治

证型	证候	治则	方药
风水相搏证	起病急，先眼睑浮肿，波及全身，皮肤光亮，指压不显按之凹陷即起，并恶风发热，咳嗽身痛	疏风宣肺，利水消肿	麻黄连翘赤小豆汤
湿热内浸证	皮肤疮毒，小便短赤色如浓茶，胸脘痞闷，纳呆泛恶	清热利湿，凉血止血	五味消毒饮+五皮饮
肺脾气虚证	浮肿不著，面色少华，倦怠乏力，纳少便溏，汗自出	益气健脾，利水消肿	参苓白术散+玉屏风散
脾肾阳虚证	全身浮肿，以腰腹、下肢为甚，按之深陷难起，畏寒肢冷，神倦乏力	温肾健脾，利水消肿	真武汤
气阴两虚证	面色无华，腰膝酸软，耳鸣目眩，咽干口燥	益气养阴，利水消肿	六味地黄丸加黄芪

水肿变证辨证论治

证型	证候	治则	方药
水凌心肺证	肢体水肿，咳嗽气急，心悸胸闷，口唇青紫	泻肺宁心，温阳逐水	己椒苈黄丸+参附汤
邪陷心肝证	头痛眩晕，视物模糊，烦躁，偶见惊厥昏迷	平肝息风，泻火利水	龙胆泻肝汤+羚角钩藤汤
水毒内闭证	全身水肿，尿少或尿闭，头晕头痛，恶心呕吐	辛开苦降，辟秽解毒	温胆汤+附子泻心汤

考点　尿频

证型	证候	治则	方药
脾肾气虚证	精神倦怠，面色萎黄，食欲不振，畏寒怕冷	温补脾肾，升提固摄	缩泉丸
湿热下注证	尿道灼痛，小腹坠胀，常伴发热、烦渴、头身疼痛、恶心呕吐	清热利湿，通利膀胱	八正散
阴虚内热证	低热盗汗，颧红，五心烦热，咽干口渴	滋阴补肾，清热降火	知柏地黄丸

考点　遗尿

证型	治则	方药
肾气不足证	温补肾阳，固涩膀胱	菟丝子散
肺脾气虚证	补肺益脾，固涩膀胱	补中益气汤＋缩泉丸
心肾失交证	清心滋肾，安神固脬	交泰丸＋导赤散
肝经湿热证	清热利湿，泻肝止遗	龙胆泻肝汤

考点　五迟、五软

概念	五迟：立迟、行迟、发迟、齿迟、语迟。五软：头项软、口软、手软、足软、肌肉软		
证型	证候	治则	方药
肝肾亏损证	筋骨痿弱，发育迟缓，坐起、站立、行走、生齿等迟于同龄儿，易倦喜卧	补肾填髓，养肝强筋	加味六味地黄丸
心脾两虚证	吮吸无力，头发生长迟缓，四肢肌肉松弛痿软，纳差	健脾养心，补益气血	调元散
痰瘀阻滞证	喉间痰鸣，或伴癫痫，舌胖大有瘀斑	涤痰开窍，活血通络	通窍活血汤＋二陈汤

第七单元　传染病

考点　麻疹

	证型	证候	治则	方药
麻疹之顺证	初热期（邪犯肺卫证）	口腔两颊黏膜红赤，近臼齿处可见麻疹黏膜斑	辛凉透表，清宣肺卫	宣毒发表汤
	出疹期（邪入肺胃证）	疹点从耳后发际，延及头面、颈部、耳后蔓延及胸背腹部、四肢，最后鼻准部及手心、足心疹点由稀到密，疹色先红后暗，凸起碍手	清凉解毒，透疹达邪	清解透表汤
	收没期（阴津耗伤期）	疹退出皮肤呈糠麸状脱屑，有色素沉着	养阴益气，清解余邪	沙参麦冬汤
麻疹之逆证	邪毒攻喉证	咽喉肿痛，声嘶，如犬吠	清热解毒，利咽消肿	清咽下痰汤
	邪陷心肝证	皮肤疹点密集成片，神昏谵语抽搐	平肝息风，清心开窍	羚角钩藤汤
	邪毒闭肺证	咳嗽气促，鼻翼扇动，疹点紫暗或隐没	宣肺开闭，清热解毒	麻杏甘石汤

考点　奶麻

证型	证候	治则	方药
邪郁肌表证	骤发高热，饮食减少，咽红	疏风清热，宣透邪毒	银翘散
毒透肌肤证	身热已退，肌肤出现玫瑰红色小丘疹	清热生津，以助康复	银翘散+养阴清肺汤

考点　风痧

证型	证候	治则	方药
邪犯肺卫证	发热恶风，咳嗽流涕，胃纳欠佳	疏风解表清热	银翘散
邪入气营证	壮热口渴，疹色鲜红或紫暗，疹点较密	清气凉营解毒	透疹凉解汤

考点　丹痧

证型	证候	治则	方药
邪侵肺卫证	发热骤起，头痛畏寒，灼热无汗	辛凉宣透，清热利咽	解肌透痧汤
毒炽气营证	面赤口渴，壮热不解，伴糜烂白腐	清气凉营，泻火解毒	凉营清气汤
疹后阴伤证	低热，唇燥，口干，干咳	养阴生津，清热润喉	沙参麦冬汤

麻疹、风痧、丹痧、奶麻的鉴别

麻疹	发热咳嗽、鼻流清涕、泪水汪汪、全身发红疹，早期有麻疹黏膜斑，发疹有序
风痧	轻度发热，咳嗽，淡红色皮疹，细小如沙，耳后、枕部淋巴结肿大

续表

丹痧	咽喉肿痛或伴腐烂、猩红色皮疹，杨梅舌，疹后脱皮
奶麻	淡粉红色斑丘疹，较麻疹少，发疹无序

考点 水痘

证型	证候	治则	方药
邪伤肺卫证	鼻塞流涕，喷嚏咳嗽，起病后1～2日出疹，疹色红润，疱浆清亮，分布稀疏	疏风清热，利湿解毒	银翘散
邪炽气营证	壮热不退，烦躁不安，口渴欲饮，面红目赤，疹色紫暗，疱浆浑浊，分布较密	清气凉营，解毒化湿	清胃解毒汤

考点 手足口病

证型	证候	治则	方药
邪犯肺脾证	身有微热，鼻塞流涕，手、足、臀部见散在的充血性丘疹及疱疹，口腔内见散在丘疱疹，疱疹透亮	宣肺解表，清热化湿	甘露消毒丹
湿热蒸盛证	身热烦躁，口臭流涎，手、足、臀部见丘疱疹，分布稠密，疹色暗红，周围红晕，疱浆较浑	清热凉营，解毒祛湿	清瘟败毒饮

考点　痄腮

	证型	证候	治则	方药
常证	邪犯少阳证	1～2天后一侧腮部肿胀疼痛，继则另一侧腮部也肿	疏风清热，散结消肿	柴胡葛根汤、银翘散
	热毒壅盛证	烦躁不安，口渴欲饮	清热解毒，软坚散结	普济消毒饮
变证	邪陷心肝证	神昏嗜睡，项强抽搐	清热解毒，息风开窍	清瘟败毒散、凉营清气汤
	毒窜睾腹证	一侧或两侧睾丸肿胀疼痛	清肝泻火，活血止痛	龙胆泻肝汤

考点　传染性单核细胞增多症

概念	是由时邪（EB病毒）引起的急性传染病		
发病特点	发热，咽峡炎，淋巴结肿大，肝脾肿大，外周血中淋巴细胞增多，异型淋巴细胞增多		
证型	证候	治则	方药
邪犯肺胃证	鼻塞流涕，头痛咳嗽，恶心呕吐，颈淋巴结轻度肿大	疏风清热，宣肺利咽	银翘散
气营两燔证	壮热烦渴，乳蛾肿大，口疮口臭，面红唇赤	清气凉营，解毒化痰	普济消毒饮

续表

痰热流注证	热型不定，颈、腋、腹股沟处浅表淋巴结肿大，以颈部为重	清热化痰，通络散瘀	清肝化痰丸
湿热蕴滞证	身热不扬，头身重痛，困倦，呕恶纳呆，渴不欲饮，面色苍黄	清热解毒，行气化湿	甘露消毒丹
正虚邪恋证	神疲气弱，口干唇红	益气生津，兼清余热	气虚邪恋：竹叶石膏汤；阴虚邪恋：青蒿鳖甲汤、沙参麦冬汤

考点　顿咳

证型	证候		治则	方药
邪犯肺卫证（初咳期）		鼻塞流涕，痰稀白、量不多	疏风祛邪，宣肺止咳	三拗汤
痰火阻肺证（痉咳期）	咳嗽	深吸气样鸡鸣音，吐出痰涎及食物后，痉咳暂时缓解，但不久又复发作	泻肺清热，涤痰镇咳	桑白皮汤＋葶苈大枣泻肺汤
气阴耗伤证（恢复期）		干咳无痰，声音嘶哑，伴低热，汗后颧红，夜寐不宁，盗汗	养阴润肺，益气健脾	肺阴亏虚者用沙参麦冬汤；肺脾气虚者用人参五味子汤

第八单元　虫证

考点　蛔虫病

证型	证候	治则	方药
肠虫证	轻者时有绕脐腹痛，食欲不振，日渐消瘦 重者面色萎黄，精神委靡，或恶心呕吐，或吐蛔虫，睡眠不安，寐中磨牙，嗜食泥大，大便下虫	驱蛔杀虫，调理脾胃	使君子散
蛔厥证	突发剧烈腹痛，以右胁下及胃脘部疼痛为主，恶心呕吐，常吐蛔虫，肢冷汗出	安蛔定痛，继之驱虫	乌梅丸
虫瘕证	突然阵发性脐腹剧烈疼痛，部位不定，腹部可扪及质软、无痛的可移动团块	行气通腑，散蛔驱虫	驱蛔承气汤

第九单元 其他疾病

考点 夏季热

<table>
<tr><th>证型</th><th colspan="2">证候</th><th>治则</th><th>方药</th></tr>
<tr><td>暑伤肺胃证</td><td rowspan="2">入夏长期发热，口渴多饮，多尿，汗闭</td><td>气温越高，发热越高，肌肤干燥，四肢乏力</td><td>清暑益气，养阴生津</td><td>王氏清暑益气汤</td></tr>
<tr><td>上盛下虚证</td><td>朝盛暮衰，尿多清长，下肢欠温</td><td>温补肾阳，清心护阴</td><td>温下清上汤</td></tr>
</table>

考点 紫癜

证型	证候	治则	方药
风热伤络证	下肢及臀部多，呈对称分布，颜色鲜红	疏风散邪，清热凉血	连翘败毒散
血热妄行证	斑色鲜红，鼻衄、齿衄，脉数有力	清热解毒，凉血止血	犀角地黄汤
气不摄血证	斑色淡紫，面色少华，神疲气短，饮食不振，头晕心悸	健脾养心，益气摄血	归脾汤
阴虚火旺证	鼻衄、齿衄，血色鲜红，低热盗汗，少寐，脉细数	滋阴降火，凉血止血	大补阴丸、知柏地黄丸

考点　皮肤黏膜淋巴结综合征

特点	证型	证候	治则	方药
发热，多形红斑，球结膜充血，草莓舌和颈淋巴结肿大，手足硬肿	卫气同病证	持续高热，目赤咽红，手足潮红，躯干皮疹明显，颈部淋巴结肿大	辛凉透表，清热解毒	银翘散
	气营两燔证	壮热不退，目赤咽红，口唇干裂，躁扰不宁或嗜睡	清气凉营，解毒化瘀	清瘟败毒饮
	气阴两伤证	倦怠乏力，咽干唇裂，指端脱皮或潮红脱屑	益气养阴，清解余热	沙参麦冬汤

考点　维生素 D 缺乏性佝偻病

特点	证型	证候	治则	方药
正在生长的骨骺端软骨板不能正常钙化，造成骨骼病变	肺脾气虚证	形体虚胖，肌肉松软，食欲不振	健脾补肺	人参五味子汤
	脾虚肝旺证	头部多汗，夜啼不宁，易惊多惕	健脾助运，平肝息风	益脾镇惊散
	肾精亏损证	有明显的骨骼改变（头颅方大）	补肾填精，佐以健脾	补肾地黄丸

第九篇

针灸学

第一单元　经络系统

考点　十二经脉

十二经脉的分布规律

十二经脉	四肢	分布
三阴经	上肢	太阴在前，厥阴在中，少阴在后
	下肢	内踝上 8 寸以下：厥阴在前，太阴在中，少阴在后
		内踝上 8 寸以上：太阴在前，厥阴在中，少阴在后
三阳经	上肢、下肢	阳明在前，少阳在中，太阳在后

十二经脉与脏腑器官的联络

经脉名称（按流注顺序）	联络的脏腑	联络的器官
手太阴肺经	肺、大肠、胃口	喉咙
手阳明大肠经	大肠、肺	下齿、口、鼻
足阳明胃经	胃、脾	鼻、上齿、口唇、喉咙
足太阴脾经	脾、胃、心	咽、舌本、舌下

续表

经脉名称（按流注顺序）	联络的脏腑	联络的器官
手少阴心经	心、小肠、肺	咽、目系
手太阳小肠经	小肠、心、胃	咽、目内外眦、耳中、鼻
足太阳膀胱经	膀胱、肾	目内眦、耳上角、脑
足少阴肾经	肾、膀胱、肺、心、肝	喉咙、舌本
手厥阴心包经	心包、三焦	
手少阳三焦经	三焦、心包	耳后、耳上角、耳中、目锐眦
足少阳胆经	胆、肝	目锐眦、耳后、耳中、耳前
足厥阴肝经	肝、胆、胃、肺	阴器、目系、唇内

十二经脉的循行走向、交接规律、气血循环流注★

分类	循行走向	交接规律	气血循环流注（歌诀）
记忆点	手三阴从胸走手	阳经与阴经（互为表里）在手足末端相交	肺大胃脾心小肠，膀肾胞焦胆肝肺
	手三阳从手走头	阳经与阳经（同名经）在头面部相交	
	足三阳走头走足	相互衔接的阴经与阴经在胸中相交	
	足三阴从足走腹		

考点 奇经八脉★

<table>
<tr><th>名称</th><th>循行分布</th><th>功能</th></tr>
<tr><td>任脉（阴脉之海）</td><td>前正中线</td><td rowspan="8">①沟通相近经脉。②统摄经脉气血。③协调阴阳。④蓄积、渗灌十二经气血</td></tr>
<tr><td>督脉（阳脉之海）</td><td>后正中线</td></tr>
<tr><td>冲脉（十二经脉之海、血海）</td><td>腹部第一侧线</td></tr>
<tr><td>带脉</td><td>横行腰部</td></tr>
<tr><td>阴跷脉</td><td>下肢内侧、眼</td></tr>
<tr><td>阳跷脉</td><td>下肢外侧、肩、头</td></tr>
<tr><td>阴维脉</td><td>下肢内侧、腹部第三侧线、颈部</td></tr>
<tr><td>阳维脉</td><td>下肢外侧、肩、头项</td></tr>
</table>

考点 十五络脉、十二经别、十二经筋

<table>
<tr><th>名称</th><th>分布特点</th><th>作用</th></tr>
<tr><td rowspan="4">十五络脉</td><td>十二经络脉：四肢肘膝关节以下、腕踝关节附近的本经络穴分出，走向表里经</td><td rowspan="4">①加强表里经联系。②沟通表里经经气。③补充十二经循行不足</td></tr>
<tr><td>任脉：鸠尾分出，布散胸部</td></tr>
<tr><td>督脉：长强分出，散布于头，别走足太阳</td></tr>
<tr><td>脾之大络：大包分出，布胸胁</td></tr>
</table>

续表

名称	分布特点	作用
十二经别	离：从肘膝关节上下的正经分出	①加强十二经内外联系。②加强属络脏腑在体内的联系。③补充十二经体外循行不足。④扩大十二经主治范围
	入：入体腔，与表里脏腑联系	
	出：头项部	
	合：阳经合本经，阴经合表里阳经	
十二经筋	起始四肢末端，向心走行，结聚关节，不入内脏	①约束骨骼。②屈伸关节。③维持人体正常运动
	足三阳：起于趾端，结于面	
	足三阴：起于趾端，结于阴器	
	手三阳：起于指端，结于角部（头部）	
	手三阴：起于指端，结于贲	

第二单元　腧穴的主治特点和规律

考点　主治特点

主治特点	治疗	规律
近治作用	局部及邻近组织器官	腧穴所在，主治所在
远治作用	远隔部位的组织器官	经脉所过，主治所及
特殊作用	①双向的良性调整作用。②相对特异的治疗	

考点　主治规律

主治规律概述

主治规律	概念
分经主治规律	某一经脉所属的腧穴均可治疗该经循行部位及其相应脏腑的病证，“宁失其经，勿失其穴”
分部主治规律	处于身体某一部位的腧穴均可治疗该部位及某类病证

十四经脉腧穴分经主治规律★

手三阴经分经主治规律表

经名	本经主治	二经相同主治	三经相同主治
手太阴肺经	肺、喉病		胸部病
手厥阴心包经	心、胃病	神志病	
手少阴心经	心病		

手三阳经分经主治规律表

经名	本经主治	二经相同主治	三经相同主治
手阳明经	前头、鼻、口、齿病		目病、咽喉病、热病
手少阳经	侧头、胁肋病	耳病	
手太阳经	后头、肩胛病、神志病		

足三阳经分经主治规律表

经名	本经主治	二经相同主治	三经相同主治
足阳明经	前头、口齿、咽喉病、胃肠病		神志病、热病
足少阳经	侧头、耳、项、胁肋病、胆病	眼病	
足太阳经	后头、项、背腰病，肛肠病		

足三阴经分经论治规律表

<table>
<tr><th>经名</th><th>本经主治</th><th>二经相同主治</th><th>三经相同主治</th></tr>
<tr><td>足太阴经</td><td>脾胃病</td><td></td><td rowspan="3">腹部病、妇科病</td></tr>
<tr><td>足厥阴经</td><td>肝病</td><td rowspan="2">前阴病</td></tr>
<tr><td>足少阴经</td><td>肾病、肺病、咽喉病</td></tr>
</table>

任脉、督脉分经主治规律表

<table>
<tr><th>经名</th><th>本经主治</th><th>二经相同主治</th></tr>
<tr><td>任脉</td><td>中风脱证、虚寒、下焦病</td><td rowspan="2">神志病、脏腑病、妇科病</td></tr>
<tr><td>督脉</td><td>中风、昏迷、热病、头面部病</td></tr>
</table>

第三单元　特定穴★

考点　五输穴

五输穴概述

	具体内容
分布	肘膝关节以下
分类	所出为井，所溜为荥，所注为输，所行为经，所入为合
属性	阴井金，阳井木
主病	井主心下满，荥主身热，输主体重节痛，经主喘咳寒热，合主逆气而泄
治疗	春刺井，夏刺荥，季夏刺输，秋刺经，冬刺合

十二经脉五输穴

经脉	井	荥	输	经	合
手太阴肺经	少商	鱼际	太渊	经渠	尺泽
手厥阴心包经	中冲	劳宫	大陵	间使	曲泽
手少阴心经	少冲	少府	神门	灵道	少海

续表

经脉	井	荥	输	经	合
足太阴脾经	隐白	大都	太白	商丘	阴陵泉
足厥阴肝经	大敦	行间	太冲	中封	曲泉
足少阴肾经	涌泉	然谷	太溪	复溜	阴谷
手阳明大肠经	商阳	二间	三间	阳溪	曲池
手少阳三焦经	关冲	液门	中渚	支沟	天井
手太阳小肠经	少泽	前谷	后溪	阳谷	小海
足阳明胃经	厉兑	内庭	陷谷	解溪	足三里
足少阳胆经	足窍阴	侠溪	足临泣	阳辅	阳陵泉
足太阳膀胱经	至阴	通谷	束骨	昆仑	委中

考点 原穴、络穴

原穴、络穴概述

	原穴（阴经之输并于原）	络穴
分布	腕踝关节附近	肘膝关节以下
作用	诊断和治疗疾病	加强表里两经联系

十二原穴和十五络穴

经脉	原穴	络穴	经脉	原穴	络穴
手太阴肺经	太渊	列缺	手阳明大肠经	合谷	偏历
手厥阴心包经	大陵	内关	手少阳三焦经	阳池	外关
手少阴心经	神门	通里	手太阳小肠经	腕骨	支正
足太阴脾经	太白	公孙	足阳明胃经	冲阳	丰隆
足厥阴肝经	太冲	蠡沟	足少阳胆经	丘墟	光明
足少阴肾经	太溪	大钟	足太阳膀胱经	京骨	飞扬
任脉		鸠尾	督脉		长强
脾之大络		大包			

考点 背俞穴、募穴

五脏	背俞穴	募穴	六腑	背俞穴	募穴
肺	肺俞	中府	大肠	大肠俞	天枢
心	心俞	巨阙	小肠	小肠俞	关元
心包	心包俞	膻中	三焦	三焦俞	
脾	脾俞	章门	胃	胃俞	中脘

续表

五脏	背俞穴	募穴	六腑	背俞穴	募穴
肾	肾俞	京门	膀胱	膀胱俞	中极
肝	肝俞	期门	胆	胆俞	日月

考点 八脉交会穴

八脉交会穴	所通八脉	八脉交会穴	所通八脉
公孙	冲脉	内关	阴维脉
外关	阳维脉	足临泣	带脉
后溪	督脉	申脉	阳跷脉
列缺	任脉	照海	阴跷脉

考点 八会穴

八会	穴名	八会	穴名
气会	膻中	脏会	章门
血会	膈俞	腑会	中脘
脉会	太渊	骨会	大杼
筋会	阳陵泉	髓会	绝骨

考点　郄穴

阴经	郄穴	阳经	郄穴
手太阴肺经	孔最	手阳明大肠经	温溜
手厥阴心包经	阴郄	手少阳三焦经	会宗
手少阴心经	郄门	手太阳小肠经	养老
足太阴脾经	地机	足阳明胃经	梁丘
足厥阴肝经	中都	足少阳胆经	外丘
足少阴肾经	水泉	足太阳膀胱经	金门
阴维脉	筑宾	阳维脉	阳交
阴跷脉	交信	阳跷脉	跗阳

考点　下合穴

六腑	下合穴	六腑	下合穴
大肠	上巨虚	胃	足三里
小肠	下巨虚	膀胱	委中
三焦	委阳	胆	阳陵泉

第四单元　腧穴的定位方法

骨度分寸定位法★

部位	起止点	折量寸	说明
头面部	前发际正中至后发际正中	12	用于确定头部腧穴的纵向距离
	眉间（印堂）至前发际正中	3	用于确定头前部腧穴的纵向距离
	两额角发际（头维）之间	9	用于确定头前部腧穴的横向距离
	耳后两完骨（乳突）之间	9	用于确定头后部腧穴的横向距离
胸腹胁部	胸骨上窝（天突）至剑胸联合中点（歧骨）	9	用于确定胸部任脉穴的纵向距离
	胸剑联合中点（歧骨）至脐中	8	用于确定上腹部腧穴的纵向距离
	脐中至耻骨联合上缘（曲骨）	5	用于确定下腹部腧穴的纵向距离
	两乳头之间	8	用于确定胸腹部腧穴的横向距离
	腋窝顶点至第11肋游离端（章门）	12	用于确定胁肋部腧穴的纵向距离
	两肩胛骨喙突内侧缘之间	12	用于确定胸部腧穴的横向距离
背腰部	肩胛骨内缘至后正中线	3	用于确定背腰部腧穴的横向距离

针灸学

续表

部位	起止点	折量寸	说明
上肢部	腋前、后纹头至肘横纹	9	用于确定上臂部腧穴的纵向距离
	肘横纹至腕掌（背）侧远端横纹	12	用于确定前臂部腧穴的纵向距离

骨度分寸定位法（二）

部位	起止点	折量寸	说明
下肢部	耻骨联合上缘至髌底	18	用于确定大腿内侧部腧穴的纵向距离
	髌底至髌尖	2	
	髌尖至内踝尖	15	用于确定小腿内侧部腧穴的纵向距离
	阴陵泉至内踝尖	13	
	股骨大转子至腘横纹	19	用于确定大腿前外侧部腧穴的纵向距离
	臀沟至腘横纹	14	用于确定大腿后部腧穴的纵向距离
	腘横纹至外踝尖	16	用于确定小腿外侧部腧穴的纵向距离
	内踝尖至足底	3	用于确定足内侧部腧穴的纵向距离

第五单元　十二经脉循行

十二经脉循行（一）

	手阳明大肠经	足阳明胃经
循行要点	①出髃骨之前廉	①起于鼻，交頞中，旁纳太阳之脉
	②上出于柱骨之会上	②入上齿中，下交承浆
	③入下齿中	③出大迎，循颊车，上耳前，过客主人
		④中趾内间，中趾外间，入大趾间

十二经脉循行（二）

	足太阴脾经	足厥阴肝经	足少阴肾经
循行要点	①起于大趾之端	①起于大趾丛毛	①起于小趾之下，斜走足心，出于然谷
	②踝上 8 寸交出厥阴之前	②踝上 8 寸交出太阴之后	②循内踝之后，别入跟中
	③连舌根，散舌下	③入毛中，环阴器	②循喉咙，夹舌本
	④上膈，注心中	④循喉咙之后，上入颃颡	④络心，注胸中

针灸学

十二经脉循行（三）

	手少阳三焦经	足少阳胆经	手太阳小肠经
循行要点	①起于小指次指之端	①起于目锐眦，上抵头角	①起于小指之端
	②循臑外上肩，却交出足少阳之后	②行手少阳之前，至肩上，却交出手少阳之后	②出肩后，绕肩胛，交肩上
	③布膻中，散络心包	③从耳后入耳中，出走耳前，至目锐眦后	③上颊，至目锐眦，却入耳中
	④直上出耳上角，以屈下颊至䪼	④循胁里，出气街，绕毛际，横入髀厌	
	⑤从耳后入耳中，出走耳前，过客主人，前交颊，至目锐眦	⑤入小趾次趾之间	

第六单元　十四经腧穴

考点　手太阴肺经腧穴

<table>
<tr><th>穴位</th><th>相同主治</th><th>不同主治</th><th>定位</th></tr>
<tr><td>中府</td><td>胸肺病证</td><td></td><td>横平第1肋间隙，锁骨下窝外侧</td></tr>
<tr><td>尺泽</td><td rowspan="2">肺系实热性病证鼻衄咯血、咳嗽气喘、咽喉肿痛，肘臂挛痛</td><td>急性吐泻，中暑，小儿惊风</td><td>肘横纹上，肱二头肌桡侧缘凹陷中</td></tr>
<tr><td>孔最</td><td>痔血</td><td>腕横纹上7寸</td></tr>
<tr><td>列缺</td><td rowspan="2">肺系疾患（咳嗽、气喘、咽痛）</td><td>头面疾患，手腕痛</td><td>腕横纹上1.5寸，拇短伸肌腱和拇长展肌腱之间</td></tr>
<tr><td>太渊</td><td>无脉症，腕臂痛</td><td>桡骨茎突与舟状骨之间的凹陷，拇长展肌腱尺侧凹陷中</td></tr>
<tr><td>鱼际</td><td rowspan="2">肺系热性病证</td><td>掌中热，小儿疳积</td><td>第1掌骨桡侧中点赤白肉际处</td></tr>
<tr><td>少商</td><td>高热，昏迷，癫狂，指肿，麻木</td><td>拇指桡侧，指甲根上0.1寸</td></tr>
</table>

考点 手阳明大肠经腧穴

<table>
<tr><th>穴位</th><th>相同主治</th><th>不同主治</th><th colspan="2">定位</th></tr>
<tr><td>商阳</td><td rowspan="4">五官疾病（头痛、目赤肿痛、鼻衄、齿痛、口眼㖞斜、耳聋），热病，上肢疼痛</td><td>昏迷、手指麻木</td><td colspan="2">食指桡侧，指甲根上0.1寸</td></tr>
<tr><td>合谷</td><td>发热恶寒外感，经闭、滞产，针麻</td><td colspan="2">手背，第2掌骨桡侧的中点处</td></tr>
<tr><td>阳溪</td><td></td><td colspan="2">鼻烟窝</td></tr>
<tr><td>偏历</td><td>腹胀，水肿</td><td rowspan="2">阳溪与曲池连线</td><td>腕横纹上3寸</td></tr>
<tr><td>手三里</td><td rowspan="2">上肢病证，腹痛腹泻，咽肿齿痛</td><td></td><td>肘横纹下2寸</td></tr>
<tr><td>曲池</td><td>热病眩晕，皮外科（湿疹），癫狂</td><td colspan="2">尺泽与肱骨外上髁连线中点凹陷</td></tr>
<tr><td>肩髃</td><td colspan="2">肩、上肢病证，隐疹</td><td colspan="2">肩峰外侧前下方凹陷</td></tr>
<tr><td>扶突</td><td colspan="2">咽喉部病证，咳嗽气喘，瘿气，瘰疬</td><td colspan="2">横平喉结，胸锁乳突肌前、后缘中间</td></tr>
<tr><td>迎香</td><td colspan="2">鼻病，口㖞，胆道蛔虫症</td><td colspan="2">鼻翼外缘中点旁开0.5寸，鼻唇沟中</td></tr>
</table>

考点　手厥阴心包经腧穴

穴位	相同主治	不同主治	定位
天池	心胸病证	咳嗽痰多，乳痈瘰疬	第4肋间隙，前正中线旁5寸
曲泽		胃痛呕血，热病中暑	肱二头肌腱的尺侧凹陷
郄门		热性出血证，疔疮癫痫	腕横纹上5寸
间使	心与神志疾患，胃痛呕吐，肘臂挛痛	热病疟疾	腕横纹上3寸
内关		中风头痛	腕横纹上2寸
大陵			腕横纹上，掌长肌腱与桡侧腕屈肌腱
劳宫	急症（中风、昏迷、中暑）	心与神志疾患，口疮口臭，鹅掌风	握拳，中指尖下
中冲		热病，舌强肿痛	中指末端最高点

考点　手太阳小肠经腧穴

穴位	相同主治	不同主治	定位
少泽	乳痈，乳少，热病昏迷，头面五官病		小指末节尺侧，指甲根上0.1寸
后溪	肩肘腰背痛	盗汗，疟疾	手内侧，第5掌指关节尺侧近端赤白肉际凹陷中
养老		目视不明	腕背横纹上1寸，尺骨头桡侧凹陷

续表

<table>
<tr><th>穴位</th><th>相同主治</th><th>不同主治</th><th>定位</th></tr>
<tr><td>支正</td><td colspan="2">癫狂，疣证</td><td>腕背横纹上5寸，尺骨尺侧与尺侧腕屈肌之间</td></tr>
<tr><td>天宗</td><td colspan="2">肩胛疼痛，乳痈，气喘</td><td>肩胛冈中点与肩胛下角连线上1/3</td></tr>
<tr><td>颧髎</td><td colspan="2">口眼㖞斜，眼睑瞤动，面痛颊肿</td><td>颧骨下缘，目外眦直下凹陷处</td></tr>
<tr><td>听宫</td><td colspan="2">齿痛，耳鸣，耳聋，癫狂痫</td><td>耳屏正中与下颌髁状突之间的凹陷处</td></tr>
</table>

考点　手少阳三焦经腧穴

<table>
<tr><th>穴位</th><th>相同主治</th><th>不同主治</th><th>定位</th></tr>
<tr><td>关冲</td><td colspan="2">五官病证，热病心烦</td><td>无名指末节尺侧，指甲根上0.1寸</td></tr>
<tr><td>中渚</td><td rowspan="2">五官病证，消渴，肩腕痛</td><td>疟疾</td><td>第4掌指关节近端凹陷中</td></tr>
<tr><td>阳池</td><td></td><td>腕背横纹，指伸肌腱尺侧凹陷中</td></tr>
<tr><td>外关</td><td rowspan="2">热病，耳鸣耳聋，胁肋痛，瘰疬</td><td>上肢不遂</td><td>腕背横纹上2寸</td></tr>
<tr><td>支沟</td><td>便秘</td><td>腕背横纹上3寸</td></tr>
<tr><td>肩髎</td><td colspan="2">肩臂不遂，风疹</td><td>肩峰外侧后下方凹陷中</td></tr>
<tr><td>翳风</td><td rowspan="2">耳聋耳鸣</td><td>口眼㖞斜，牙闭颊肿</td><td>耳垂后方，乳突下端前方凹陷处</td></tr>
<tr><td>耳门</td><td>齿痛，颈颔痛</td><td>耳屏上切迹与下颌骨髁状突凹陷处</td></tr>
</table>

续表

<table>
<tr><th>穴位</th><th>相同主治</th><th>不同主治</th><th>定位</th></tr>
<tr><td>角孙</td><td rowspan="2">头痛，目赤肿痛，齿痛</td><td>痄腮</td><td>耳尖正对发际处</td></tr>
<tr><td>丝竹空</td><td>癫痫</td><td>眉梢凹陷处</td></tr>
</table>

考点 手少阴心经腧穴

<table>
<tr><th>穴位</th><th>相同主治</th><th>不同主治</th><th colspan="2">定位</th></tr>
<tr><td>极泉</td><td rowspan="2">心病，上肢病证，瘰疬</td><td>上肢针麻</td><td colspan="2">腋窝正中，腋动脉搏动处</td></tr>
<tr><td>少海</td><td>癔病，头项痛</td><td colspan="2">平肘横纹，肱骨内上髁前缘</td></tr>
<tr><td>通里</td><td rowspan="2">心病</td><td>舌强不语，腕臂痛</td><td>腕横纹上 1 寸</td><td rowspan="3">尺侧腕屈肌腱桡侧</td></tr>
<tr><td>阴郄</td><td>骨蒸盗汗，吐血衄血</td><td>腕横纹上 0.5 寸</td></tr>
<tr><td>神门</td><td rowspan="2">心与神志病证</td><td>高血压，胸胁痛</td><td>腕横纹上</td></tr>
<tr><td>少冲</td><td>热病</td><td colspan="2">小指末节桡侧，指甲根上 0.1 寸</td></tr>
</table>

考点 足少阴肾经腧穴

<table>
<tr><th>穴位</th><th colspan="2">相同主治</th><th>不同主治</th><th>定位</th></tr>
<tr><td>涌泉</td><td rowspan="4">肺系病证</td><td></td><td>急症，神志病证，奔豚，足心热</td><td>足心最凹陷处</td></tr>
<tr><td>然谷</td><td rowspan="4">妇科病证，男科病证</td><td>小儿脐风，口噤</td><td>足舟骨粗隆下方，赤白肉际处</td></tr>
<tr><td>太溪</td><td>五官热性病证，消渴，腰脊足踝痛、下肢厥冷</td><td>内踝尖与跟腱之间凹陷处</td></tr>
<tr><td>大钟</td><td>痴呆嗜卧，腰脊足踝痛</td><td>内踝后下，跟腱前缘凹陷</td></tr>
<tr><td>照海</td><td></td><td>五官热性病证，精神神志病证</td><td>内踝尖下 1 寸，内踝下缘边际凹陷</td></tr>
<tr><td>复溜</td><td colspan="2" rowspan="2">胃肠疾患</td><td>水肿汗证，腰腿痛</td><td>太溪上 2 寸，跟腱前缘</td></tr>
<tr><td>肓俞</td><td>月经不调，疝气</td><td>脐中旁开 0.5 寸</td></tr>
</table>

考点 足太阴脾经腧穴

<table>
<tr><th>穴位</th><th>相同主治</th><th>不同主治</th><th>定位</th></tr>
<tr><td>隐白</td><td rowspan="3">脾胃病证</td><td>妇科病，出血证，癫狂多梦，惊风</td><td>大趾末节内侧，趾甲根后 0.1 寸</td></tr>
<tr><td>太白</td><td>体重节痛，脚气</td><td>第 1 跖趾关节近端赤白肉际凹陷</td></tr>
<tr><td>公孙</td><td>心烦失眠，狂证，奔豚</td><td>第 1 跖骨基底部前下方赤白肉际</td></tr>
</table>

续表

<table>
<tr><th>穴位</th><th>相同主治</th><th colspan="2">不同主治</th><th>定位</th></tr>
<tr><td>三阴交</td><td rowspan="3">脾胃病证，妇科病证，下肢痿痹</td><td colspan="2">不孕、滞产，心悸失眠，阴虚诸证，湿疹、荨麻疹，遗精、遗尿</td><td>内踝上3寸，胫骨后缘</td></tr>
<tr><td>地机</td><td rowspan="2">小便不利，水肿</td><td></td><td>阴陵泉下3寸，胫骨后缘</td></tr>
<tr><td>阴陵泉</td><td>黄疸，遗精，遗尿</td><td>胫骨内侧髁下缘</td></tr>
<tr><td>血海</td><td colspan="3">妇科病，湿疹，丹毒，膝骨内侧痛</td><td>髌底内侧端上2寸，股内肌隆起处</td></tr>
<tr><td>大横</td><td colspan="3">脾胃病证</td><td>腹部，肚脐旁开4寸</td></tr>
<tr><td>大包</td><td colspan="3">气喘，胸胁痛，岔气，四肢无力</td><td>腋中线，第6肋间隙</td></tr>
</table>

考点　足厥阴肝经腧穴

<table>
<tr><th>穴位</th><th>相同主治</th><th>不同主治</th><th>定位</th></tr>
<tr><td>大敦</td><td rowspan="2">妇科、男科、泌尿病证</td><td>癫痫善寐</td><td>足大趾末节外侧，趾甲根后0.1寸</td></tr>
<tr><td>行间</td><td>肝经风热证，胸胁满痛</td><td>第1、2趾间，趾蹼后赤白肉际</td></tr>
<tr><td>太冲</td><td rowspan="3">妇科、男科病证，下肢痿痹</td><td>肝经风热证，肝胃病证</td><td>第1、2跖骨底结合部前方凹陷</td></tr>
<tr><td>蠡沟</td><td></td><td>内踝尖上5寸，胫骨内侧面中央</td></tr>
<tr><td>曲泉</td><td>小便不利，膝髌肿痛</td><td>腘横纹内侧，半腱肌肌腱内缘凹陷</td></tr>
</table>

续表

穴位	相同主治	不同主治	定位
章门	胃肠病证，肝脾病证		侧腹部，第11肋游离端下际
期门	肝胃病证，奔豚，乳痈		胸部，第6肋间隙，正中线旁开4寸

考点 足阳明胃经腧穴

足阳明胃经腧穴（一）

<table>
<tr><th>穴位</th><th>相同主治</th><th colspan="2">不同主治</th><th colspan="2">定位</th></tr>
<tr><td>承泣</td><td rowspan="5">面口病证（口㖞、齿痛、牙关不利、颊肿）</td><td rowspan="2">目疾</td><td></td><td colspan="2">眼球与眶下缘间，瞳孔直下</td></tr>
<tr><td>四百</td><td>头痛眩晕，胆道蛔虫症</td><td colspan="2">眶下孔处</td></tr>
<tr><td>地仓</td><td colspan="2"></td><td colspan="2">口角旁0.4寸</td></tr>
<tr><td>颊车</td><td colspan="2"></td><td colspan="2">咬肌隆起处</td></tr>
<tr><td>下关</td><td colspan="2">耳聋耳鸣</td><td colspan="2">颧弓下缘中央与下颌切迹之间凹陷处</td></tr>
<tr><td>头维</td><td colspan="3">头目病证</td><td colspan="2">额角发际上0.5寸，头正中线旁开4.5寸</td></tr>
<tr><td>人迎</td><td colspan="3">颈部病证，高血压，气喘</td><td colspan="2">横平喉结，胸锁乳突肌前缘</td></tr>
<tr><td>天枢</td><td rowspan="2">月经不调，痛经</td><td colspan="2"></td><td rowspan="2">前正中线旁开2寸</td><td>脐旁2寸</td></tr>
<tr><td>归来</td><td colspan="2">疝气</td><td>脐下4寸</td></tr>
<tr><td>梁丘</td><td colspan="3">急性胃痛，乳痈，乳痛，下肢病证</td><td colspan="2">髌底上2寸，股外侧肌与股直肌间</td></tr>
</table>

足阳明胃经腧穴（二）

<table>
<tr><th>穴位</th><th>相同主治</th><th colspan="2">不同主治</th><th colspan="2">定位</th></tr>
<tr><td>足三里</td><td rowspan="6">胃肠病证，下肢痿痹</td><td colspan="2">神志病，乳痈，肠痈，强壮保健</td><td colspan="2">犊鼻下3寸，胫骨前嵴外一横指</td></tr>
<tr><td>上巨虚</td><td colspan="2"></td><td>犊鼻下6寸</td><td rowspan="4">犊鼻与解溪连线上</td></tr>
<tr><td>下巨虚</td><td colspan="2">乳痈</td><td>犊鼻下9寸</td></tr>
<tr><td>条口</td><td colspan="2">转筋，肩臂痛</td><td>犊鼻下8寸</td></tr>
<tr><td>丰隆</td><td rowspan="2">头痛，眩晕，癫狂</td><td>咳嗽痰多</td><td>条口旁1寸</td></tr>
<tr><td>解溪</td><td>踝关节病，足下垂</td><td colspan="2">踝前正中凹陷，<u>拇</u>长伸肌腱与趾长伸肌腱</td></tr>
<tr><td>内庭</td><td rowspan="2">五官热病</td><td colspan="2">胃病，足背肿痛，跖趾关节痛</td><td colspan="2">第2、3趾间，趾蹼缘后方凹陷处</td></tr>
<tr><td>厉兑</td><td colspan="2">多梦、癫狂</td><td colspan="2">第2趾末节外侧，指甲根角侧后0.1寸</td></tr>
</table>

考点　足太阳膀胱经腧穴

足太阳膀胱经腧穴（一）

<table>
<tr><th>穴位</th><th colspan="2">相同主治</th><th>不同主治</th><th>定位</th></tr>
<tr><td>精明</td><td rowspan="3">目疾</td><td rowspan="2">急性腰扭伤</td><td></td><td>目内眦内上方眶内凹陷</td></tr>
<tr><td>攒竹</td><td>眉棱骨痛，呃逆</td><td>眉头凹陷</td></tr>
<tr><td>天柱</td><td></td><td>后头痛，癫狂痫，鼻塞</td><td>横平 C_2 棘突，斜方肌外侧凹陷</td></tr>
</table>

续表

穴位	相同主治	不同主治	定位	
大杼	咳嗽，发热，项强，肩背痛		T_1 棘突下	后正中旁1.5寸
风门		感冒，头痛等外感病	T_2 棘突下	

足太阳膀胱经腧穴（二）

穴位	相同主治	不同主治	定位	
肺俞	肺疾	阴虚病证，皮肤病	T_3 棘突下	后正中线旁开1.5寸
心俞		心与神志病证，盗汗遗精	T_5 棘突下	
膈俞	上逆之证，血证，阴虚病证，皮肤病		T_7 棘突下	
肝俞	肝胆病证	目疾，癫狂痫，脊背痛	T_9 棘突下	
胆俞		肺痨，潮热	T_{10} 棘突下	
脾俞	胃肠疾患	多食消瘦，背痛	T_{11} 棘突下	
胃俞			T_{12} 棘突下	
肾俞	腰痛腹泻	头晕耳鸣，男科、妇科病证	L_2 棘突下	
大肠俞			L_4 棘突下	
膀胱俞		小便不利，痔疮	S_2 棘突下	
次髎	男科妇科，小便不利，腰骶痛，下肢痿痹		第2骶后孔	

足太阳膀胱经腧穴（三）

<table>
<tr><th>穴位</th><th>相同主治</th><th>不同主治</th><th colspan="2">定位</th></tr>
<tr><td>承扶</td><td colspan="2">腰腿痛，下肢痿痹，痔疮</td><td colspan="2">臀横纹中点</td></tr>
<tr><td>委阳</td><td rowspan="2">腰腿痛，小便不利</td><td></td><td colspan="2">腘横纹上，股二头肌腱内侧缘</td></tr>
<tr><td>委中</td><td>急性吐泻，丹毒疔疮</td><td colspan="2">腘横纹中点</td></tr>
<tr><td>膏肓</td><td colspan="2">肩胛痛，咳喘肺痨，虚劳健忘</td><td>T_4 棘突下</td><td rowspan="2">后正中线旁3寸</td></tr>
<tr><td>志室</td><td colspan="2">腰脊痛，尿少水肿，男科、妇科病证</td><td>L_2 棘突下</td></tr>
<tr><td>秩边</td><td rowspan="3">腰腿痛，便秘痔疮</td><td>尿少癃闭</td><td colspan="2">平第4骶后孔，骶正中嵴旁开3寸</td></tr>
<tr><td>承山</td><td>腹痛疝气</td><td colspan="2">腓肠肌两肌腹与肌腱交角</td></tr>
<tr><td>飞扬</td><td>头痛目眩，鼻塞鼻衄</td><td colspan="2">昆仑上7寸，腓肠肌下缘与跟腱移行处</td></tr>
<tr><td>昆仑</td><td rowspan="3">头痛目眩，癫狂痫，腰腿痛</td><td>后头痛，项强，滞产</td><td colspan="2">外踝尖与跟腱之间凹陷</td></tr>
<tr><td>申脉</td><td rowspan="2"></td><td colspan="2">外踝下缘与跟骨间凹陷</td></tr>
<tr><td>束骨</td><td colspan="2">第5跖趾关节近端，赤白肉际</td></tr>
<tr><td>至阴</td><td colspan="2">头痛目痛，胎位不正，滞产，鼻衄</td><td colspan="2">足小趾甲角侧后方0.1寸</td></tr>
</table>

考点　足少阳胆经腧穴

足少阳胆经腧穴（一）

<table>
<tr><th>穴位</th><th>相同主治</th><th>不同主治</th><th colspan="2">定位</th></tr>
<tr><td>瞳子髎</td><td colspan="2">头痛，目疾</td><td colspan="2">目外眦外侧0.5寸</td></tr>
<tr><td>听会</td><td rowspan="2">齿痛口喎</td><td>耳聋耳鸣</td><td colspan="2">耳屏间切迹与下颌骨髁状突间</td></tr>
<tr><td>完骨</td><td>癫痫，喉痹颊肿</td><td colspan="2">乳突后下凹陷</td></tr>
<tr><td>阳白</td><td rowspan="3">头痛眩晕</td><td>眼睑瞤动，视物模糊</td><td>眉上1寸</td><td rowspan="2">瞳孔直上</td></tr>
<tr><td>头临泣</td><td>目疾鼻渊，小儿惊痫</td><td>前发际上0.5寸</td></tr>
<tr><td>风池</td><td>内风外风，目赤肿痛，鼻衄咽痛</td><td colspan="2">胸锁乳突肌上端与斜方肌上端间的凹陷</td></tr>
<tr><td>肩井</td><td colspan="2">颈项强痛，难产，乳痈，乳汁不下，瘰疬</td><td colspan="2">第7颈椎棘突下与肩峰最远端连线中点</td></tr>
<tr><td>日月</td><td rowspan="2">胁痛</td><td>黄疸，呕吐，吞酸，呃逆</td><td colspan="2">第7肋间隙，前正中线旁开4寸</td></tr>
<tr><td>带脉</td><td>月经不调，疝气，腰痛</td><td colspan="2">第11肋骨游离端垂线与脐水平线交点</td></tr>
</table>

足少阳胆经腧穴（二）

<table>
<tr><th>穴位</th><th>相同主治</th><th>不同主治</th><th colspan="2">定位</th></tr>
<tr><td>环跳</td><td rowspan="6">下肢痿痹</td><td>风疹</td><td colspan="2">股骨大转子最凸点与骶管裂孔连线外1/3与内2/3交点处</td></tr>
<tr><td>风市</td><td>遍身瘙痒</td><td colspan="2">手贴大腿，中指尖所指凹陷</td></tr>
<tr><td>阳陵泉</td><td>黄疸胁痛，吞酸口苦，小儿惊风</td><td colspan="2">腓骨小头前下凹陷</td></tr>
<tr><td>光明</td><td>目疾，乳胀</td><td>外踝尖上5寸</td><td rowspan="2">腓骨前缘</td></tr>
<tr><td>悬钟</td><td>痴呆中风，项强胁痛，脚气</td><td>外踝尖上3寸</td></tr>
<tr><td>丘墟</td><td>目疾，疟疾，足内翻，足下垂</td><td colspan="2">外踝前下方，趾长伸肌腱外侧凹陷</td></tr>
<tr><td>足临泣</td><td colspan="2">偏头痛，月经不调，乳痈</td><td colspan="2">第4、5跖骨底结合部的前方，第5趾长伸肌腱外侧凹陷</td></tr>
<tr><td>侠溪</td><td rowspan="2">耳聋耳鸣</td><td>惊悸，乳痈，热病</td><td colspan="2">第4、5趾间，趾蹼后赤白肉际</td></tr>
<tr><td>足窍阴</td><td>失眠多梦</td><td colspan="2">第4趾外侧，趾甲根后0.1寸</td></tr>
</table>

考点　督脉腧穴

<table>
<tr><th>穴位</th><th colspan="3">主治</th><th colspan="2">定位</th></tr>
<tr><td>长强</td><td rowspan="5">腰脊痛</td><td colspan="2">腹泻，痔疮，癫狂</td><td colspan="2">尾骨端与肛门中点</td></tr>
<tr><td>腰阳关</td><td rowspan="2">下肢痿痹，妇科、男科病证</td><td></td><td>L_4 棘突下</td><td rowspan="6">后正中线上</td></tr>
<tr><td>命门</td><td>尿频，小腹冷痛，腹泻</td><td>L_2 棘突下</td></tr>
<tr><td>至阳</td><td colspan="2">胸胁咳喘，肝胆病证</td><td>T_7 棘突下</td></tr>
<tr><td>身柱</td><td rowspan="2">身热外感，神志病证</td><td>疔疮发背</td><td>T_3 棘突下</td></tr>
<tr><td>大椎</td><td rowspan="3">项脊痛</td><td>骨蒸潮热，风疹瘙疮</td><td>C_7 棘突下</td></tr>
<tr><td>哑门</td><td rowspan="2">神志病证</td><td>舌强不语</td><td>C_2 棘突上</td></tr>
<tr><td>风府</td><td>中风，目痛，鼻衄，咽痛</td><td colspan="2">枕外隆凸直下</td></tr>
<tr><td>百会</td><td colspan="2" rowspan="2">头面病证，神志病证</td><td>痴呆健忘，中风失语，下陷性病证</td><td colspan="2">前发际正中直上 5 寸</td></tr>
<tr><td>上星</td><td>热病疟疾</td><td colspan="2">前发际正中直上 1 寸</td></tr>
<tr><td>素髎</td><td colspan="2" rowspan="2">急危重症</td><td>鼻病</td><td colspan="2">鼻尖正中央</td></tr>
<tr><td>水沟</td><td>神志病证，鼻口病证，闪挫腰痛，风水面肿</td><td colspan="2">人中沟上 1/3</td></tr>
<tr><td>印堂</td><td colspan="3">痴呆健忘，头痛眩晕，鼻病，小儿惊风，产后血晕，子痫</td><td colspan="2">两眉内侧中间</td></tr>
</table>

考点　任脉腧穴

<table>
<tr><th>穴位</th><th colspan="2">主治</th><th colspan="2">定位</th></tr>
<tr><td>中极</td><td rowspan="3">妇科、男科病证泌尿系统</td><td rowspan="3">元气虚损病证，肠腑病证，保健灸常用穴</td><td>脐下 4 寸</td><td rowspan="13">前正中线上</td></tr>
<tr><td>关元</td><td>脐下 3 寸</td></tr>
<tr><td>气海</td><td>脐下 1.5 寸</td></tr>
<tr><td>神阙</td><td colspan="2">元阳暴脱，肠腑病证，水肿，小便不利；保健灸常用穴</td><td>脐中央</td></tr>
<tr><td>下脘</td><td rowspan="4">腹痛，腹胀，呕吐，胃痛</td><td>痞块</td><td>脐上 2 寸</td></tr>
<tr><td>建里</td><td>水肿</td><td>脐上 3 寸</td></tr>
<tr><td>中脘</td><td>黄疸，癫狂，脏躁，失眠，哮喘</td><td>脐上 4 寸</td></tr>
<tr><td>上脘</td><td>黄疸，癫痫，不寐</td><td>脐上 5 寸</td></tr>
<tr><td>膻中</td><td colspan="2">胸中气机不畅（咳喘，闷痛，呃逆），乳少，乳痈，乳癖</td><td>第 4 肋间隙</td></tr>
<tr><td>天突</td><td colspan="2">肺系病证（咳喘，咽痛，暴喑），瘿气，梅核气</td><td>胸骨上窝正中央</td></tr>
<tr><td>廉泉</td><td colspan="2">咽喉口舌病证（中风失语，吞咽困难，口舌生疮）</td><td>舌骨上凹陷</td></tr>
<tr><td>承浆</td><td colspan="2">口面部病证（口㖞流涎），暴喑，癫痫</td><td>颏唇沟正中凹陷处</td></tr>
</table>

考点　奇穴

奇穴（一）

<table>
<tr><th colspan="2">穴位</th><th colspan="2">主治</th><th colspan="2">定位</th></tr>
<tr><td colspan="2">四神聪</td><td rowspan="2">头痛，眩晕，目疾</td><td>失眠，健忘，癫痫</td><td colspan="2">百会前后左右各旁开1寸，共4穴</td></tr>
<tr><td colspan="2">太阳</td><td>面瘫面痛</td><td colspan="2">眉梢与目外眦之间，向后约一横指凹陷</td></tr>
<tr><td colspan="2">金津</td><td rowspan="2">口疮</td><td>舌强失语，呕吐消渴</td><td colspan="2">舌下系带的静脉上</td></tr>
<tr><td colspan="2">牵正</td><td>牙痛</td><td colspan="2">耳垂前0.5~1寸</td></tr>
<tr><td colspan="2">安眠</td><td colspan="2">失眠头痛，心悸，癫狂</td><td colspan="2">翳风穴与风池穴连线中点</td></tr>
<tr><td colspan="2">三角灸</td><td colspan="2">疝气，奔豚，不孕症</td><td colspan="2">顶角在脐心，两底角呈水平，以两口角间的长度做等边三角形</td></tr>
<tr><td colspan="2">定喘</td><td colspan="2">咳喘，落枕，肩背上肢痛</td><td rowspan="4">后正中线旁0.5寸</td><td>平第7颈椎棘突下</td></tr>
<tr><td rowspan="3">夹脊</td><td>上胸部</td><td colspan="2">心肺、上肢病证</td><td rowspan="3">$T_{1\sim5}$棘突下，一侧17穴</td></tr>
<tr><td>下胸部</td><td colspan="2">胃肠病证</td></tr>
<tr><td>腰部</td><td colspan="2">腰腹、下肢病证</td></tr>
<tr><td colspan="2">胃脘下俞</td><td colspan="2">消渴，胃痛，胸胁痛</td><td colspan="2">后正中线旁开1.5寸，平T_8棘突下</td></tr>
</table>

奇穴（二）

<table>
<tr><th>穴位</th><th colspan="2">主治</th><th colspan="2">定位</th></tr>
<tr><td>腰眼</td><td colspan="2">腰痛，月经带下，虚劳</td><td colspan="2">平 L_4 棘突下，后正中线旁 3.5 寸</td></tr>
<tr><td>腰痛点</td><td colspan="2">急性腰扭伤</td><td rowspan="3">手背</td><td>第 2/3 掌骨及第 4/5 掌骨之间，腕背横纹与掌指关节中点，一手 2 穴</td></tr>
<tr><td>八邪</td><td colspan="2">手背肿痛，烦热目痛，毒蛇咬伤</td><td>第 1 ~ 5 指间，指蹼赤白肉际</td></tr>
<tr><td>外劳宫</td><td colspan="2">落枕，手臂肿痛，脐风</td><td>第 2/3 掌骨间，掌指关节后 0.5 寸</td></tr>
<tr><td>四缝</td><td colspan="2">小儿疳积，百日咳</td><td rowspan="2">手指</td><td>第 2 ~ 5 指掌面指间关节横纹中央</td></tr>
<tr><td>十宣</td><td colspan="2">昏迷癫痫，高热咽痛，手指麻木</td><td>十指尖端，距指甲游离缘 0.1 寸</td></tr>
<tr><td>膝眼</td><td colspan="2">膝痛腿痛，脚气</td><td colspan="2">屈膝，髌韧带两侧凹陷</td></tr>
<tr><td>胆囊</td><td>急慢性胆囊炎</td><td rowspan="2">下肢痿痹</td><td colspan="2">腓骨小头直下 2 寸</td></tr>
<tr><td>阑尾</td><td>急慢性阑尾炎，消化不良</td><td colspan="2">犊鼻下 5 寸，胫骨前缘旁一横指</td></tr>
<tr><td>八风</td><td colspan="2">足趾痛，毒蛇咬伤，脚气</td><td colspan="2">足第 1 ~ 5 趾蹼缘后方赤白肉际处</td></tr>
</table>

第七单元　毫针刺法

考点　针刺准备

针刺体位

体位	适用部位
仰卧位	头、面、胸、腹部、腧穴和上、下肢
侧卧位	身体侧面少阳经和上、下肢
俯卧位	头、项、脊背、腰尻部和下肢背侧及上肢
仰靠坐位	前头、颜面和颈前
俯伏坐位	后头和项、背部
侧伏坐位	头部的一侧、面颊及耳前后

考点　进针方法

进针方法	适用的针具	进针方法	适用部位
指切进针法	短针	舒张进针法	皮肤松弛部位
夹持进针法	长针	提捏进针法	皮肉浅薄部位，如印堂穴

考点　针刺角度

分类	概念		应用
直刺	针身与皮肤呈90°	垂直刺入	人体大部分
斜刺	针身与皮肤呈45°		肌肉浅薄处或深部有重要脏器
平刺	针身与皮肤呈15°		皮薄肉少部位

考点　针刺补泻

补泻手法	补法	泻法
捻转补泻	捻转角度小，用力轻，频率慢，操作时间短，结合拇指向前、食指向后者	捻转角度大，用力重，频率快，操作时间长，结合拇指向后、食指向前者
疾徐补泻	徐入疾出，少捻转	疾入徐出，多捻转
提插补泻	先浅后深，重插轻提，提插幅度小，频率慢，操作时间长者	先深后浅，轻插重提，提插幅度大，频率快，操作时间长者
迎随补泻	顺经为补	逆经为泻
呼吸补泻	病人呼气时进针，吸气时出针	吸气时进针，呼气时出针
开阖补泻	出针后迅速揉按针孔	出针时摇大针孔而不立即揉按
平补平泻	进针得气后均匀地提插、捻转后即可出针	

第八单元　灸法

考点　间接灸

间接灸分类	功效	主治
隔姜灸	解表散寒，温中止呕	外感表证，虚寒性呕吐，腹泻，腹痛
隔蒜灸	清热，解毒，杀虫	肿疮疡，毒虫咬伤，哮喘，脐风，肺痨
隔盐灸	温中散寒，扶阳固脱	虚寒性呕吐，泄泻，腹痛，虚脱，产后血晕
隔附子饼灸	温肾壮阳	命门火衰而致的遗精，阳痿，早泄

第九单元　治疗总论

考点　针灸治疗原则、针灸治疗作用、针灸处方

<table>
<tr><td colspan="3">针灸治疗原则</td><td>补虚泻实，清热温寒，治病求本</td></tr>
<tr><td colspan="3">针灸治疗作用</td><td>疏通经络，扶正祛邪，调和阴阳</td></tr>
<tr><td rowspan="3">针灸处方</td><td colspan="2">选穴原则</td><td>①近部选穴，体现了“腧穴所在，主治所及”。②远部选穴，体现了“经络所过，主治所及”。③辨证选穴，如肾阴不足导致的虚热选肾俞、太溪。④对症选穴，如发热取大椎、痰多取丰隆</td></tr>
<tr><td rowspan="2">配穴方法</td><td>按部配穴</td><td>①远近配穴，如眼病以精明、风池、光明相配。②上下配穴，如头项强痛，上取大椎，下配昆仑。③前后配穴，如肺病前取中府，后取肺俞。④左右配穴，如胃痛取双侧足三里、梁丘</td></tr>
<tr><td>按经配穴</td><td>①本经配穴，体现了“不盛不虚，以经取之”，如咳嗽取中府、太渊。②表里经配穴，如风热袭肺的感冒咳嗽，选肺经的尺泽配大肠经的曲池、合谷。③同名经配穴，体现了“同气相通”，如阳明经头痛，取手阳明经的合谷配足阳明经的内庭</td></tr>
</table>

第十单元 内科病证的针灸治疗

考点 头痛★

治法	调和气血，通络止痛	
主穴	百会、太阳、风池、阿是穴、合谷	
配穴	太阳头痛	天柱、后溪、昆仑
	阳明头痛	印堂、内庭
	少阳头痛	率谷、外关、足临泣
	厥阴头痛	四神聪、太冲、内关
	风寒头痛	风门、列缺
	风热头痛	曲池、大椎
	风湿头痛	头维、阴陵泉
	肝阳头痛	太溪、太冲
	痰浊头痛	中脘、丰隆
	瘀血头痛	血海、膈俞
	血虚头痛	脾俞、足三里

考点　面瘫★

治法	祛风通络，疏调经筋	
主穴	攒竹、阳白、四白、颧髎、颊车、地仓、合谷、太冲	
配穴	风寒外袭	风池、风府
	风热侵袭	外关、关冲
	气血不足	足三里、气海
	眼睑闭合不全	鱼腰、丝竹空、申脉
	鼻唇沟变浅	迎香
	人中沟歪斜	水沟
	颏唇沟歪斜	承浆
	乳突部疼痛	翳风
	舌麻、味觉减退	廉泉

考点　面痛

治法	疏通经络，祛风止痛	
主穴	攒竹、四白、下关、地仓、合谷、太冲、内庭	
配穴	眼部疼痛	丝竹空、阳白、外关
	上颌支痛	颧髎、迎香
	下颌支痛	承浆、颊车、翳风
	外感风寒	风池、列缺
	外感风热	曲池、外关
	气滞血瘀	内关、三阴交
	肝胃郁热	行间、内庭
	阴虚阳亢	风池、太溪

考点　腰痛

治法	通经止痛
主穴	大肠俞、阿是穴、委中

续表

配穴	督脉	后溪
	足太阳经	申脉
	腰椎病变	腰夹脊
	寒湿腰痛	命门、腰阳关
	瘀血腰痛	膈俞、次髎
	肾虚腰痛	肾俞、太溪

考点　痹证

治法	通络止痛	
主穴	阿是穴、局部经穴	
配穴	行痹	膈俞、血海
	痛痹	肾俞、关元
	着痹	阴陵泉、足三里
	热痹	大椎、曲池

考点　痿证

治法	祛邪通络，濡养筋脉	
主穴	上肢	肩髃、曲池、外关、合谷、颈胸段夹脊穴
	下肢	髀关、足三里、阳陵泉、悬钟、三阴交、解溪、腰部夹脊穴
配穴	肺热津伤	尺泽、大椎
	脾胃虚弱	脾俞、胃俞
	湿热浸淫	阴陵泉、内庭
	肝肾亏虚	肝俞、肾俞

考点　中风★

	中风——中经络	中风——中脏腑	
治法	疏通经络，醒脑调神	闭证：平肝息风，醒脑开窍	脱证：回阳固脱
主穴	水沟、内关、三阴交、极泉、尺泽、委中	水沟、十二井、太冲、丰隆、劳宫	关元、神阙

续表

<table>
<tr><td></td><td>中风——中经络</td><td colspan="3">中风——中脏腑</td></tr>
<tr><td rowspan="9">配穴</td><td>肝阳暴亢：太冲、太溪</td><td colspan="2">上肢不遂：肩髃、曲池、手三里、合谷</td><td>口角歪斜：地仓、颊车、合谷、太冲</td></tr>
<tr><td>风痰阻络：丰隆、合谷</td><td colspan="2">下肢不遂：环跳、足三里、风市、阳陵泉、悬钟、太冲</td><td>语言謇涩：廉泉、通里、哑门</td></tr>
<tr><td rowspan="2">痰热腑实：曲池、内庭、丰隆</td><td rowspan="7">肢体拘挛</td><td>肘部：曲泽</td><td rowspan="7">吞咽困难：廉泉、金津、玉液</td></tr>
<tr><td>腕部：大陵</td></tr>
<tr><td rowspan="2">气虚血瘀：气海、血海、足三里</td><td>膝部：曲泉</td></tr>
<tr><td>踝部：太溪</td></tr>
<tr><td rowspan="3">阴虚风动：太溪、风池</td><td>足内翻：丘墟透照海</td></tr>
<tr><td>足外翻：太溪、中封</td></tr>
<tr><td>足下垂：解溪</td></tr>
</table>

考点　痫病

分期	发作期	间歇期
治法	醒脑开窍	化痰息风，理气通络
主穴	水沟、百会、后溪、内关、涌泉	印堂、鸠尾、间使、太冲、丰隆、腰奇

续表

配穴		痰火扰神：神门、行间、内庭
		心脾两虚：心俞、脾俞、足三里
		瘀阻脑络：膈俞、内关、血海
		风痰闭阻：合谷、风池、阴陵泉
		肝肾阴虚：肝俞、肾俞、三阴交

考点 不寐

治法	舒脑宁心，安神利眠	
主穴	百会、安眠、神门、三阴交、照海、申脉	
配穴	心脾两虚	心俞、脾俞
	心肾不交	太溪、肾俞
	心胆气虚	心俞、胆俞
	肝火扰神	行间、侠溪
	脾胃不和	足三里、内关
	噩梦多	厉兑、隐白
	头晕	风池、悬钟
	重症不寐	夹脊、四神聪

考点　郁证

治法	调神解郁，疏利气机	
主穴	百会、印堂、内关、水沟、神门、太冲	
配穴	肝气郁结	膻中、期门
	气郁化火	行间、侠溪
	痰气郁结	丰隆、阴陵泉、天突
	心神惑乱	通里、心俞、三阴交
	心脾两虚	心俞、脾俞、足三里、三阴交
	肝肾阴虚	肝俞、肾俞、太溪、三阴交
	咽部异物哽塞感明显	天突、照海

考点　心悸

治法	宁心安神，定悸止惊	
主穴	内关、神门、心俞、郄门、巨阙	
配穴	心虚胆怯	胆俞
	心脾两虚	脾俞、足三里
	阴虚火旺	太溪、肾俞
	水气凌心	气海、阴陵泉
	心脉瘀阻	膻中、膈俞

考点 感冒

治法	祛风解表	
主穴	列缺、合谷、风池、大椎、太阳	
配穴	风寒感冒	风门、肺俞
	风热感冒	曲池、尺泽
	夹湿	阴陵泉
	夹暑	委中
	体虚感冒	足三里
	咽喉疼痛	少商、商阳

考点 咳嗽

	外感咳嗽	内伤咳嗽
治法	疏风解表，宣肺止咳	肃肺理气，止咳化痰
主穴	肺俞、列缺、合谷	肺俞、太渊、三阴交

续表

	外感咳嗽	内伤咳嗽
配穴	风寒袭肺：风门、太渊	痰湿阻肺：丰隆、阴陵泉
	风热犯肺：大椎、曲池	肝火灼肺：行间、鱼际
	咽喉痛：少商	肺阴亏虚：膏肓
		气短乏力：气海、足三里
		咯血：孔最
		胁痛：阳陵泉
		咽喉干痒：太溪
		盗汗：阴郄

考点 哮喘

	实证	虚证
治法	驱邪肃肺，化痰平喘	补益肺肾，止哮平喘
主穴	列缺、尺泽、肺俞、中府、定喘	肺俞、肾俞、膏肓、太渊、太溪、定喘、足三里
配穴	风寒外袭：风门、合谷	肺气虚：气海
	痰热阻肺：丰隆、曲池	肾气虚：关元
	喘甚：天突	

考点 胃痛、呕吐

	胃痛	呕吐
治法	和胃止痛	和胃理气，降逆止呕
主穴	中脘、内关、足三里	中脘、内关、足三里（内关、中脘用泻法）
配穴	寒邪客胃：胃俞	寒邪客胃：上脘、胃俞
	饮食伤胃：梁门、下脘	饮食停滞：梁门、天枢
	肝气犯胃：期门、太冲	肝气犯胃：期门、太冲
	瘀血停胃：膈俞、三阴交	痰饮内停：丰隆、公孙
	脾胃虚寒：脾俞、胃俞、关元	脾胃虚寒：脾俞、胃俞
	胃阴不足：胃俞、三阴交、内庭	热邪内蕴：合谷、金津、玉液

考点　泄泻

	急性泄泻	慢性泄泻
治法	除湿导滞，通调腑气	健脾温肾，固本止泻
主穴	天枢、上巨虚、阴陵泉、水分	神阙（灸）、天枢、足三里、公孙
配穴	寒湿内盛：神阙	脾气虚弱：脾俞、太白
	肠腑湿热：内庭、曲池	肾阳虚衰：肾俞、关元
	食滞肠胃：中脘	肝气乘脾：肝俞、太冲
	泻下脓血：曲池、三阴交、内庭	久泻虚陷：百会

考点　痢疾

治法	通调肠腑，化湿导滞
主穴	天枢、上巨虚、合谷、三阴交

续表

配穴	湿热痢	内庭、曲池
	寒湿痢	中脘、气海
	疫毒痢	大椎、十宣
	噤口痢	内关、中脘
	休息痢	脾俞、足三里
	久痢脱肛	百会

考点　便秘

治法	理肠通便	
主穴	天枢、大肠俞、上巨虚、支沟	
配穴	热秘	合谷、曲池
	冷秘	神阙、关元
	气秘	太冲、中脘
	虚秘	足三里、脾俞、气海
	阴伤津亏	照海、太溪

考点　阳痿

治法	补益肾气，荣养宗筋	
主穴	关元、三阴交、肾俞	
配穴	肾阳不足	命门、太溪
	惊恐伤肾	志室、胆俞
	心脾两虚	心俞、脾俞、足三里
	湿热下注	曲骨、阴陵泉
	肝郁气滞	太冲、内关
	失眠多梦	神门、心俞
	食欲不振	中脘、足三里
	腰膝酸软	命门、阳陵泉

考点　消渴

治法	养阴生津，清热润燥
主穴	胃脘下俞、肺俞、脾俞、肾俞、太溪、三阴交

针灸学

续表

配穴	肺燥津伤	太渊、少府
	胃热津伤	内庭、地机
	肾阴亏虚	复溜、太冲
	阴阳两虚	关元、命门
	上肢疼痛或麻木	肩髃、曲池、合谷
	下肢疼痛或麻木	风市、阳陵泉、解溪
	皮肤瘙痒	风池、曲池、血海

考点 癃闭

	实证	虚证
治法	清热利湿，行气活血	温补脾肾，益气启闭
主穴	中极、膀胱俞、秩边、阴陵泉、三阴交	关元、脾肾、肾俞、三焦俞、秩边
配穴	膀胱湿热：委阳	脾虚气弱：气海、足三里
	肺热壅盛：尺泽	肾气亏虚：太溪、命门
	肝郁气滞：太冲	
	浊瘀阻塞：次髎、血海	

第十一单元　妇儿科病证、骨伤科病证的针灸治疗

考点　月经不调

	月经先期	月经后期	月经先后不定期
治法	调理冲任，清热调经	温经散寒，行血调经	调补肝肾，理血调经
主穴	关元、三阴交、血海	气海、三阴交、归来	关元、三阴交、肝俞
配穴	实热：行间；虚热：太溪	寒凝：关元、命门	肝郁：期门、太冲
	气虚：足三里、脾俞	血虚：足三里、血海	肾虚：肾俞、太溪
	月经过多：隐白		

考点　痛经

<table>
<tr><th></th><th>实证</th><th>虚证</th></tr>
<tr><td>治法</td><td>行气活血，调经止痛</td><td>调补气血，滋养冲任</td></tr>
<tr><td rowspan="2">取经</td><td colspan="2">任脉、足太阴经</td></tr>
<tr><td></td><td>足阳明经</td></tr>
<tr><td>主穴</td><td>中极、次髎、地机、三阴交</td><td>关元、足三里、三阴交</td></tr>
</table>

续表

	实证	虚证
配穴	气滞血瘀：太冲、血海	气血虚弱：气海、脾俞
	寒凝血瘀：关元、归来	肾气亏虚：太溪、肾俞

考点　崩漏

	实证	虚证
主穴	关元、三阴交、隐白	气海、三阴交、肾俞、足三里
配穴	血热：中极、血海	脾虚：百会、脾俞
	血瘀：血海、膈俞	肾虚：肾俞、太溪
	湿热：中极、阴陵泉	
	气郁：膻中、太冲	

考点　带下病

治法	利湿化浊，固摄带脉	
主穴	带脉、中极、白环俞、三阴交	
配穴	湿热下注	阴陵泉、水道、次髎
	阴痒	蠡沟、太冲
	脾虚	气海、足三里、脾俞
	肾俞	关元、肾俞、照海

考点　缺乳

治法	调理气血，疏通乳络	
主穴	乳根、膻中、少泽	
配穴	气血虚弱	足三里、脾俞、胃俞
	肝郁气滞	太冲、内关

考点　遗尿

治法	调理膀胱，温肾健脾	
主穴	关元、中极、膀胱俞、三阴交	
配穴	肾气不足	肾俞、命门、太溪
	脾肺气虚	肺俞、气海、足三里
	肝经郁热	行间、阳陵泉
	夜梦多	百会、神门

考点 落枕

<table>
<tr><td>治法</td><td colspan="2">舒经活络，调和气血</td></tr>
<tr><td>主穴</td><td colspan="2">外劳宫、天柱、阿是穴、后溪、悬钟</td></tr>
<tr><td rowspan="6">配穴</td><td>病在督脉、太阳经</td><td>大椎、束骨</td></tr>
<tr><td>病在少阳经</td><td>风池、肩井</td></tr>
<tr><td>风寒袭络</td><td>风池、合谷</td></tr>
<tr><td>气滞血瘀</td><td>内关、合谷</td></tr>
<tr><td>肩痛</td><td>肩髃</td></tr>
<tr><td>背痛</td><td>天宗</td></tr>
</table>

第十篇

诊断学基础

第一单元　症状学

考点　发热

热型★

<table>
<tr><th>热型</th><th colspan="2">概念</th><th>临床意义</th></tr>
<tr><td>稽留热</td><td colspan="2">39℃～40℃，24 小时波动不超过 1℃，达数天或数周</td><td>肺炎链球菌，伤寒</td></tr>
<tr><td>弛张热</td><td colspan="2">39℃以上，24 小时波动超过 2℃</td><td>败血症，重症肺结核，化脓性炎症</td></tr>
<tr><td>波状热</td><td>逐渐升至 39℃以上</td><td rowspan="2">高热期与无热期各持续数天</td><td>布氏杆菌</td></tr>
<tr><td>回归热</td><td>急骤升至 39℃以上</td><td>霍奇金病</td></tr>
<tr><td>间歇热</td><td colspan="2">骤升至高峰，高热期持续数小时，间歇期持续数天</td><td>疟疾，急性肾盂肾炎</td></tr>
<tr><td>不规则热</td><td colspan="2">发热的体温曲线无一定规律</td><td>结核病，肺炎，心内膜炎，胸膜炎</td></tr>
</table>

考点 胸痛

胸痛的问诊要点

	临床表现	临床意义
部位	一侧肋间神经分布区域疼痛	带状疱疹
	第 1/2 肋软骨疼痛	非化脓性肋软骨炎
	胸骨后、心前区疼痛，牵涉左肩背、左臂内侧	心绞痛，急性心梗
	胸骨后疼痛	食管，膈和纵隔肿瘤
	患侧的腋前线及腋中线疼痛	自发性气胸，急性腹膜炎
性质	剧烈疼痛，伴恐惧、濒死感	心肌梗死
	尖锐刺痛或撕裂痛，呼吸时加重，屏气时消失	干性胸膜炎
	胸部闷痛	原发性肺癌，纵隔肿瘤
	突发剧烈刺痛或绞痛，伴呼吸困难与发绀	肺梗死
诱因、缓解因素	胸痛在体力活动后减轻	心脏神经症
	因深呼吸与咳嗽而加剧	胸膜炎，自发性气胸
伴随症状	咳嗽、咳痰	急慢性支气管炎，肺炎
	咯血	肺炎，肺脓肿

考点　腹痛

腹痛的问诊要点

	临床表现	临床意义
部位	中上腹痛	胃、十二指肠疾病，急性胰腺炎
	右上腹痛	肝、胆疾患
	脐周或上腹痛，数小时后转至右下腹	急性阑尾炎早期
性质与程度	慢性、周期性、节律性中上腹隐痛	消化性溃疡
	胀痛，于呕吐后减轻	幽门梗阻
	剧烈绞痛	胆石症，尿路结石，肠梗阻
诱发/缓解因素	①胆囊炎发作前有进油腻食物史。②急性胰腺炎发作前有暴饮暴食、酗酒史。③十二指肠溃疡腹痛发生在空腹，进食或服碱性药发作后缓解。④胃溃疡疼痛在进食后发作	
伴随症状	寒战、高热	急性化脓性胆管炎，肝脓肿
	血尿	尿路结石
	血便	急性菌痢，肠套叠
	腹胀、呕吐隔日食物	幽门梗阻
	腹胀、呕吐、停止排便排气	肠梗阻

考点　咳嗽与咳痰

咳嗽与咳痰的问诊要点

	临床表现	临床意义
性质	干性咳嗽	急性咽喉炎，急性支气管炎
时间与节律	突发咳嗽	急性咽喉炎，气管异物
	阵发性咳嗽	支气管肺癌，百日咳
	长期慢性咳嗽、晨咳	慢支，支扩，肺脓肿
	夜咳	左心衰，肺结核
音色	声音嘶哑	声带炎，喉炎，喉癌
	金属调	纵隔肿瘤，支气管癌
	犬吠样	喉头水肿或气管受压
	鸡鸣样	百日咳
痰的性质与量	分层现象	支扩，肺脓肿
	黄绿色	铜绿假单胞菌
伴随症状	伴高热、胸痛	肺炎，肺脓肿，脓胸，胸膜炎
	伴呼吸困难	喉头水肿，喉肿瘤，慢性阻塞性肺疾病

考点　咯血

咯血的问诊要点

	临床表现	临床意义
量及性状	大量咯血（每日超过500mL）	空洞型肺结核，支扩，肺脓肿
	中等咯血（每日100～500mL）	二尖瓣狭窄
伴随症状	发热	肺结核，肺炎链球菌肺炎
	脓痰	支扩，肺脓肿

咯血与呕血的鉴别

	咯血	呕血
病因	肺结核，支扩，肺癌，心脏病	消化性溃疡，肝硬化，胆道出血
出血前症状	喉部痒感，胸闷，咳嗽	上腹部不适，恶心呕吐
出血方式	咯出	呕出，喷射状
出血血色	鲜红	暗红，棕色
血中混有物	痰，泡沫	食物残渣，胃液
有无黑便	无	有

考点　呼吸困难

呼吸困难的临床表现

呼吸困难的分类		临床表现	临床意义
肺源性	吸气性	吸气费力，三凹征，伴干咳与高调吸气性喉鸣	喉水肿，支气管肿瘤
	呼气性	呼气费力，呼气时间延长而缓慢，干啰音	支气管哮喘，慢阻肺
	混合性	吸、呼气都困难，呼吸浅快，病理性呼吸音	重症肺炎，大块肺梗死
心源性	劳累性呼困	体力活动加重	
	端坐呼吸	平卧时加重	
	夜间阵发性	坐起咳喘，面色青紫，呼吸哮鸣音，粉红色痰	左心衰竭
中毒性	代谢性酸中毒	库斯莫尔呼吸	
	药物中毒	潮式呼吸	
中枢性		呼吸深慢	脑出血，颅压增高
癔症性		发作浅表、频数，换气过度	呼吸性碱中毒

考点　恶心与呕吐

恶心与呕吐的病因

反射性呕吐	①咽部受刺激。②胃、十二指肠疾病。③肠道疾病。④肝、胆、胰与腹膜病变

续表

中枢性呕吐	①中枢神经系统疾病：颅内感染、脑血管疾病、颅脑损伤、癫痫。②全身性疾病：感染，内分泌与代谢紊乱，休克，缺氧，中暑。③药物反应与中毒

恶心与呕吐的问诊要点

问诊要点	临床表现	临床意义
呕吐物性质	隔日食物	幽门梗阻
	咖啡色	上消化道出血
	粪臭	低位肠梗阻
伴随症状	伴发热	感染
	伴剧烈头痛	颅内压增高
	伴剧烈腹痛	急性阑尾炎，急性胰腺炎，急性肠梗阻，胆石症
	伴眩晕	前庭器官疾病

考点 呕血与黑便

呕血与黑便的问诊要点

问诊要点	临床表现	临床意义
出血量	>5mL	大便隐血试验（+）
	>60mL	黑便
	300mL	呕血
	>400 mL	头昏眼花，口干乏力
	>800～1000mL	周围循环衰竭
伴随症状	伴慢性上腹痛、反酸	消化性溃疡
	伴肝掌、腹水	肝硬化
	伴皮肤黏膜出血	血液病，急性传染病
	伴右上腹痛、黄疸、寒战高热	急性梗阻性化脓性胆管炎

考点 黄疸★

分类	病因	临床表现	实验室检查			
			血清胆红素	尿胆原	尿胆红素	其他
溶血性	各种溶血性贫血	急性：寒战高热头痛； 慢性：贫血黄疸脾大	总胆红素↑	↑	（－）	粪胆素↑

续表

分类	病因	临床表现	实验室检查			
			血清胆红素	尿胆原	尿胆红素	其他
肝细胞性	肝炎，肝硬化，肝癌，钩端螺旋体病	黄疸呈浅黄至深黄色，乏力倦怠，食欲缺乏，出血倾向，肝脾大	结合/非结合↑	↑	（+）	转氨酶↑
阻塞性	肝外梗阻性黄疸，肝内胆汁淤积	黄疸深而色暗，皮肤瘙痒，心率减慢	结合↑	↓	（+）	大便灰白色

考点　意识障碍

分类		临床表现/意义
病因		感染，脑循环障碍，颅脑占位或外伤，癫痫，内分泌与代谢障碍，心血管疾病，中毒
临床表现	嗜睡	持续睡眠，轻刺激唤醒，反应迟钝，刺激停止后徐徐入睡
	昏睡	处于熟睡状态，不易唤醒，强刺激唤醒很快入睡
	昏迷	意识丧失，任何刺激都不能唤醒
	意识模糊	有简单精神活动，定向力障碍
	谵妄	意识模糊伴错觉

续表

分类		临床表现/意义
伴随症状	伴发热	严重感染
	伴呼吸异常	缓慢：药物中毒，颅内高压；深大：尿毒症，糖尿病酮症酸中毒
	伴高血压	脑出血，高血压脑病
	伴脑膜刺激征	脑膜炎，蛛网膜下腔出血
	伴瞳孔异常	散大：酒精中毒，癫痫；缩小：有机磷中毒，海洛因中毒

第二单元　检体诊断

考点　基本检查法

常见叩诊音★

叩诊音	生理意义	病理意义
清音	正常肺部	
鼓音	胃泡区，腹部	肺空洞，气胸，气腹
过清音		肺气肿
浊音	被肺覆盖的肝脏、心脏	肺组织含气减少
实音	心、肝	大量胸腔积液，肺实变

嗅诊常见异常气味及临床意义

嗅诊内容	气味	临床意义
呕吐物	粪臭味	肠梗阻
	浓烈酸味	幽门梗阻或狭窄
呼气味	蒜味	有机磷中毒
	氨味	尿毒症
	烂苹果味	糖尿病酮症酸中毒
	腥臭味	肝性脑病
痰液	血腥味	大咯血
	恶臭	支扩、肺脓肿
脓液	恶臭	气性坏疽可能

考点　全身状态检查

面容检查

常见面容	临床表现	临床意义
黏液性水肿面容	面色苍白，颜面浮肿，睑厚面宽，毛发稀疏	甲减
二尖瓣面容	双颊暗红，口唇发绀	二尖瓣狭窄、风心病

续表

常见面容	临床表现	临床意义
伤寒面容	无欲状态，表情淡漠，反应迟钝	伤寒，脑炎
苦笑面容	苦笑状，牙关紧闭，面肌痉挛	破伤风
满月面容	面圆如满月，发红，伴胡须、痤疮	肾上腺皮质功能亢进，长期用肾上腺皮质激素者
肢端肥大症面容	头大，耳鼻大，面长，唇舌厚，下颌增大前凸，眉弓及两颧隆起	肢端肥大症
面具面容	面部呆板，无表情	震颤麻痹，脑炎

体位及步态检查

<table>
<tr><th></th><th colspan="2">分类</th><th>临床意义</th></tr>
<tr><td rowspan="7">体位检查</td><td colspan="2">被动体位</td><td>极度衰弱，意识丧失</td></tr>
<tr><td rowspan="5">强迫体位</td><td>强迫仰卧位</td><td>急性腹膜炎</td></tr>
<tr><td>强迫侧卧位</td><td>一侧胸膜炎，胸腔积液</td></tr>
<tr><td>强迫坐位</td><td>心肺功能不全</td></tr>
<tr><td>辗转体位</td><td>胆绞痛，肾绞痛，肠绞痛</td></tr>
<tr><td>角弓反张</td><td>破伤风，小儿脑膜炎</td></tr>
</table>

续表

	分类	临床意义
步态检查	蹒跚步态	佝偻病，大骨节病
	醉酒步态	小脑疾病
	共济失调步态	小脑或脊髓后索疾病
	慌张步态	震颤麻痹
	剪刀步态	脑瘫或截瘫
	痉挛性偏瘫步态	脑血管疾病后遗症
	间歇性跛行	下肢动脉硬化

考点　皮肤检查

皮疹、皮下出血、蜘蛛痣、皮下结节、皮下气肿检查

类别		临床表现	临床意义
皮疹	斑疹	发红，不隆起皮面	斑疹伤寒，丹毒，风湿性多形性红斑
	玫瑰疹	鲜红，压之褪色，松开复现	伤寒，副伤寒
	丘疹	隆起皮面	药疹，麻疹，湿疹，猩红热
	斑丘疹	丘疹周围有皮肤发红的底盘	风疹，药疹，猩红热
	荨麻疹	隆起于皮肤的鲜红或苍白风团	皮肤变态反应

续表

类别		临床表现	临床意义
皮下出血	瘀点	≤2mm	
	紫癜	3~5mm	造血系统疾病，重症感染
	瘀斑	>5mm	
蜘蛛痣		压迫痣中心，血管网褪色，松开复现	慢性肝炎，肝硬化
皮下结节		直径2~3mm，无压痛，活动	结缔组织病，囊虫病
皮下气肿		触诊握雪感，听诊皮下捻发音	胸部外伤，肺部疾患，胸腔引流

考点 淋巴结检查★

临床表现	临床意义
局部淋巴结肿大	①非特异性淋巴结炎：口腔内炎症→颌下淋巴结肿大。②淋巴结结核。③恶性肿瘤淋巴结转移：腹腔脏器癌肿转移→左锁骨上淋巴结肿大
全身淋巴结肿大	①淋巴细胞性白血病。②淋巴瘤。③传染性单核细胞增多症。④系统性红斑狼疮

考点　头部检查

头颅检查

临床表现	临床意义
小颅	囟门过早闭合
方颅	小儿佝偻病，先天性梅毒
巨颅	脑积水
前囟隆起	脑膜炎，颅内出血
前囟凹陷	脱水，极度消瘦

眼部检查

部位	临床表现	临床意义
结膜	滤泡、乳头	沙眼
	散在出血点	亚急性感染性心内膜炎
	片状出血	高血压，动脉硬化
角膜	黄色、棕褐色环（凯－费环）	肝豆状核变性（铜代谢障碍）
眼球	双眼球突出	甲亢
	单眼球突出	局部炎症，眶内占位性病变
	眼压增高	青光眼
	眼压降低	脱水，眼球萎缩

续表

部位	临床表现	临床意义
瞳孔	双侧瞳孔缩小	虹膜炎，有机磷中毒，药物影响
	双侧瞳孔扩大	濒死状态，药物影响
	对光反射减弱或消失	昏迷
	调节和辐辏反射消失	动眼神经受损

口腔检查——口唇、口腔黏膜

部位	临床表现	临床意义
口唇	深红	急性发热性疾病
	发绀	呼吸衰竭，心力衰竭
	疱疹	单纯疱疹病毒感染
口腔黏膜	黏膜下出血或瘀斑	出血性疾病，维C缺乏
	第二磨牙颊黏膜见针头大小白色斑点	麻疹
	对称性充血肿胀伴小出血点	猩红热，风疹
	慢性复发性口疮，无痛性溃疡	系统性红斑狼疮
	鹅口疮	白色念珠菌感染

口腔检查——龈、齿、舌、腮腺、咽、扁桃体

<table>
<tr><th>部位</th><th colspan="2">临床表现</th><th>临床意义</th></tr>
<tr><td rowspan="2">牙龈</td><td colspan="2">水肿</td><td>牙周炎</td></tr>
<tr><td colspan="2">游离缘见蓝灰色点线</td><td>铅中毒</td></tr>
<tr><td rowspan="2">牙齿</td><td colspan="2">中切牙切缘呈月牙形凹陷且牙间隙分离过宽</td><td>先天性梅毒</td></tr>
<tr><td colspan="2">单纯齿间隙过宽</td><td>肢端肥大症</td></tr>
<tr><td rowspan="3">舌</td><td colspan="2">草莓舌</td><td>长期发热，猩红热</td></tr>
<tr><td colspan="2">镜面舌</td><td>恶性贫血</td></tr>
<tr><td colspan="2">牛肉舌</td><td>糙皮病</td></tr>
<tr><td>腮腺</td><td colspan="2">肿大</td><td>腮腺炎，腮腺肿瘤</td></tr>
<tr><td rowspan="2">咽</td><td colspan="2">充血，红肿，黏膜腺分泌增多</td><td>急性咽炎</td></tr>
<tr><td colspan="2">充血，粗糙，淋巴滤泡呈簇状增殖</td><td>慢性咽炎</td></tr>
<tr><td rowspan="3">扁桃体</td><td>Ⅰ度：不超过咽腭弓</td><td rowspan="3">充血红肿，伴不易剥离的假膜</td><td rowspan="3">白喉</td></tr>
<tr><td>Ⅱ度：超过咽腭弓</td></tr>
<tr><td>Ⅲ度：超过咽后壁中线</td></tr>
</table>

诊断学基础

考点　颈部检查

临床表现		临床意义
颈静脉怒张		右心功能不全，缩窄性心包炎，心包积液
颈动脉搏动明显		主动脉瓣关闭不全，甲亢，高血压，严重贫血
甲状腺肿大	①Ⅰ度：能触及，不能看出。②Ⅱ度：能看到，胸锁乳突肌以内。③Ⅲ度：超过胸锁乳突肌外缘	单纯性甲状腺肿，甲亢，甲状腺肿瘤
气管	向健侧移位	大量胸腔积液，气胸，纵隔肿瘤
	向患侧移位	肺不张，胸膜粘连

考点　胸壁及胸廓检查

部位	临床表现	临床意义
胸廓	桶状胸	慢性阻塞性肺气肿
	漏斗胸，鸡胸	佝偻病
乳房	红、肿、热、痛伴硬结包块，全身中毒症状	急性乳腺炎
	粘连，质地硬，橘皮样皮肤伴腋窝淋巴结转移	乳腺癌
	肿块质地软，边缘光滑，形态规整，一定活动度	乳腺囊性增生，乳腺纤维瘤

考点 肺和胸膜检查★

肺与胸膜的视诊、触诊、叩诊、听诊

<table>
<tr><th></th><th colspan="2">临床表现</th><th>临床意义</th></tr>
<tr><td rowspan="3">视诊</td><td colspan="2">库斯莫尔呼吸：呼吸深大</td><td>酸中毒</td></tr>
<tr><td colspan="2">潮式呼吸：浅慢→深快，深快→浅慢，停止片刻</td><td>脑炎，颅压增高</td></tr>
<tr><td colspan="2">间停呼吸：深度相同的呼吸，间隔一段时间</td><td>临终极危征象</td></tr>
<tr><td rowspan="3">触诊</td><td colspan="2">语颤加强（或听觉语音增强）</td><td>肺实变，压迫性肺不张，浅大肺空洞</td></tr>
<tr><td colspan="2">语颤减弱（或听觉语音减弱）</td><td>气液过多，气管阻塞，胸膜粘连</td></tr>
<tr><td colspan="2">腋中线 5 ~7 肋间隙，胸膜摩擦感</td><td>胸膜炎，胸膜肿瘤</td></tr>
<tr><td rowspan="3">叩诊</td><td colspan="2">浊音与实音</td><td>肺组织含气量减少，胸腔积液</td></tr>
<tr><td colspan="2">鼓音</td><td>胸腔积气，肺大疱，空洞性肺结核</td></tr>
<tr><td colspan="2">过清音</td><td>肺气肿，支气管哮喘</td></tr>
<tr><td rowspan="4">听诊</td><td rowspan="2">正常</td><td colspan="2">支气管呼吸音：正常人在喉、胸骨上窝、背部 C_6 ~ T_2 闻及</td></tr>
<tr><td colspan="2">支气管肺泡呼吸音：正常人在胸骨角、肩胛间 $T_{3/4}$、右肺尖闻及</td></tr>
<tr><td rowspan="2">病理</td><td>肺泡呼吸音增强</td><td>进入肺泡的空气↑（运动、发热、甲亢）</td></tr>
<tr><td>肺泡呼吸音减弱</td><td>进入肺泡的空气↓（肋骨软化、支气管炎）</td></tr>
</table>

啰音、胸膜摩擦音检查

		听诊特点	临床意义
啰音检查	干啰音	呼气明显，多变，调高	支气管病变
	湿啰音	吸气明显，固定，咳嗽减轻	肺与支气管病变
胸膜摩擦音检查		吸气末、呼气初明显	胸膜炎症，胸膜肿瘤，胸膜脱水

呼吸系统常见疾病的体征★

检查项目＼病名		肺实变	肺气肿	胸腔积液	阻塞性肺不张	气胸
视诊	胸廓	对称	桶状胸	患侧饱满	下陷	患侧饱满
	呼吸动度	患侧减弱	两侧减弱	减弱		
触诊	气管	居中		偏向健侧	偏向患侧	偏向健侧
	语颤加强	√				
	语颤减弱		√	√	√	√
叩诊	清音	√		√		
	浊音					√
	鼓音		√			
	过清音	√				

续表

检查项目 \ 病名		肺实变	肺气肿	胸腔积液	阻塞性肺不张	气胸
听诊	支气管呼吸音					
	支气管肺泡呼吸音					
	肺泡呼吸音增强		√	√		
	肺泡呼吸音减弱	√				

考点 心脏、血管检查

心脏视诊、触诊、叩诊

	临床表现		临床意义
视诊	心尖搏动	左移	右室增大
		健侧移位	一侧胸腔积液，气胸
		患侧移位	一侧肺不张，胸膜粘连
		强度增加	左室肥大，甲亢，发热，严重贫血
		强度减弱	心肌病变，胸腔积液，积气，肺气肿
		负性心尖搏动	心包粘连

续表

	临床表现	临床意义
触诊	心脏震颤	先心病，瓣膜狭窄
	心包摩擦感	干性心包炎
叩诊	浊音界变小	肺气肿，胸壁厚
	浊音界外移	胸腔积液，积气
	靴形	主动脉瓣关闭不全，高血压性心脏病
	梨形	二尖瓣狭窄
	烧瓶形	心包积液

心律、心音听诊★

	临床表现	临床意义
心律听诊	房颤：心律绝对不规则、S_1强弱不等、脉搏短绌	二尖瓣狭窄、甲亢

续表

		临床表现	临床意义
心音听诊	心音增强	S_1 ↑	发热，甲亢，二尖瓣狭窄
		A_2 ↑	高血压，动脉粥样硬化
		P_2 ↑	肺动脉高压，二尖瓣狭窄，室间隔缺损
	心音减弱	S_1 ↓	心肌炎，心肌病，心肌梗死，二尖瓣关闭不全
		A_2 ↓	低血压，主动脉瓣狭窄和关闭不全
		P_2 ↓	肺动脉瓣狭窄或关闭不全
	心音分裂	S_1 心音分裂	完全性右束支传导阻滞，右心衰，二尖瓣狭窄
		S_2 心音分裂	肺动脉瓣区明显
	奔马律	舒张早期奔马律	心肌功能严重障碍
	开瓣音	二尖瓣开放拍击音	二尖瓣狭窄而瓣膜弹性尚好

收缩期杂音听诊★

听诊区 特征	二尖瓣区	主动脉瓣区	肺动脉瓣区	胸骨左缘 3/4 肋间
时期	全收缩期，遮盖 S_1	不遮盖 S_1		

续表

特征＼听诊区	二尖瓣区	主动脉瓣区	肺动脉瓣区	胸骨左缘 3/4 肋间
性质	递减型吹风样，粗糙响亮	喷射性/吹风样，粗糙响亮，递增-递减	喷射性，粗糙响亮	粗糙响亮
强度	3/6 以上		3/6 以上	3/6 以上
传导	左腋下/左肩胛下	颈部	四肢背部	心前区
体位	左侧卧位明显			
临床意义	二尖瓣关闭不全、二尖瓣脱垂	主动脉瓣狭窄	先天肺动脉瓣狭窄	室间隔缺损

舒张期杂音听诊★

特征＼听诊区	二尖瓣区	主动脉瓣区	肺动脉瓣区
时期	舒张中晚期		
性质	隆隆样，低调局限，递增型	叹气样，递减型	叹气样，柔和，递减型
传导		胸骨下端左侧或心尖部	

续表

特征＼听诊区	二尖瓣区	主动脉瓣区	肺动脉瓣区
体位	左侧卧位明显	坐位呼气末	卧位吸气末
临床意义	二尖瓣狭窄	风湿性主动脉瓣关闭不全	二尖瓣狭窄

血管检查

血管检查	特征	临床意义
毛细血管搏动征	甲床或口唇黏膜被压后红白交替的节律性搏动	主动脉关闭不全
水冲脉	脉搏骤起骤降，急促有力	主动脉瓣关闭不全，甲亢，动脉导管未闭
交替脉	节律正常而强弱交替	高血压性心脏病，冠心病
重搏脉		伤寒，梗阻性肥厚型心肌病
奇脉	吸气时脉搏明显减弱	心包积液，缩窄性心包炎

循环系统常见疾病的体征★

<table>
<tr><th colspan="3">心脏检查 \ 病名</th><th>二尖瓣狭窄</th><th>二尖瓣关闭不全</th><th>主动脉瓣狭窄</th><th>主动脉瓣关闭不全</th><th>右心衰</th><th>心包积液</th></tr>
<tr><td>视诊</td><td colspan="2">心尖搏动</td><td>左移</td><td>左下</td><td>左下</td><td>左下</td><td></td><td>减弱</td></tr>
<tr><td>触诊</td><td colspan="2">震颤</td><td>舒张期</td><td>收缩期</td><td>收缩期</td><td>抬举搏动</td><td>肝大</td><td>肝大</td></tr>
<tr><td colspan="3">周围血管征</td><td></td><td></td><td>迟脉</td><td>水冲脉</td><td></td><td>奇脉</td></tr>
<tr><td>叩诊</td><td colspan="2">浊音界</td><td>梨形</td><td>左下扩大</td><td>左下扩大</td><td>靴形</td><td>扩大</td><td>烧瓶状</td></tr>
<tr><td rowspan="7">听诊</td><td colspan="2">心音</td><td>S_1 亢进</td><td>S_1 减弱</td><td>S_1 减弱</td><td></td><td></td><td rowspan="7">心音遥远，心率加快</td></tr>
<tr><td rowspan="6">杂音</td><td>部位</td><td>心尖部</td><td>心尖部</td><td>主动脉瓣区</td><td>主动脉瓣第二听诊区</td><td>剑突下</td></tr>
<tr><td>时期</td><td>舒张中晚期</td><td>全收缩期</td><td>收缩期</td><td>舒张期</td><td>舒张早期</td></tr>
<tr><td>性质</td><td>隆隆样杂音</td><td>吹风样粗糙</td><td>喷射性粗糙</td><td>叹气样</td><td>奔马律</td></tr>
<tr><td>强度</td><td>局限递增</td><td>3/6 以上</td><td>递增 - 递减</td><td>递减型</td><td></td></tr>
<tr><td>传导</td><td></td><td>左腋下、左肩胛下角</td><td>颈部</td><td></td><td></td></tr>
<tr><td>体位</td><td>左侧卧位</td><td></td><td></td><td>前倾坐位</td><td></td></tr>
</table>

考点 腹部检查

腹部视诊、触诊、叩诊、听诊

	临床表现		临床意义
视诊	腹壁静脉曲张		肝门静脉，上下腔静脉阻塞
	胃肠型/蠕动波		幽门梗阻，肠梗阻
	腹式呼吸减弱或消失		急腹症，腹膜炎，腹水，巨大肿瘤
触诊	板状腹		急性弥漫性腹膜炎
	揉面感		结核性腹膜炎
	反跳痛		炎症波及腹膜壁层
叩诊	胃泡鼓音区扩大/缩小		扩大见于幽门梗阻，缩小见于胸腔积液、心包积液、肝脾肿大
	移动性浊音		肝硬化，右心衰，肾病综合征，渗出性腹膜炎
听诊	肠鸣音亢进/减弱		亢进见于机械性肠梗阻；减弱见于老年性便秘，腹膜炎，低血钾
	振水声（冲击触诊法）		幽门梗阻，胃扩张
	血管杂音	上腹部	肾动脉狭窄
		腹中部	腹主动脉瘤，腹主动脉狭窄
		脐周	肝硬化门脉高压侧支循环建立

腹部常见疾病的体征

检查＼病名	肝硬化门脉高压	急性腹膜炎	肠梗阻
视诊	肝病面容	急性病容	
	蜘蛛痣，肝掌	强迫仰卧位，腹式呼吸消失	腹部呼吸减弱，肠型及蠕动波
触诊	质硬，脾大，腹水	腹膜刺激征（腹壁紧张+压痛+反跳痛）	腹壁紧张、压痛
叩诊	肝浊音区缩小，移动性浊音（+）		鼓音明显
听诊	肠鸣音正常	肠鸣音减弱	①机械性肠梗阻：肠鸣音亢进呈金属调。②麻痹性肠梗阻：肠鸣音减弱

考点 肛门、直肠检查

临床表现	临床意义
触痛	肛裂，感染
触痛伴波动感	肛门、直肠周围脓肿
柔软包块	息肉
坚硬包块	直肠癌

考点　脊柱与四肢检查

	临床表现	临床意义
脊柱检查	后凸	佝偻病，结核病，强直性脊柱炎
	前凸	大量腹水，腹腔巨大肿瘤
	侧凸	胸膜肥厚/粘连，畸形
	压痛	脊柱结核，外伤，软组织劳损
	叩击痛	脊柱结核，骨折，腰椎间盘突出症
四肢检查	匙状甲	缺铁性贫血
	杵状指	支扩，先心病
	指关节变形	类风湿关节炎
	膝内/外翻	佝偻病，大骨节病
	膝关节变形	风湿性关节炎活动期，结核性关节炎
	足内/外翻	先天畸形/脊髓灰质炎后遗症
	肢端肥大	肢端肥大症

考点　神经系统检查

运动功能检查

检查项目		临床表现	临床意义
肌力	0 级	无肢体活动，无肌肉收缩，完全瘫痪	
	1 级	无肢体活动，有肌肉收缩	
	2 级	肢体能水平移动，不能抬起	
	3 级	肢体能抬离床面，不能抵抗阻力	
	4 级	肢体能做抵抗阻力的动作，较正常差	
肌张力		肌张力过低或消失	周围神经炎，前角灰质炎，小脑病变
		折刀样肌张力增高	锥体束损伤
		铅管样肌张力增高	锥体外系损伤
不自主运动		静止性震颤	帕金森病
		动作性震颤	小脑疾患
		扑翼样震颤	肝性脑病
		舞蹈症	儿童脑风湿病变
共济运动		动作笨拙不协调	小脑性、感觉性、前庭性共济失调

感觉功能检查

感觉障碍的类型	临床表现	临床意义
末梢型	手套、袜套状，远端重	末梢神经病变
神经根型	节段或带状，躯干横向，四肢纵向	根性病变
脊髓横贯型	病变水平以上正常，以下各种感觉、运动均消失	脊髓横贯
内囊型	对侧偏身感觉障碍伴偏瘫	脑血管病
脑干型	分离性感觉障碍	脑干病变
皮质型	上肢或下肢感觉障碍	顶叶病变

神经反射检查★

检查项目	临床表现	临床意义
浅反射	角膜反射减弱或消失	三叉神经、面神经病变
	腹壁反射消失	昏迷，急性腹膜炎，锥体束病损
	提睾反射消失	第1~2腰椎病损，锥体束损害，局部病变
深反射	深反射减弱	末梢神经、神经根炎，脊髓灰质炎，脑或脊髓休克状态
病理反射	脑膜刺激征阳性	脑膜炎，颅内压增高，蛛网膜下腔出血
	拉赛格征阳性	坐骨神经痛，腰骶神经根炎，腰椎间盘突出

第三单元 实验室诊断

考点 血液的一般检查★

<table>
<tr><th colspan="2" rowspan="2">检查项目</th><th colspan="2">正常值</th><th colspan="2">临床意义</th></tr>
<tr><th>男性</th><th>女性</th><th>数值增加</th><th>数值减少</th></tr>
<tr><td colspan="2">血红蛋白（g/L）</td><td>120～160</td><td>110～150</td><td rowspan="2">血液浓缩，缺氧，真性红细胞增多症</td><td rowspan="2">造血原料不足，造血功能障碍，红细胞破坏或丢失过多</td></tr>
<tr><td colspan="2">红细胞（10^{12}/L）</td><td>4～5.5</td><td>3.5～5</td></tr>
<tr><td rowspan="3">白细胞</td><td>中性</td><td colspan="2" rowspan="3">（4～10）×10^9/L</td><td>急性感染，内出血，中毒性痢疾</td><td>病毒感染，药物，理化因素</td></tr>
<tr><td>嗜酸</td><td>变态反应，寄生虫，血液病</td><td>伤寒，副伤寒</td></tr>
<tr><td>淋巴</td><td>病毒或杆菌感染，血液病</td><td>放射线，应用皮质激素</td></tr>
<tr><td colspan="2">血小板</td><td colspan="2">（100～300）×10^9/L</td><td>真性红细胞增多症，出血性血小板增多症，白血病</td><td>生成障碍，破坏亢进</td></tr>
<tr><td colspan="2">网织红细胞</td><td colspan="2">（24～84）×10^9/L</td><td colspan="2">反应骨髓造血功能</td></tr>
</table>

续表

检查项目	正常值		临床意义	
	男性	女性	数值增加	数值减少
血沉（mm/h）	0～15	0～20	炎症，组织损伤，恶性肿瘤，高球蛋白血症，贫血	

考点　血栓与止血检查

检查项目	临床意义	
	数值升高	数值降低
出血时间	血小板异常，毛细血管壁异常，凝血因子缺乏	
血小板粘附实验	血栓前状态，血栓性疾病	血友病，尿毒症，白血病
凝血时间	凝血因子/凝血酶原/纤维蛋白原减少	DIC，脑血栓

考点　骨髓检查

增生程度	成熟红细胞：有核细胞	有核细胞（%）	常见原因
极度活跃	1:1	>50	各种白血病
明显活跃	10:1	10～50	白血病，增生性贫血，骨髓增殖性疾病
活跃	20:1	1～10	正常，某些贫血
减低	50:1	0.5～1	非重型再障，粒细胞减少或缺乏
极度减低	200:1	<0.5	重型再障

考点　肝脏病实验室检查

检查项目	检查结果	临床意义
血清总胆红素（STB） 结合胆红素（CB） 非结合胆红素（UCB）	STB＞17.1μmol/L	可诊断为黄疸
	STB 34.2～171μmol/L	轻度黄疸
	STB＞342μmol/L	重度黄疸
	UCB 增高为主	溶血性黄疸
	三者均增高	肝细胞性黄疸
	CB 增高为主	阻塞性黄疸
尿胆红素	阳性	肝细胞性黄疸
	强阳性	阻塞性黄疸
	阴性	溶血性黄疸
尿胆原	增高	肝细胞性黄疸
	降低	阻塞性黄疸
	明显增高	溶血性黄疸
ALT/AST	增高	急性病毒性肝炎，肝硬化
碱性磷酸酶	增高	胆道阻塞，肝脏疾病，骨骼疾病；用于黄疸的鉴别

续表

检查项目	检查结果	临床意义
γ-谷氨酰转移酶	增高	胆道阻塞性疾病，肝脏疾病
乳酸脱氢酶	增高	急性心肌梗死，急慢性活动性肝炎
抗-HBs	阳性	注射过乙肝疫苗或曾感染过HBV，目前HBV已被清除
抗-HBc	阳性	肝细胞受乙肝病毒侵害，HBV在体内持续复制
抗-HBe	阳性	HBV大部分被清除或抑制

考点　肾功能检查

检查项目	检查结果	临床意义
内生肌酐清除率	正常	80~120mL/min
	降低	早期肾损害，判断肾小球损害的敏感指标
血肌酐	增高	肾小球滤过功能减退，器质性肾损害
尿素氮	增高	肾血流不足，蛋白分解过多，急/慢性肾衰，慢性肾炎，肾结核
β_2-微球蛋白	增高	肾小球滤过功能下降
尿浓缩稀释试验		原发性肾小球疾病，肾小管疾病，高血压病肾功能失代偿期

考点　酶学检查

检查项目	临床意义（↑）	特征
血清淀粉酶	急性胰腺炎	6～12h↑，12～24h达高峰，2～5日后恢复正常值800～1800U/L
尿淀粉酶		12～24h↑，3～10日后正常
肌酸激酶（CK）	急性心梗（AMI）	4～10h↑，12～36h高峰，3～4天后正常
肌钙蛋白T	急性心梗的确定性标志物，判断微小心肌损伤	

考点　常用生化检查

检查项目	正常值 mmol/L	临床意义	
		升高	降低
血钾	3.5～5.5	急慢性肾功能不全，肾上腺皮质功能不全	①低钾饮食。②呕吐，腹泻
血钠	135～145	①输注大量高渗盐水。②原发性醛固酮增多症	①幽门梗阻。②利尿激素过多。③经尿、皮肤失钠过多
血钙	2.25～2.58	①吸收增加。②溶骨增强	①摄入不足。②成骨增加

续表

<table>
<tr><th rowspan="2">检查项目</th><th rowspan="2">正常值
mmol/L</th><th colspan="3">临床意义</th></tr>
<tr><th>升高</th><th colspan="2">降低</th></tr>
<tr><td>空腹血糖</td><td>3.9~6.1</td><td>①诊断糖尿病。②肢端肥大症，皮质醇增多症，甲亢</td><td colspan="2">①肾上腺皮质激素、生长激素缺乏。②肝糖原储存缺乏</td></tr>
<tr><td>血清总胆固醇</td><td><5.2</td><td rowspan="2">①动脉粥样硬化，冠心病。②肾病综合征，糖尿病，甲减</td><td rowspan="2">①甲亢。②重症肝病</td><td>恶性贫血</td></tr>
<tr><td>血清甘油三酯</td><td><1.7</td><td>肾上腺皮质功能减退</td></tr>
</table>

考点 免疫学检查

检查项目	检查结果	临床意义
血清免疫球蛋白	增高	慢性感染，慢性肝炎，肝癌，红斑狼疮，类风湿关节炎
	降低	免疫缺陷
血清补体	增高	急性炎症，组织损伤，妊娠，恶性肿瘤
	降低	大量消耗（肾小球肾炎、系统性红斑狼疮），合成不足

续表

检查项目	检查结果	临床意义
肥达反应	伤寒“O”>1:80，“H”>1:160	伤寒
	“O”不高、“H”高	曾接种过伤寒疫苗
	“O”高、“H”不高	感染早期或感染沙门菌
抗链球菌溶血素“O”	增高	溶血性链球菌感染，急性肾小球肾炎，活动性风湿热
甲胎蛋白	增高	原发性肝癌最特异标志物
癌胚抗原	增高	消化器官癌症
血清癌抗原125	增高	卵巢癌
糖链抗原19-9	增高	胰腺癌

考点 尿液检查

一般性状检查

检查项目	临床表现	临床意义
尿量	尿量1000～2000mL/24h	正常
	尿量＞2500mL/24h	多尿
	尿量＜400mL/24h	少尿
	尿量＜100mL/24h	无尿
颜色	血尿	泌尿系结石、炎症、结核，凝血障碍
	血红蛋白尿	溶血性贫血，蚕豆病
	胆红素尿	阻塞性/肝细胞性黄疸
	乳糜尿	丝虫病
	脓尿和菌尿	肾盂肾炎，膀胱炎
气味	烂苹果味	糖尿病酮症酸中毒
	氨味	膀胱炎，慢性尿潴留
尿比重	尿比重增高	急性肾小球肾炎，糖尿病，失水
	尿比重降低	尿崩症，慢性肾炎，急性肾衰

化学检查、显微镜检查

<table>
<tr><th colspan="3">检查项目</th><th>临床意义</th></tr>
<tr><td rowspan="3">化学检查</td><td colspan="2">蛋白尿（尿蛋白定性实验阳性/定量试验＞150mg/24h）</td><td>①肾小球性：肾小球疾病。②肾小管性：肾盂肾炎，间质性肾炎，中毒性肾病，肾移植。③混合性：慢性肾炎，糖肾，狼疮肾。④组织性：肾脏肾炎</td></tr>
<tr><td colspan="2">尿糖</td><td>①糖尿病，甲亢，库欣综合征。②精神刺激，颅脑外伤。③慢性肾炎</td></tr>
<tr><td colspan="2">尿酮体</td><td>糖尿病酮症酸中毒，妊娠呕吐，重症不能进食</td></tr>
<tr><td rowspan="9">显微镜检查</td><td colspan="2">红细胞</td><td>镜下血尿＞3/HP：急/慢性肾小球肾炎，急性膀胱炎，肾结石</td></tr>
<tr><td colspan="2">白/脓细胞</td><td>镜下脓尿＞5/HP：肾盂肾炎，膀胱炎，尿道炎，肾结核</td></tr>
<tr><td rowspan="6">管型</td><td>透明管型</td><td>肾实质病（肾病综合征）</td></tr>
<tr><td rowspan="2">细胞管型</td><td>红细胞管型——急性肾炎、慢性肾炎急性发作、狼疮性肾炎</td></tr>
<tr><td>白细胞管型——肾盂肾炎、间质性肾炎</td></tr>
<tr><td>颗粒管型</td><td>急、慢性肾炎及肾小球损害</td></tr>
<tr><td>蜡样管型</td><td>慢性肾炎晚期</td></tr>
<tr><td>脂肪管型</td><td>肾病综合征</td></tr>
<tr><td colspan="2">菌落</td><td>尿路感染（$>10^5$/mL）</td></tr>
</table>

考点　粪便检查

检查项目	临床表现	临床意义
一般性状检查	米泔水样	霍乱
	冻状便	过敏性结肠炎
	鲜血便	肠道下段出血
	柏油样	上消化道出血
	灰白色	阻塞性黄疸
	细条状	直肠癌
	绿稀便	消化不良
	黏液脓样	痢疾，溃疡性结肠炎，直肠癌
	稀果酱样	阿米巴痢疾
显微镜检查	白细胞增多	肠道炎症
	红细胞增多	肠道下段炎症或出血
	巨噬细胞增多	菌痢，直肠炎
化学检查	隐血试验阳性（出血量 > 5mL）	消化性溃疡活动期
	粪胆原及粪胆素	增多——溶血性疾病；减少——阻塞性黄疸

考点　痰液检查

	检查项目	临床表现	临床意义
一般性状检查	颜色	血性	肺癌，肺结核，支扩
		粉红色泡沫样	急性肺水肿
		铁锈色	肺炎链球菌肺炎
		黄痰	化脓性感染
		黄绿色	绿脓杆菌感染，干酪性肺炎
		棕褐色	阿米巴肺脓肿
	性状	黏液性	支气管炎，支气管哮喘，早期肺炎
		浆液性	肺水肿
		脓性	肺脓肿，支扩
		血性	肺结核，支扩，肺癌
镜检	直接涂片	白细胞增多	化脓性感染
		红细胞增多	呼吸道出血性疾病
		鳞状上皮细胞增多	急性喉炎，咽炎
		柱状上皮细胞增多	支气管哮喘，支气管炎

考点 浆膜腔穿刺液检查

漏出液与渗出液的鉴别

类别	漏出液	渗出液
原因	非炎症所致	炎症，肿瘤，物理化学刺激
外观	淡黄，浆液性	不定，黄色、脓性、血性、乳糜性等
透明度	透明或混浊	混浊
凝固性	不自凝	自凝
比重	<1.018	>1.018
黏蛋白定性	(-)	(+)
蛋白质定量	<25g/L	>30g/L
葡萄糖定量	≈血糖	<血糖
LDH 活性	正常	增高
细胞计数	$<100\times10^6/L$	$>500\times10^6/L$
细胞分类	淋巴细胞为主，无病菌	中性粒细胞和淋巴细胞为主，有病菌

考点　脑脊液检查

常见中枢神经系统疾病的脑脊液特点

	化脓性脑膜炎	结核性脑膜炎	病毒性脑膜炎	蛛网膜下腔出血	脑脓肿	脑肿瘤
压力	↑↑↑	↑↑	↑	↑	↑↑	↑↑
外观	混浊脓性	微浊，毛玻璃样	清晰或微浊	血性	无色或黄色	
细胞	↑↑↑中性粒	↑↑淋巴		↑↑红细胞	↑淋巴	
蛋白定性	+++以上	+~+++	+~++		+	±~+
蛋白定量	↑↑↑	↑↑	↑	↑	↑	↑
葡萄糖	↓↓↓	↓↓	正常			
氯化物	↓	↓↓				
细菌	有	结核杆菌	无	无	有或无	无

第四单元 心电图诊断

考点 常见异常心电图

常见病证		心电图表现
心房肥大	左房肥大	P 波增宽，呈双峰型，多见于二尖瓣狭窄，故称“二尖瓣型 P 波”
	右房肥大	P 波高尖，Ⅱ、Ⅲ、aVF 明显，又称“肺型 P 波”
心室肥大	左室肥大	①QRS 波群电压增高、时间延长。②T 波低平、双向。③电轴左偏
	右室肥大	①QRS 波群形态改变。②电轴右偏
心肌梗死		T 波倒置，S－T 段抬高，坏死型 Q 波
心律失常	室早	提前出现宽大畸形的 QRS 波，其前无提前出现的 P 波，完全性代偿间歇
	房早	提早出现的房性 P 波，不完全代偿间歇
	房颤	P 波消失，代以 f 波，R－R 间距绝对不规则
	室颤	QRS－T 消失，出现形状不一、大小不等、极不规则的心室颤动波
	房室传导阻滞	①一度：P－R 间期延长，窦性 P 波后均有 QRS 波群。②二度Ⅰ型：P 波规律出现，P－R 间期进行性延长，直至 P 波后无 QRS 波群。③二度Ⅱ型：P－R 间期恒定，部分 P 波后无 QRS 波群（心室漏搏）。④三度：P 波与 QRS 波完全无关，心房率 > 心室率，QRS 波群形态正常

第十一篇

内科学

第一单元　呼吸系统疾病

考点　慢性阻塞性肺疾病

<table>
<tr><td>病因</td><td colspan="3">吸烟</td></tr>
<tr><td rowspan="4">临床分级</td><td>Ⅰ级</td><td colspan="2">$FEV_1/FVC<70\%$，$FEV_1 \geq 80\%$</td></tr>
<tr><td>Ⅱ级</td><td colspan="2">$FEV_1/FVC<70\%$，$80\%>FEV_1 \geq 50\%$</td></tr>
<tr><td>Ⅲ级</td><td colspan="2">$FEV_1/FVC<70\%$，$50\%>FEV_1 \geq 30\%$</td></tr>
<tr><td>Ⅳ级</td><td colspan="2">$FEV_1/FVC<70\%$，$FEV_1<30\%$伴呼吸衰竭</td></tr>
<tr><td rowspan="2">临床表现</td><td>症状</td><td colspan="2">①慢性咳嗽。②咳痰。③气短及呼吸困难。④喘息和胸闷</td></tr>
<tr><td>体征</td><td colspan="2">肺气肿体征：桶状胸，呼吸浅快，语颤减弱，叩诊呈过清音，心浊音界减小，肺下界和肝浊音界下降，呼吸音减弱，呼吸延长</td></tr>
<tr><td rowspan="2">治疗</td><td>稳定期</td><td>①支气管扩张药：β_2肾上腺素受体激动剂、抗胆碱能药、茶碱类药。②祛痰药：盐酸氨溴索、N－乙酰半胱氨酸</td><td rowspan="2">糖皮质激素，氧疗</td></tr>
<tr><td>急性加重期</td><td>①控制感染。②支气管扩张药：短效β_2受体激动剂</td></tr>
</table>

考点　慢性肺源性心脏病

<table>
<tr><td colspan="2">病因</td><td colspan="3">支气管、肺疾病，肺细小动脉痉挛</td></tr>
<tr><td rowspan="5">临床表现</td><td>肺、心功能代偿期</td><td colspan="3">同 COPD</td></tr>
<tr><td rowspan="4">肺、心功能失代偿期</td><td rowspan="2">呼吸衰竭</td><td>低氧血症</td><td>呼吸困难加重</td></tr>
<tr><td>高碳酸血症</td><td>头痛多汗，夜间失眠，日间嗜睡</td></tr>
<tr><td rowspan="2">右心衰竭</td><td>症状</td><td>气促明显，心悸，食欲缺乏，腹胀，恶心</td></tr>
<tr><td>体征</td><td>肝大且有压痛，肝颈静脉回流征阳性，下肢水肿</td></tr>
<tr><td colspan="2">并发症</td><td colspan="3">①肺性脑病。②酸碱平衡失调。③室上性心律失常。④休克。⑤消化道出血</td></tr>
<tr><td colspan="2">检查</td><td colspan="3">①X 线片：肺动脉高压征。②心电图：右心室肥大。③血气分析：低氧血症、高碳酸血症。④血液分析：红细胞及血红蛋白升高</td></tr>
<tr><td colspan="2" rowspan="3">治疗（急性加重期）</td><td colspan="3">控制感染：青霉素类、氨基糖苷类、氟喹诺酮类、头孢菌素类</td></tr>
<tr><td colspan="3">纠正呼吸衰竭：控制性氧疗</td></tr>
<tr><td colspan="3">控制心力衰竭：①利尿剂。②强心剂。③血管扩张剂</td></tr>
</table>

考点　支气管哮喘

病因	吸入性致敏原
病机	气道炎症学说→气道高反应性：气道对各种刺激因子出现过强或过早的收缩反应
临床表现	发作性伴有哮鸣音的呼气性呼吸困难
诊断标准	反复发作喘息、气急、胸闷或咳嗽
	双肺散在或弥漫性、以呼气相为主的哮鸣音，呼气相延长
	上述症状可经治疗缓解或自行缓解
	除外其他疾病引起的喘息、气急、胸闷、咳嗽
	表现不典型者有下列 3 项中的 1 项：①支气管激发试验阳性。②支气管舒张试验阳性。③昼夜 PEF 变异率≥20%
治疗	脱离变应原（最有效）
	药物治疗：①β_2 激动剂（首选）。②茶碱类（适合夜间哮喘）。③抗胆碱药（夜间哮喘＋多痰者）。④糖皮质激素（适合长期治疗哮喘）。⑤白三烯调节药（轻度哮喘）
危重哮喘处理	①氧疗和辅助通气。②解痉平喘药。③纠正水、电解质紊乱。④控制感染。⑤糖皮质激素。⑥处理并发症

考点 肺炎

肺炎链球菌肺炎

<table>
<tr><td>病因</td><td colspan="2">肺炎链球菌为革兰阳性球菌</td></tr>
<tr><td>病机</td><td colspan="2">①呼吸道防御机制及黏膜受损。②全身免疫功能低下</td></tr>
<tr><td rowspan="3">临床表现</td><td>病史</td><td>多见于青壮年，冬春季易发，有淋雨、受凉或呕吐物误吸病史</td></tr>
<tr><td>症状</td><td>突然起病，寒战，高热，咳嗽，胸痛，咳铁锈色痰，呼吸困难</td></tr>
<tr><td>体征</td><td>急性热病容，肺实变征：患侧呼吸减弱，语颤增强，叩诊呈浊音，呼吸音减弱</td></tr>
<tr><td>并发症</td><td colspan="2">脓胸，肺脓肿，心肌炎，心包炎，感染性休克</td></tr>
<tr><td>检查</td><td colspan="2">①白细胞↑。②痰涂片见革兰染色阳性、带荚膜的球菌。③X 线见密度增高的片状阴影</td></tr>
<tr><td rowspan="3">治疗</td><td>抗菌治疗</td><td>青霉素 G（首选）</td></tr>
<tr><td>对症治疗</td><td>高热→物理降温；气急发绀→吸氧；咳痰困难→溴己新；剧烈胸痛→热敷</td></tr>
<tr><td>感染性休克</td><td>①一般处理：平卧，吸氧，监测生命体征。②补充血容量（重要措施）。③纠正水、电解质和酸碱平衡。④糖皮质激素。⑤血管活性药物。⑥控制感染。⑦防治心肾功能不全及并发症</td></tr>
</table>

考点　原发性支气管肺癌

<table>
<tr><td>病因</td><td colspan="2">①吸烟。②职业致癌因子。③空气污染。④电离辐射</td></tr>
<tr><td rowspan="3">临床表现</td><td>原发症状</td><td>①无痰或少痰的刺激性干咳（常见早期症状）。②血痰或咯血（中央型肺癌多见）。③气短或喘鸣：呼吸困难、气短、喘息，偶尔表现喘鸣。④发热、体重下降</td></tr>
<tr><td>局部扩展</td><td>①胸痛。②吸气性呼吸困难。③咽下困难。④声音嘶哑。⑤上腔静脉阻塞综合征。⑥Horner 综合征</td></tr>
<tr><td>肺外症状</td><td>①杵状指和肥大性骨关节病。②高钙血症。③男性乳房发育。④Cushing 综合征</td></tr>
<tr><td>检查</td><td>X 线</td><td>局限性肺气肿/段、叶性肺不张、孤立性圆形病灶和单侧肺门阴影增大</td></tr>
<tr><td rowspan="3">鉴别</td><td>肺结核</td><td>持续性发热，全身中毒症状，结核菌素试验常阳性，抗结核药物治疗有效</td></tr>
<tr><td>肺炎</td><td>寒战高热，咳铁锈色痰，血白细胞↑，抗生素治疗有效</td></tr>
<tr><td>肺脓肿</td><td>中毒症状明显，咳大量脓臭痰，X 线呈薄壁空洞。癌性空洞先有肿瘤症状，后出现继发感染症状</td></tr>
<tr><td>治疗</td><td colspan="2">①手术治疗（非小细胞肺癌的主要治法）。②化疗（小细胞肺癌最敏感）</td></tr>
</table>

第二单元　循环系统疾病

考点　心力衰竭

心功能分级★

分级	临床表现
Ⅰ级	日常活动不引起疲乏、心悸、呼吸困难或心绞痛
Ⅱ级	日常活动即出现疲乏、心悸、呼吸困难或心绞痛发作
Ⅲ级	低于日常活动即出现上述症状
Ⅳ级	休息时即有心力衰竭的症状，体力活动后显著加重

考点　慢性心力衰竭

<table>
<tr><td colspan="2">分类</td><td>左心衰竭</td><td>右心衰竭</td></tr>
<tr><td colspan="2">主要表现</td><td>以肺淤血及心排血量降低表现为主</td><td>以体循环淤血的表现为主</td></tr>
<tr><td rowspan="2">具体表现</td><td>症状</td><td>劳力性呼吸困难，夜间阵发性呼吸困难，端坐呼吸，急性肺水肿（心源性哮喘）</td><td>胃肠道及肝脏淤血引起腹胀、食欲减退、上腹隐痛</td></tr>
<tr><td>体征</td><td>①肺部湿性啰音。②心脏扩大，肺动脉瓣区第二心音亢进及舒张期奔马律</td><td>①颈静脉征：颈静脉搏动增强、充盈、怒张（主要体征）。②肝大。③压陷性水肿。④三尖瓣关闭不全的反流性杂音</td></tr>
<tr><td colspan="2" rowspan="2">鉴别</td><td colspan="2">心源性哮喘多见于老年人，肺部有干、湿性啰音，咳粉红色泡沫痰</td></tr>
<tr><td colspan="2">支气管哮喘多见于青少年有过敏史者，发作时双肺可闻及典型哮鸣音，咳出白色黏痰</td></tr>
<tr><td colspan="2" rowspan="3">治疗</td><td colspan="2">病因治疗：①基本病因的治疗。②消除诱因</td></tr>
<tr><td colspan="2">一般治疗：①休息。②控制钠盐摄入</td></tr>
<tr><td colspan="2">药物治疗：①利尿药：氢氯噻嗪、呋塞米、螺内酯。②ACEI、血管紧张素Ⅱ受体拮抗剂。③β受体阻滞剂。④正性肌力药：洋地黄类。⑤血管扩张药：硝酸甘油、肼苯哒嗪、酚妥拉明</td></tr>
</table>

考点　急性心力衰竭

临床表现	突发严重呼吸困难，呼吸频率常达30～40次/分
	强迫坐位，面色灰白，发绀，大汗，烦躁
	频繁咳嗽，咳粉红色泡沫样痰
	两肺布满湿啰音和哮鸣音
治疗	①镇静（吗啡）。②快速利尿（呋塞米）。③血管扩张药（硝酸甘油、硝普钠）。④正性肌力药（多巴酚丁胺）、多巴胺、米力农、毛花苷C

考点　心律失常

心律失常的分类

分类	快速性心律失常	缓慢性心律失常
窦性	窦性心动过速，窦性心律不齐	窦性心动过缓，窦性静止，窦性停搏
异位性	过早搏动，心动过速，扑动与颤动	逸搏与逸搏心律
综合征	预激综合征	病窦综合征
传导阻滞		窦房阻滞，房内阻滞，房室阻滞，室内阻滞

常用抗心律失常药物

分类		作用	常用药
Ⅰ类	Ⅰa类	阻断快速钠通道	奎尼丁、普如卡因胺、丙吡胺
	Ⅰb类		美西律、苯妥英钠、利多卡因
	Ⅰc类		
Ⅱ类		阻断β肾上腺素受体	美托洛尔、阿替洛尔、比索洛尔
Ⅲ类		阻断钾通道、延长复极	胺碘酮、索他洛尔
Ⅳ类		阻断慢钙通道	维拉帕米、地尔硫䓬
异丙肾上腺素		用于缓慢性心律失常者	
腺苷		快速有效终止室上性心动过速发作	
洋地黄		用于合并心衰的室上性心动过速及房颤	

考点 快速性心律失常

快速性心律失常的临床表现

临床表现 分类	症状	体征
过早搏动	无症状/有心悸或心跳暂停感	S_1↑，S_2↓，之后有较长的代偿间歇

内科学

续表

<table>
<tr><th colspan="2">临床表现
分类</th><th>症状</th><th>体征</th></tr>
<tr><td rowspan="4">阵发性心动过速</td><td>房性</td><td>胸闷，心悸，气促，多不严重</td><td></td></tr>
<tr><td rowspan="2">房室结折返性</td><td>突发突止，长短不一，多由一个室上性早搏诱发</td><td rowspan="2">心尖部 S_1 恒定，心律绝对规则</td></tr>
<tr><td>心悸，焦虑，紧张，乏力，眩晕</td></tr>
<tr><td>室性</td><td>持续性室速有低血压、少尿、晕厥、气促、心绞痛</td><td>心律不规则</td></tr>
<tr><td colspan="2">心房颤动</td><td>心悸、头晕、胸闷</td><td>S_1 强度不等，心律绝对不齐，脉搏短绌</td></tr>
</table>

过早搏动的心电图诊断★

<table>
<tr><th>分类</th><th>房性过早搏动</th><th>房室交界性过早搏动</th><th>室性过早搏动</th></tr>
<tr><td rowspan="4">心电图诊断</td><td>①提前出现的 P 波与窦性 P 波形态各异</td><td>①提前出现的室上性 QRS 波群前无相关 P 波</td><td>①提前出现的 QRS 波群前无相关 P 波</td></tr>
<tr><td>②PR 间期≥0.12s</td><td>②若有逆行 P 波，可在 QRS 波群之前、之中、之后</td><td rowspan="2">②提前出现的 QRS 波群宽大畸形，时限＞0.12s，T 波与 QRS 波主波方向相反</td></tr>
<tr><td colspan="2">③提前出现的 QRS 波群形态正常。</td></tr>
<tr><td colspan="2">④代偿间歇不完全</td><td>③代偿间歇完全</td></tr>
</table>

阵发性心动过速的心电图诊断★

分类	房性心动过速	房室结折返性心动过速	室性心动过速
心电图诊断	连续出现房性 P 波，也可能是文氏传导	①心率 150～250 次/分，律齐。②逆行 P 波可埋藏于 QRS 波群内或位于其终末部分。③QRS 波群正常。④可有继发 ST－T 改变	①三个或三个以上连续室性期前收缩。②心率 100～250 次/分，律不齐。③QRS 波群宽大畸形，时限＞0.12s。④P、QRS 间无固定关系。⑤心室夺获与室性融合波

心房颤动的心电图诊断★

心房颤动	①P 波消失，代之以小而不规则的房颤波（350～600 次/分）
	②心室率极不规则
	③QRS 波群形态正常

考点 缓慢性心律失常

分类	一度房室阻滞	二度房室阻滞		三度房室阻滞
		二度Ⅰ型（文氏现象）	二度Ⅱ型	
临床表现	通常无症状	心悸、心搏脱漏感		疲倦，乏力，眩晕

内科学

续表

分类	一度房室阻滞	二度房室阻滞		三度房室阻滞
		二度Ⅰ型（文氏现象）	二度Ⅱ型	
心电图诊断	①PR 间期↑ ②每个 P 波后均有 QRS 波	①PR 间期进行性延长，直至一个 P 波后脱漏 QRS 波。②相邻的 RR 间期进行性缩短，直至 P 波不能下传心室。③包含 P 波在内的 RR 间期<正常窦性 PP 间期的两倍	PR 间期恒定不变	①PP 与 RR 间隔各有固定规律，呈完全性房室分隔。②心房率>心室率
治疗	心室率不慢者，无需特殊治疗		心室率显著缓慢，伴血流动力学障碍：静注阿托品，静滴异丙肾上腺素	

考点　心脏瓣膜病

二尖瓣狭窄、二尖瓣关闭不全

病名	二尖瓣狭窄	二尖瓣关闭不全
症状	①呼吸困难：早期出现劳力性呼吸困难。②咳嗽：夜间睡眠时及劳累后加重。③咯血，压迫症状，右心衰竭表现	最早出现的突出症状是乏力，晚期发生肺淤血时出现呼吸困难

续表

体征	视	二尖瓣面容，儿童期起病可见心前区隆起	心尖搏动增强呈抬举性，向左下移位
	触	心尖部可触及舒张期震颤	偶可触及收缩期震颤
	叩	心浊音界向左扩大，心腰消失而呈梨形心	心浊音界向左下扩大
	听	心尖区局限性、舒张中晚期隆隆样杂音	心尖区可闻3/6级以上全收缩期吹风样杂音

主动脉瓣狭窄、主动脉瓣关闭不全

病名	主动脉瓣狭窄	主动脉瓣关闭不全
症状	典型三联征：呼吸困难、心绞痛和晕厥	重者：左心衰竭及低血压；慢性者：心前区不适
体征	①S_1↓，左房收缩加强而出现第四心音。②胸骨右缘粗糙的、喷射性收缩期杂音。③主动脉瓣区第二心音↓，S_2逆分裂	①心尖搏动向左下移位、增强呈抬举样。②S_1↓，胸骨左缘第3，4肋间舒张期高调、递减型、叹气样杂音

考点　原发性高血压

原发性高血压的临床表现、并发症、实验室检查

<table>
<tr><td rowspan="3">临床表现</td><td rowspan="2">症状</td><td>一般症状</td><td>头痛、眩晕、颈项板紧、疲劳、心悸</td></tr>
<tr><td>受累器官症状</td><td>①心：高血压性心脏病、冠心病。②脑：脑出血和脑梗死（高血压最常见并发症）。③肾：多尿、夜尿增多，继而出现肾功能不全。④眼底血管受累出现视力进行性减退</td></tr>
<tr><td colspan="2">体征</td><td>颈部血管杂音、主动脉瓣第二心音亢进、收缩期杂音或收缩早期喀喇音</td></tr>
<tr><td colspan="3" rowspan="3">并发症</td><td>高血压危象：血压急剧上升，影响重要脏器血供，出现头痛、恶心、呕吐</td></tr>
<tr><td>高血压脑病：脑组织血流灌注过多引起脑水肿，出现头痛、呕吐、精神错乱</td></tr>
<tr><td>脑卒中：包括脑出血、脑血栓形成</td></tr>
<tr><td colspan="3">实验室检查</td><td>①尿常规：少量蛋白、红细胞，偶有透明管型和颗粒管型。②肾功能：血肌酐↑、尿素氮↑、尿酸↑。③血脂测定：血清总胆固醇↑、甘油三酯↑、低密度脂蛋白胆固醇↑。④血糖：空腹和餐后 2h 血糖及胰岛素水平↑。⑤眼底检查：可出现血管病变及视网膜病变，有出血、渗出、视乳头水肿</td></tr>
</table>

原发性高血压的诊断

级别	收缩压		舒张压
正常血压	<120	和	<80
正常高值	120~139	和/或	80~89
高血压	≥140	和/或	≥90
1级高血压（轻度）	140~159	和/或	90~99
2级高血压（中度）	160~179	和/或	100~109
3级高血压（重度）	≥180	和/或	≥110
单纯收缩期高血压	≥140	和	<90
诊断要点：未使用降压药物的情况下，非同日3次测量血压，收缩压≥140mmHg和/或舒张压≥90mmHg			

原发性高血压的药物治疗

分类	适应证
利尿剂	轻、中度高血压，尤其是老年高血压、肥胖及伴心力衰竭
β受体阻滞剂	轻、中度高血压，尤其是心率较快的中青年患者或合并心绞痛、心肌梗死后高血压患者

续表

分类	适应证
钙拮抗剂	中、重度高血压的治疗，尤适用于老年人收缩期血压
血管紧张素转换酶抑制(ACEI)、血管紧张素Ⅱ受体拮抗剂	对各种程度高血压均有一定降压作用，伴有心力衰竭、左心室肥大、心肌梗死后、糖耐量降低或糖尿病肾病蛋白尿并发症(尤为适宜)

考点　心绞痛

<table>
<tr><td rowspan="2">临床表现</td><td>症状</td><td>发作性胸痛</td><td>①部位：主要在胸骨体上段或中段，可波及心前区，有手掌大小范围，甚至横贯前胸。常放射至左肩、左臂内侧，达无名指和小指。②性质：常为压迫、发闷或紧缩性。③诱因：发作常由体力劳动或情绪激动所激发。④持续时间：一般3～5分钟</td></tr>
<tr><td>体征</td><td colspan="2">发作时常见心率↑、血压↑、表情焦虑、皮肤冷或出汗，有时出现第四/第三心音奔马律。可有暂时性心尖部收缩期杂音，第二心音可有逆分裂或出现交替脉</td></tr>
<tr><td>检查</td><td colspan="3">发作时心电图检查可见以R波为主的导联中，S-T段压低，T波平坦或倒置</td></tr>
</table>

续表

诊断	①Ⅰ级：一般体力活动不受限，仅在强、快或长时期劳累时发生心绞痛。②Ⅱ级：一般体力活动轻度受限。步行2个街区以上、登楼一层以上和爬山，均引起心绞痛。③Ⅲ级：一般体力活动明显受限，步行1～2个街区，登楼一层引起心绞痛。④Ⅳ级：一切活动都引起不适静息时可发生心绞痛	
治疗	发作时的治疗	①一般患者在停止活动后症状即可消除。②药物治疗：硝酸甘油、硝酸异山梨酯、亚硝酸异戊酯，1～3分钟缓解

考点 心肌梗死

心肌梗死的临床表现

先兆	发病前数日有乏力、胸部不适，活动时有心悸、气急、烦躁、心绞痛等前驱症状，其中以新发生心绞痛和原有心绞痛加重最为突出
症状	①疼痛：最先出现，多发生于清晨，程度重，持续时间长，休息或硝酸甘油无效。②全身症状：发热、心动过速。③胃肠道症状。④心律失常：多发生在起病前1～2周，而以24小时内最多见。⑤低血压和休克：休克多在起病后数小时至1周内发生，多为心源性。⑥心力衰竭：主要是急性左心衰竭。为心梗后心肌收缩力减弱或收缩不协调所致

续表

体征	①心脏体征：心界扩大，心率快，心尖部第一心音减弱，可有各种心律失常。②血压降低
实验室检查	①心肌酶谱：CK、AST、LDH 升高。②血象：白细胞↑，中性粒细胞↑，嗜酸性粒细胞↓，血沉加快，血清肌凝蛋白轻链↑

心肌梗死定位和定范围★

部位	特征性 ECG 改变导联	对应性改变导联
前间壁	$V_1 \sim V_3$	
局限前壁	$V_3 \sim V_5$	
前侧壁	$V_5 \sim V_7$、I、II、aVL	
广泛前壁	$V_1 \sim V_6$	
下壁	II、III、aVF	I、aVL
高侧壁	I、aVL、“高” $V_4 \sim V_6$	II、III、aVF
右室	$V_3R \sim V_7R$，多伴下壁梗死	

心肌梗死的治疗

一般治疗	①休息：卧床休息 1 周。②吸氧。③监测：心电图、血压、呼吸监测至少 5 ~7 天
解除疼痛	①哌替啶肌注或吗啡皮下注射。②轻者可用可待因或罂粟碱。③硝酸甘油或硝酸异山梨酯
再灌注治疗	心肌起病 3 ~6 天，使闭塞冠脉再通
消除心律失常	①室性期前收缩或室性心动过速：用利多卡因。②心室颤动时，采用非同步直流电除颤。③缓慢的心律失常可用阿托品静注。④二、三度房室传导阻滞宜用临时人工心脏起搏器。⑤室上性心律失常药物
控制休克	①补充血容量。②应用升压药。③应用血管扩张剂。④其他对症治疗：应用糖皮质激素
治疗心力衰竭	梗死发生后 24 小时内宜尽量避免使用洋地黄制剂，右室梗死慎用利尿药

第三单元　消化系统疾病

考点　慢性胃炎

病因	幽门螺杆菌感染（最主要病因）
临床表现	上腹痛，饱胀不适，进餐后明显
	无规律性隐痛、嗳气、反酸、烧灼感，食欲缺乏、恶心、呕吐
检查	胃镜及黏膜活检（最可靠方法）
治疗	抗菌治疗：以胶体铋剂和质子泵抑制药为主，配合阿莫西林、替硝唑、克拉霉素
	保护胃黏膜：氢氧化铝凝胶、复方氢氧化铝片
	对症治疗：腹胀恶心——多潘立酮/西沙比利

考点　消化性溃疡

临床表现	慢性、周期性、季节性上腹痛，进食可缓解
	体征：溃疡活动时剑突下可有一固定而局限的压痛点
	无症状性溃疡：老年人多见
	幽门管溃疡：常缺乏典型周期性，易出现呕吐或幽门梗阻、穿孔，出血也较多
	球后溃疡，十二指肠球部以下的溃疡，多发生于十二指肠乳头的近端后壁。夜间疼痛和背部放射痛更多见，易并发出血

续表

并发症	①出血（最常见的原因），出血 50～100mL 出现黑便，超过 1000mL 发生循环障碍。②穿孔：引起三种后果，游离穿孔、穿透性溃疡、瘘管。③幽门梗阻：疼痛餐后加重，伴恶心呕吐，可致失水和低钾低氯性碱中毒。④癌变：DU 不发生癌变。有长期慢性 GU 史，45 岁以上，溃疡顽固不愈者应警惕癌变	
诊断	典型的周期性和节律性上腹痛（诊断的主要线索）确诊靠 X 线钡剂检查和内镜检查	①X 线钡剂检查：龛影凸出于胃、十二指肠轮廓之外，外周有一光滑环堤，周围黏膜呈辐射状。②内镜检查：多为圆或椭圆形直径多<1cm 边缘整齐的溃疡
治疗	①抑制胃酸分泌药治疗：H_2 受体拮抗剂（西咪替丁、雷尼替丁），质子泵抑制剂（奥美拉唑）。②保护胃黏膜治疗：硫糖铝、枸橼酸铋钾和前列腺素类药物米索前列醇	

考点　胃癌

病因	幽门螺杆菌感染；慢性萎缩性胃炎、胃息肉、胃溃疡和残胃炎，肠型化生和异型增生
病理	①根据腺体的形成及黏液分泌能力可分为管状腺癌、黏液腺癌、髓样癌、弥散型癌。②有四种扩散方式：直接蔓延侵袭至相邻器官、淋巴结转移、血行播散、种植转移
临床表现	进展期胃癌最早出现的症状是上腹痛，常同时伴有纳差、厌食、体重减轻。一些胃癌患者可以出现副癌综合征，包括反复发作的浅表性血栓静脉炎及过度色素沉着，黑棘皮等

续表

实验室检查	①内镜检查结合黏膜活检（最可靠的诊断手段）	
	②X 线检查对胃癌的诊断仍然有较大的价值	
诊断	内镜检查加活检及 X 线钡剂（主要诊断依据）。对下列情况应及早和定期胃镜检查	①40 岁以上，男性，近期出现消化不良、呕血或黑便者。②慢性萎缩性胃炎伴胃酸缺乏，有肠化或不典型增生者。③良性溃疡但胃酸缺乏者。④胃溃疡经正规治疗 2 个月无效，X 线钡剂提示溃疡增大者。⑤X 线发现 >2cm 的胃息肉者，应进一步行胃镜检查。⑥胃切除术后 10 年以上者
治疗	①外科手术切除 + 区域淋巴结清扫。②手术后一般不需要化疗。胃癌对化疗并不敏感	

考点 溃疡性结肠炎

病因	①免疫因素。②遗传因素。③感染因素。④精神神经因素
病理	病理改变以溃疡糜烂为主，具有弥散性、浅表性、连续性的特点
临床表现	①腹泻（最主要的症状），黏液血便是本病活动期的重要表现；腹痛，有疼痛→便意→排便→缓解的规律；若有腹肌紧张、反跳痛、肠鸣音减弱，应警惕结肠扩张、肠穿孔等并发症。②急性期可有发热，病情持续活动可出现衰弱、消瘦、贫血、低蛋白血症、电解质紊乱。③本病可伴有多种肠外表现，如关节炎、结节性红斑、强直性脊柱炎

续表

临床分型	①据病情经过：初发型、慢性复发型、慢性持续型、急性暴发型。②根据病情程度：轻型、中型、重型。③根据病变范围：直肠炎、直肠乙状结肠炎、左半结肠炎、广泛性或全结肠炎。④病情分期：活动期和缓解期
检查	①大便检查：常有黏液脓血便，便培养致病菌阴性。②结肠镜检查（诊断与鉴别诊断的最重要手段）
治疗	①氨基水杨酸制剂：常用柳氮磺吡啶（SASP）同时应补充叶酸；糖皮质激素；免疫抑制剂。②紧急手术指征：并发大量或反复严重出血、肠穿孔、重型患者合并中毒性巨结肠经积极内科治疗无效，伴有严重毒血症状者

考点 肝硬化

病因	我国以病毒性肝炎所致肝硬化为主，西方国家以酒精中毒多见	
临床表现	代偿期	乏力、食欲减退出现较早，肝轻度大，质地结实或偏硬，无或有轻度压痛
	失代偿期	肝细胞进行性或广泛坏死，出血倾向和贫血，肝掌，蜘蛛痣
	门静脉高压征	①脾大：晚期脾大常伴有脾功能亢进。②侧支循环的建立和开放。③腹水

续表

并发症	①上消化道出血（最常见）。②肝性脑病（最严重）亦是最常见的死亡原因。③感染：常并发细菌感染。④肝肾综合征：自发性少尿或无尿、氮质血症、稀释性低钠血症和低尿钠。肾无严重病变
实验室检查	血常规：初期多正常，脾功能亢进时白细胞、红细胞和血小板计数减少
	尿常规：一般正常，有黄疸时可出现胆红素，并有尿胆原增加
	便常规：黑便，大便隐血试验阳性
	肝功能检查：失代偿期异常程度与肝脏的储备功能减退程度相关
	影像学检查、内镜检查、肝穿刺活组织检查见假小叶形成（确诊价值）

考点 原发性肝癌

临床表现	①肝区疼痛：多呈持续性肿痛或钝痛。②肝大：肝呈进行性肿大，质地坚硬，常有不同程度的压痛。③黄疸：晚期出现。④肝硬化征象伴有肝硬化门静脉高压者：可有脾大、腹水、静脉侧支循环形成等表现。⑤恶性肿瘤的全身性表现：有进行性消瘦、食欲减退、发热、乏力、营养不良和恶病质。⑥转移灶症状：肝内血行转移早，胸腔转移以右侧多见

续表

诊断	AFP＞500μg/L 持续 4 周或 AFP＞200μg/L 持续 8 周，可确诊原发性肝癌
辅助检查	①甲胎蛋白测定（AFP）标准：AFP＞500μg/L 持续 4 周；AFP 由低逐渐升高不降。②血清酶测定。③B 型超声显像，可显示直径为 2cm 以上的肿瘤。④X 线计算机体层显像（CT），可显示直径 2cm 的肿瘤是诊断小肝癌和微小肝癌的最佳方法。⑤X 线肝血管造影，可用于诊断小肝癌
诊断	AFP＞500μg/L 持续 4 周或 AFP＞200μg/L 持续 8 周，可确诊
治疗	手术治疗（最好的方法）

第四单元　泌尿系统疾病

考点　慢性肾小球肾炎

病因病机	起始因素多为免疫介导炎症，导致病程慢性化的机制除免疫因素外，非免疫非炎症因素占有重要作用
临床表现	①以青、中年为主。②早期患者可有乏力、疲倦、腰部疼痛、纳差；水肿可有可无，一般不严重多无体腔积液。③血压可正常或轻度升高，有的患者血压（特别是舒张压）持续性中等以上程度升高
实验检查	①多为轻度尿异常，尿蛋白常在1～3g/d，尿沉渣镜检红细胞可增多，可见管型。②血压可正常或轻度升高。③肾功能正常或轻度受损
诊断	凡尿化验异常、水肿及高血压病史达1年以上，无论有无肾功能损害，在除外继发性肾小球肾炎及遗传性肾小球肾炎（遗传性进行性肾炎）后可诊断
治疗	①防止肾小球硬化。②限制食物中蛋白及磷摄入量。③使用大剂量双嘧达莫、小剂量阿司匹林

考点　尿路感染

<table>
<tr><td>病因</td><td colspan="3">革兰阴性杆菌（最常见），其中以大肠埃希菌最为常见</td></tr>
<tr><td rowspan="3">临床表现</td><td colspan="2">膀胱炎</td><td>易发生于育龄妇女，主要表现为尿频、尿急、尿痛、排尿不适、下腹部疼痛</td></tr>
<tr><td rowspan="2">肾盂肾炎</td><td>急性</td><td>①全身症状：发热，寒战，头痛，全身酸痛，恶心，呕吐，多为弛张热，也可呈稽留热或间歇热。部分患者出现革兰阴性杆菌败血症。②泌尿系统症状：尿频，尿急，尿痛，排尿困难，下腹部疼痛，腰痛。③体格检查：一侧或两侧肋脊角或输尿管点压痛和（或）肾区叩击痛</td></tr>
<tr><td>慢性</td><td>可出现程度不同的低热、间歇性尿频、排尿不适、腰部酸痛及肾小管功能受损表现，如夜尿增多、低比重尿，持续可发展为慢性肾衰竭</td></tr>
<tr><td>尿液检查</td><td colspan="3">①尿沉渣镜检白细胞 >5/HP 称为白细胞尿（对诊断意义较大）。②尿沉渣镜检红细胞数多为 3～10/HP，呈均一性红细胞尿。③极少数急性膀胱炎患者可出现肉眼血尿，膀胱穿刺尿培养结果最可靠。④中段尿细菌定量培养菌落计数 $\geq 10^5$/mL 称为真性菌（可确诊）</td></tr>
<tr><td>抗感染治疗</td><td colspan="3">①选用致病菌敏感的抗生素。首选对革兰阴性杆菌有效的抗生素。②抗生素在尿和肾内的浓度要高。③选用肾毒性小、副作用少的抗生素</td></tr>
</table>

考点　慢性肾衰竭

<table>
<tr><td rowspan="2">临床表现</td><td colspan="2">水、电解质和酸碱平衡失调</td></tr>
<tr><td>各系统症状</td><td>①心血管和肺症状。②血液系统表现。③神经、肌肉系统症状。④胃肠道症状（最早最常见）。⑤皮肤症状：皮肤瘙痒是常见症状（尿毒症面容）</td></tr>
<tr><td rowspan="2">诊断</td><td>基础疾病的诊断</td><td>肾脏影像学检查和肾活检</td></tr>
<tr><td>寻找促使肾衰竭恶化的因素</td><td>①血容量不足。②感染。③尿路梗阻：最常见为尿路结石。④心力衰竭和严重心律失常</td></tr>
<tr><td rowspan="2">治疗</td><td colspan="2">及时诊断治疗慢性肾衰竭基础疾病</td></tr>
<tr><td>延缓慢性肾衰竭的发展</td><td>①饮食治疗：限制蛋白质，摄入足量的糖类和脂肪。②必需氨基酸的应用。③控制全身性和（或）肾小球内高压力：首选 ACEI 抑制药和血管紧张素 II 受体拮抗药</td></tr>
</table>

第五单元　血液系统疾病

考点　缺铁性贫血

临床表现	①贫血：症状和贫血严重程度相关。②组织缺铁：异食癖和吞咽困难。③体征：指甲扁平、失光泽、易碎裂，勺状甲（反甲）或脾脏轻度大
实验室检查	①血象：小细胞低色素性贫血，网织红细胞大多正常或有轻度增多，白细胞计数正常或轻度减少，血小板计数高低不一。②骨髓象：增生活跃中晚幼红细胞增多。粒细胞系统和巨核细胞系统常为正常。核分裂细胞多见。铁粒幼细胞极少或消失，细胞外铁亦缺少。③生化检查：血清铁↓，总铁结合力↑，转铁蛋白饱和度↓，血清铁蛋白↓
诊断	①缺铁，或称潜在性缺铁期：血清铁蛋白 < 12μg/L 或骨髓铁染色显示铁粒幼细胞 < 10% 。②缺铁性红细胞生成：除血清铁蛋白 < 12μg/L 外，转铁蛋白饱和度 < 15%，FEP > 4.5μg/gHb。③缺铁性贫血：红细胞内血红蛋白明显减少，呈现小细胞低色素性贫血。血清铁蛋白 < 12μg/L，转铁蛋白饱和度 < 15%，FEP > 4.5μg/gHb。骨髓铁染色，Hb < 120g/L（女性 < 110g/L）

续表

治疗	补充铁剂：以口服铁剂为首选，忌与茶同时服用，血红蛋白完全正常后，仍需继续补充铁剂3～6个月

考点 再生障碍性贫血

病因	生物因素：包括病毒性肝炎及各种严重感染
表现	主要为贫血、出血和感染
实验室检查	①血象：全血细胞减少，网织红细胞计数明显降低，正细胞正色素性贫血，细胞大小不等。②骨髓象：多部位穿刺涂片呈现增生不良，粒系及红系细胞减少，淋巴细胞、浆细胞，组织嗜碱细胞相对增多。巨核细胞很难找到或缺如
诊断	临床上有严重贫血，伴有出血、感染和发热的患者，血象表现为全血细胞减少，网织红细胞绝对值减少，脾不大，骨髓示增生低下，骨髓小粒非造血细胞增多
治疗	①去除病因。②对症治疗：出血者适当应用糖皮质激素。③刺激骨髓造血：应用雄激素。④免疫抑制剂。⑤骨髓移植。⑥造血细胞因子

考点 急性白血病

<table>
<tr><td>临床表现</td><td colspan="2">①起病：急骤或缓慢。②发热（最常见的症状）。③出血（重要死因）。④贫血。⑤肝、脾、淋巴结肿大。⑥骨骼及关节表现：四肢关节痛及骨痛；胸骨下端局部压痛。⑦神经系统：头痛头晕。⑧皮肤症状。⑨齿龈肿胀。⑩生殖系统：一侧无痛性睾丸肿大</td></tr>
<tr><td rowspan="3">实验室检查</td><td colspan="2">骨髓检查：诊断 AL 的主要依据和必做检查</td></tr>
<tr><td colspan="2">原始细胞≥骨髓有核细胞（ANC）的 30% 为 AL 的诊断标准</td></tr>
<tr><td colspan="2">有核细胞显著增生，以原始细胞为主，较成熟中间阶段细胞缺如，形成“裂孔”现象</td></tr>
<tr><td>诊断与鉴别诊断</td><td>根据表现、血象和骨髓象特点</td><td>①骨髓增生异常综合征：该病的 RAEB 型，以 RAEB－t 型为主，外周血中有原始和幼稚细胞，全血细胞减少和染色体异常。②某些感染引起的白细胞异常：血象中出现异形淋巴细胞，形态与原始细胞不同，但淋巴细胞形态正常，良性。骨髓原幼细胞不增多。③巨幼细胞贫血：幼红细胞 PAS 反应常为阴性</td></tr>
<tr><td>治疗</td><td colspan="2">VP 方案是急淋诱导缓解的基本方案。急粒诱导缓解治疗采用 DA（3＋7）方案</td></tr>
</table>

考点　白细胞减少症

<table>
<tr><td>病因</td><td colspan="2">①粒细胞生成障碍。②粒细胞破坏或消耗过多，超过骨髓代偿能力：与免疫有关的疾病、其他疾病。③粒细胞分布紊乱</td></tr>
<tr><td>临床表现</td><td colspan="2">①多表现为原发病症状。发生感染和出现疲乏、无力、头晕、食欲减退等非特异性症状。②常见的感染部位是呼吸道、消化道及泌尿生殖道，可出现高热、黏膜坏死性溃疡，无脓液。③X 线检查可无炎症浸润阴影；脓肿穿刺可无脓液</td></tr>
<tr><td rowspan="2">诊断与鉴别诊断</td><td>诊断</td><td>外周血白细胞计数 $<4.0\times10^9/L$ 为白细胞减少症</td></tr>
<tr><td>鉴别诊断</td><td>①白细胞不增多型白血病：多伴有贫血、血小板减少及不同部位出血；浓缩外周血涂片可找到幼稚细胞，骨髓检查最具有鉴别价值。②急性再生障碍性贫血：无出血，贫血不明显，白细胞、粒细胞极度减少，甚至粒细胞完全消失，血小板及网织红细胞均正常，骨髓象呈现粒系受抑，成熟障碍</td></tr>
<tr><td>治疗</td><td colspan="2">①病因治疗：对可疑的药物或其他致病因素应立即停止接触。脾功能亢进者可考虑脾切除。②防治感染。③重组人粒细胞集落刺激因子和重组人粒细胞 - 巨噬细胞集落刺激因子。④免疫抑制药：糖皮质激素</td></tr>
</table>

考点　特发性血小板减少性紫癜

临床表现	急性	①半数以上发生于儿童，有上呼吸道感染史。②起病急骤，全身皮肤瘀点、紫癜、瘀斑，可有血疱及血肿形成。③当血小板低于 $20 \times 10^9/L$ 时，可有内脏出血，颅内出血是致死的主要原因
	慢性	①主要见于 40 岁以下之青年女性。②出血症状轻。③多为皮肤、黏膜出血。④严重内脏出血较少见，月经过多甚常见
实验室检查	血小板	①急性型：血小板多在 $20 \times 10^9/L$ 以下；慢性型：常在 $30 \times 10^9/L$ 左右。②血小板形态正常平均体积偏大，易见大型血小板。血小板功能一般正常。③出血时间延长，血块收缩不良
	骨髓象	①急性型：骨髓巨核细胞数量轻度增加或正常；慢性型：骨髓巨核细胞显著增加。②巨核细胞发育成熟障碍，急性型者尤甚。③有血小板形成的巨细胞显著减少（$<30\%$）
诊断	①广泛出血，累及皮肤、黏膜及内脏。②多次检查，血小板计数减少。③脾不大或轻度大。④骨髓巨核细胞增多或正常，有成熟障碍。⑤具备下列五项中任何一项：泼尼松治疗有效，脾切除治疗有效，PAIg 阳性，PAC3 阳性，血小板生存时间缩短	

第六单元 内分泌及代谢疾病

考点 甲状腺功能亢进症

甲状腺功能亢进症的临床表现

高代谢症候群	疲乏无力，怕热多汗，皮肤温暖潮湿，体重锐减和低热，危象时可有高热
精神神经系统	神经过敏，多言好动，紧张忧虑，焦躁易怒，失眠不安，思想不集中，记性减退
心血管系统	心悸胸闷、气短，严重者可发生甲亢性心脏病
消化系统	食欲亢进，多食消瘦；病情严重可有肝大及功能损害
肌肉骨骼系统	甲亢性肌病、肌无力及肌萎缩，周期性麻痹多见于青年男性
生殖系统	女性月经减少；男性勃起功能障碍，偶有乳腺发育，血催乳素及雌激素增高
内分泌系统	早期血 ACTH 及 24 小时尿 17－经皮质类固醇升高
造血系统	周围血淋巴细胞绝对值和百分比及单核细胞增多
甲状腺肿	弥漫性、对称性肿大，随吞咽上下移动，可有震颤，收缩期吹风样血管杂音
眼征	①眼球突出。②瞬目减少。③上眼睑挛缩、睑裂宽，向前平视时，角膜上缘外露

甲状腺功能亢进症的实验室检查

实验室检查项目	临床意义
FT_4，FT_3	循环血中甲状腺素活性部分直接反映甲状腺功能状态
TT_4	判定甲状腺功能最基本的筛选指标
TT_3	早期 GD 治疗中疗效观察的敏感指标，诊断 T_3 型甲亢的特异指标
rT_3	其血浓度的变化与 T_4、T_3 维持一定比例，可作为了解甲状腺功能的指标
促甲状腺激素（TSH）	对亚临床型甲亢和亚临床型甲减的诊断有重要意义
促甲状腺激素释放激素（TRH）兴奋试验	GD 时血 T_4、T_3 增高，反馈抑制 TSH，如 TSH 不增高（无反应）则支持甲亢的诊断
甲状腺摄 ^{131}I 率	^{131}I 摄取降低可能为甲状腺炎伴甲亢、碘甲亢或外源 TH 引起的甲亢症
T_3 抑制试验	鉴别甲状腺肿伴摄 ^{131}I 率增高系由甲亢抑或单纯性甲状腺肿所致
甲状腺自身抗体测定	有早期诊断意义，还可以作为治疗后停药的重要指标

甲状腺功能亢进症的治疗

治疗方法	治疗机制/适应证
硫脲类和咪唑类	都可抑制 TH 合成
其他药物治疗	复方碘口服溶液：仅用于术前准备和甲状腺危象
	β 受体阻滞剂：可抑制 T_4 转换为 T_3，用于改善甲亢初治期的症状
放射性 ^{131}I 治疗	对甲状腺的毁损效应，破坏滤泡上皮而减少 TH 分泌
手术治疗	适应证：①中、重度甲亢。②有压迫症状者。③胸骨后甲状腺肿伴甲亢者

考点　糖尿病

糖尿病的临床表现、检查、并发症

表现	代谢紊乱症候群："三多一少"，即多尿、多饮、多食和体重减轻
检查	①尿糖测定：尿糖阳性（重要线索）。②血葡萄糖（血糖）测定：血糖升高（主要依据），空腹血糖正常范围为 3.9～5.6mmol/L。③葡萄糖耐量试验（OGTT）：有口服和静脉注射两种。口服葡萄糖耐量应在清晨空腹进行。④糖化血红蛋白（GHbA）和糖化血浆白蛋白（$GHbA_1c$）测定：与病情控制不良程度相关。⑤血浆胰岛素和 C－肽测定：有助于了解胰岛 β 细胞功能（包括储备功能）和指导治疗

续表

<table>
<tr><td rowspan="7">并发症</td><td colspan="2">急性：糖尿病酮症酸中毒、高渗性非酮症糖尿病昏迷以及感染。疖、痈皮肤化脓感染</td></tr>
<tr><td rowspan="2">慢性</td><td>大血管病变：主要是大、中动脉粥样硬化</td></tr>
<tr><td>微血管病变：糖尿病肾病和视网膜病</td></tr>
<tr><td colspan="2">糖尿病心肌病</td></tr>
<tr><td colspan="2">神经病变：主要是微血管病变及山梨醇旁路代谢增强以致山梨醇增多等所致</td></tr>
<tr><td colspan="2">眼的其他病变：青光眼</td></tr>
<tr><td colspan="2">糖尿病足</td></tr>
</table>

糖尿病的诊断标准、药物治疗

诊断标准	①有糖尿病症状，随机血糖≥11.1mmol/L 或空腹血糖≥7.8mmol/L 可确诊。②可疑结果行 OGTT，2 小时血糖≥11.1mmol/L 可确诊，<7.8mmol/L 可排除。③如无症状，除上述 2 项标准外，还需符合口服葡萄糖 1 小时血糖≥11.1mmol/L

续表

<table>
<tr><td rowspan="7">口服药物治疗</td><td colspan="2">磺脲类</td><td colspan="2">①适用于2型糖尿病用饮食治疗和体育锻炼不能使病情获得良好控制患者。②不适用于Ⅰ型糖尿病患者、2型糖尿病患者合并严重感染、酮症酸中毒</td></tr>
<tr><td colspan="2">双胍类药</td><td colspan="2">增加外周组织对葡萄糖的摄取，改善糖代谢、降低体重，不影响血清胰岛素水平，对血糖在正常范围者无降血糖作用</td></tr>
<tr><td colspan="3">葡萄糖苷酶抑制药（阿卡波糖）</td><td>适用于空腹血糖正常而餐后血糖明显升高者</td></tr>
<tr><td colspan="2">噻唑烷二酮</td><td colspan="2">用于其他降糖药疗效不佳的2型糖尿病患者，特别是有胰岛素抵抗者</td></tr>
<tr><td rowspan="2">胰岛素</td><td>适应证</td><td colspan="2">①糖尿病酮症酸中毒、高渗性昏迷和乳酸性酸中毒伴高血糖时。②合并重症感染、消耗性疾病、视网膜病变、肾病、神经病变。③因伴发病需外科治疗的围术期；妊娠和分娩。④2型糖尿病患者经饮食及口服降糖药治疗未获得良好控制</td></tr>
<tr><td>副作用</td><td colspan="2">低血糖反应，多见于1型患者尤其是接受强化胰岛素治疗者</td></tr>
</table>

尿病酮症酸中毒（DKA）

临床表现	①多尿、烦渴多饮和乏力，食欲减退、恶心呕吐，头痛嗜睡、烦躁、呼吸深快，烂苹果味。②病情发展出现严重失水，尿量减少，皮肤弹性差，眼球下陷，脉细速，血压下降。③至晚期时各种反射迟钝甚至消失，嗜睡以致昏迷

续表

实验检查	①尿糖、尿酮体阳性程度与血糖、血酮体数值不相称。②血糖多数为16.7～33.3mmol/L
诊断	对昏迷、酸中毒、失水、休克的患者，均应考虑DKA的可能性，尤其对原因不明意识障碍、呼气有酮味、血压低而尿量仍多者。少数病人以DKA为糖尿病首发表现
防治	①输液（抢救DKA首要的、极其关键的措施）。②胰岛素小剂量（速效）治疗。③纠正电解质及酸碱平衡
处理诱发病和防治并发症	①休克。②严重感染。③心力衰竭、心律失常。④肾衰竭（主要死亡原因之一）。⑤脑水肿与脑缺氧、补碱过早、过多、过快，血糖下降过快，山梨醇旁路代谢亢进有关

内科学

第七单元　结缔组织病

考点　类风湿关节炎

临床表现	①晨僵。②疼痛。③肿胀。④关节畸形。⑤关节功能障碍
实验室检查及其他检查	①血象：有轻度至中度贫血。②炎性标记物：活动期血沉增快，C 反应蛋白升高。③自身抗体　类风湿因子，抗角蛋白抗体谱。④X 线摄片：首选双手指及腕关节摄片检查。CT 和 MRI：CT 有助于发现早期骨侵蚀和关节脱位等改变
诊断（符合 4 项即可诊断）	①晨僵持续至少 1 小时（≥6 周）。②3 个或 3 个以上关节肿（≥6 周）。③腕关节或掌指关节或近端指间关节肿（≥6 周）。④对称性关节肿（≥6 周）。⑤类风湿皮下结节。⑥手和腕关节的 X 线片有关节端骨质疏松和关节间隙狭窄。⑦类风湿因子阳性
药物治疗	①非甾体消炎药：布洛芬、萘普生和双氯芬酸。②改善病情的抗风湿药及免疫抑制剂：甲氨蝶呤、柳氮磺吡啶、来氟米特、抗疟药、青霉胺、金制剂和环孢素 A。③糖皮质激素

考点　系统性红斑狼疮

临床表现	①全身症状：发热、疲乏、不适。②皮肤与黏膜：特征性的改变为鼻梁和双颧颊部呈蝶形分布的红斑。③关节和肌肉：对称性多关节疼痛、肿胀。④狼疮肾炎：肾衰竭是SLE的主要死亡原因之一。⑤神经系统。⑥呼吸系统。⑦心血管。⑧消化系统：食欲减退，血清转氨酶常升高。⑨血液系统：贫血
检查	①一般检查：贫血，血沉在活动期常增快。②自身抗体：抗核抗体、抗双链DNA抗体、抗Sm抗体、抗磷脂抗体特异性强。③补体：血清补体C3、C4。④狼疮带试验
治疗	①一般治疗：避免过劳、日晒或其他紫外线照射；预防感染。②轻型SLE：非甾体消炎药、抗疟药、小剂量激素如泼尼松。③重型SLEA：糖皮质激素，环磷酰胺，霉酚酸酯，环孢素，硫唑嘌呤，甲氨蝶呤

第八单元　神经系统疾病

考点　癫痫

病因	脑部病损和代谢障碍（产伤是婴儿期癫痫的常见病因），神经元异常放电
临床表现	①大发作（全身强直－阵挛性发作）：以意识丧失和全身抽搐为特征。②小发作（失神发作）：多见于儿童和少年，以短暂意识障碍为特征。③局限性发作：意识清醒。常见有局限性运行性发作和局限性感觉性发作两种发作形式。④复杂部分性发作（精神运动性发作）：系伴有意识障碍的部分性发作，又称为“颞叶癫痫”
诊断	①以反复突然发作感觉障碍、肢体抽搐、意识丧失、行为障碍和自主神经功能异常为主症。②可有过度劳累、精神刺激、暴饮暴食、月经来潮等诱因存在。③脑电图常规检查或诱发试验可见癫痫波型
治疗（控制发作）	大发作和自动神经发作治疗：惊厥时间过长，可予苯巴比妥
	癫痫持续状态治疗，首先予地西泮静注，然后静注苯妥英钠针剂，若仍不能控制，可选用下列药物：地西泮缓慢静滴，异戊巴比妥钠静注，10%水合氯醛保留灌肠

考点　脑梗死

病因及机制	①动脉粥样硬化性血栓性脑梗死：最常见的病因是动脉硬化。②分水岭脑梗死：病变部位位于相邻血管供血区之间的分水岭区或边缘带。③腔隙性脑梗死：病灶多位于壳核、尾状核、内囊、丘脑、脑桥基底部及辐射冠。④脑栓塞：心源性（最常见）、非心源性、来源不明
临床表现	急骤起病，无前驱症状，一般意识清楚或有短暂性意识障碍，有颈动脉系统和椎－基底动脉系统的症状和体征，腰穿脑脊液一般不含血，若有红细胞可考虑出血性脑梗死
实验检查	①腰穿：脑脊液一般不含血，若有红细胞可考虑出血性脑梗死。②脑 CT 或 MRI：可显示缺血性梗死或出血性梗死变化，出现出血性梗死者更有脑栓塞可能
治疗	①控制颅内压，降低脑水肿，防止脑疝形成，可及时给予高渗脱水药、利尿药和激素治疗。②血管扩张药及活血化瘀药物的应用。③高压氧治疗。④昏迷病人注意保持呼吸道通畅，及时吸痰，翻身拍背，活动肢体，预防肺炎和褥疮发生

考点　脑出血

<table>
<tr><td rowspan="7">临床表现</td><td colspan="2">①常于体力活动或情绪激动时发病，发作时常有反复呕吐、头痛和血压升高</td></tr>
<tr><td rowspan="6">②局限性定位体征</td><td>壳核出血（内囊外侧型）：主要有三偏征（偏瘫、偏盲、偏身感觉障碍）</td></tr>
<tr><td>丘脑出血（内囊内侧型）：可有偏瘫，偏身感觉障碍</td></tr>
<tr><td>脑叶出血：抽搐发作和脑膜刺激征多较明显</td></tr>
<tr><td>桥脑出血：重型者呈去大脑性强直或四肢瘫痪，轻型者有交叉性麻痹和感觉障碍</td></tr>
<tr><td>小脑出血：轻型为眩晕、眼球震颤、共济失调，重型者昏迷、四肢松软</td></tr>
<tr><td>脑室出血：患者针尖样瞳孔、昏迷深、高热和去大脑性强直</td></tr>
<tr><td>实验室检查</td><td colspan="2">①急性期：CT 可见高密度血肿灶。②MRI：小脑和脑干能显示出 T_1 加权和 T_2 加权有出血的高信号区。③腰穿：脑脊液多含血和压力升高</td></tr>
<tr><td>诊断</td><td colspan="2">①高血压病史，中老年人多见，寒冷季节发病较多。②活动状态时起病，突发剧烈头痛伴呕吐，多有意识障碍，出血的部位和出血量有关</td></tr>
<tr><td>治疗</td><td colspan="2">①控制脑水肿，降低颅内压。②控制高血压，但血压不宜降得过低，以防供血不足。一般维持在 150～160/90～100mmHg</td></tr>
</table>

考点　蛛网膜下腔出血

项目		内容
临床表现		①头痛与呕吐：突发剧烈头痛、呕吐、颜面苍白、全身冷汗。②意识障碍和精神症状：多数患者无意识障碍，但可有烦躁不安。③脑膜刺激征：青壮年病人多见且明显，伴有颈背痛。④其他临床症状：如低热、腰背腿痛。亦可见轻偏瘫，视力障碍
实验室检查		①腰穿颅内压多增高，脑脊液早期为血性，3～4 天开始黄变。②发病初期部分患者周围血中白细胞可增高，且多伴有核左移。③心电图可有心律失常，并以心动过速、传导阻滞多见。④4 天内头颅 CT 扫描，表现为颅底各池、大脑纵裂及脑沟密度增高
鉴别	脑膜炎	有全身中毒症状，发病有一定过程，脑脊液呈炎性改变
	脑静脉窦血栓形成	多在产后发病或病前有感染史，面部及头皮可见静脉扩张，脑膜刺激征阴性，脑脊液一般无血性改变
治疗		绝对卧床休息至少 4 周（同时加镇静药），治疗基本同脑出血

第九单元　常见危急重症

考点　心脏骤停与心脏性猝死

心脏性猝死的临床过程	前驱期	心绞痛发作，胸闷、心悸加重，易于疲劳
	终末期	心率明显改变、室性心动过速
	心脏骤停	依次出现心音消失、大动脉搏动消失、血压测不出，突然出现意识丧失或伴短暂抽搐；断续出现叹息样的无效呼吸，随后呼吸停止，皮肤发绀
	生物学死亡	大部分患者在4~6分钟开始发生不可逆脑损害，经数分钟发生生物学死亡
心脏骤停的判断	主要依据	①突然意识丧失。②心音或大动脉搏动消失。③心电图：心室颤动、室性自主心律或心室停搏
	次要依据	①双侧瞳孔散大、固定、对光反射消失。②自主呼吸完全消失。③口唇、甲床等末梢部位发绀

考点　休克

病理学特征	重要脏器组织微循环灌流不足、代谢紊乱和全身各系统的功能障碍	
各期休克的表现	休克早期（微血管痉挛期）	面色苍白、四肢冰凉、出冷汗、口唇四肢末梢轻度发绀
	休克期（微血管扩张期）	全身皮肤青紫、发凉、口干明显
	休克晚期（微循环衰竭期）	全身静脉塌陷，皮肤发绀甚至出现花斑，冷汗淋漓
诊断（符合第①及②③④中的两项和⑤⑥⑦中的1项即可诊断）	①有诱发休克的诱因。②意识障碍。③脉搏细速大于100次/分或不能触及。④四肢湿冷，黏膜苍白或发绀，尿量 < 30mL/h 。⑤收缩压 < 80mmHg 。⑥脉压差 < 20mmHg 。⑦高血压患者收缩压较基础血压下降30%以上	
抗休克治疗	①补充血容量。②纠正电解质与酸碱平衡失调	
	血管活性药：拟肾上腺素类（多巴胺、多巴酚丁胺、异丙肾上腺素、肾上腺素能α受体阻滞剂－酚妥拉明），抗胆碱类（阿托品、东莨菪碱和山莨菪碱）	

考点 上消化道出血

<table>
<tr><td>临床表现</td><td colspan="2">①呕血和黑便：特征性表现。②失血性周围循环衰竭。③发热：一般不超过 38.5℃。④氮质血症。⑤血象：白细胞计数可达 1 ~2 万</td></tr>
<tr><td>诊断</td><td colspan="2">①有原发病。②呕血和黑便。③出血性休克。④发热。⑤氮质血症。⑥内镜可发现出血源</td></tr>
<tr><td rowspan="3">治疗</td><td colspan="2">卧床休息，保持安静</td></tr>
<tr><td colspan="2">积极补充血容量</td></tr>
<tr><td>止血</td><td>①药物治疗去甲肾上腺素 8mg 加入 100mL 水中分次口服。②三腔气囊管压迫止血：适用于食管胃底静脉曲张破裂出血。③内镜直视下止血</td></tr>
</table>

考点 急性中毒

急性一氧化碳中毒

临床表现	①轻度：剧烈头痛、头晕、乏力、恶心、呕吐、视物不清、嗜睡、意识模糊。②中度：神志不清，皮肤、黏膜呈明显樱桃红色，伴多汗、烦躁不安，逐渐出现意识障碍。③重度：进入昏迷状态，伴反复惊厥发作，大小便失禁，血压下降，呼吸不规则，瞳孔扩大，各种反射减弱甚至消失，体温升高
治疗	①平卧位休息，保暖，保持呼吸道通畅。②纠正吸氧：高压氧舱为最有效的治疗方法。③防治脑水肿：25% 甘露醇或/和糖皮质激素、利尿剂治疗。④对症处理：纠正水、电解质失衡，防治感染

急性有机磷杀虫药中毒

临床表现	①毒蕈碱样表现：出现最早，是副交感神经末梢兴奋所致。②烟碱样表现：血压增高，心跳加快，心律失常。③中枢神经系统：头晕，头痛，疲乏，共济失调，烦躁不安，谵妄，抽搐和昏迷。④急性中毒：可发生迟发性脑病。⑤急性中毒后 24~96 小时突然发生死亡，称“中间型综合征”
治疗	①迅速清除毒物立即离开现场，2% 碳酸氢钠溶液（敌百虫中毒者禁用）或 1∶5000 高锰酸钾溶液反复洗胃。②特效解毒药的应用：胆碱酯酶复活剂（解磷定和氯磷定、双复磷和双解磷、甲磺磷定）；抗胆碱药（阿托品）。③对症治疗：维持正常心肺功能，保持呼吸道通畅

第十二篇

传染病学

第一单元　病毒感染

考点　病毒性肝炎

病毒性肝炎的病原学、流行病学、发病机制、病理

		甲型	戊型	乙型	丙型	丁型
病原学		RNA 病毒		DNA 病毒	RNA 病毒	
流行病学	传染源	急性期患者和亚临床感染者		急、慢性患者和无症状 HBsAg 携带者		
	传播途径	粪－口		①输血及血制品。②母婴传播。③性传播		
	易感人群	没有特异性免疫力的人群		遍普易感		乙肝患者
发病机制		①免疫途径破坏肝细胞。②直接损伤肝细胞				
病理		肝炎病毒定位肝脏后，在肝细胞内复制并引起细胞病变				

急性肝炎的临床表现

分型	分期	临床表现
急性黄疸型肝炎（甲、戊肝）	黄疸前期	消化道症状——乏力，食欲减退，恶心呕吐，肝区胀痛，腹胀
	黄疸期	消化道症状轻，黄疸加深，皮肤瘙痒，大便淡灰白色，肝大触痛
	恢复期	肝脾回缩，肝功能正常
急性无黄疸型肝炎（急性丙型肝炎）		同黄疸前期

慢性肝炎的临床表现

分度	临床表现
轻度	病程超过半年，肝功能轻度异常，或反复波动
中度	症状和体征介于轻度和重度之间
重度	明显或持续的肝炎（乏力、食欲不振、尿黄便溏），肝病面容，蜘蛛痣，脾大，无门脉高压

重型肝炎、淤胆型肝炎、肝炎肝硬化的临床表现

<table>
<tr><th colspan="2">分型</th><th colspan="2">临床表现</th></tr>
<tr><td rowspan="3">重型肝炎</td><td>急性重型肝炎</td><td rowspan="3">①极度乏力，明显消化道症状。②明显出血倾向。③神经精神症状（烦躁谵妄）。④黄疸迅速加深。⑤肝缩小。⑥以急性黄疸型肝炎起病</td><td>①病程 2 周内。②肝臭</td></tr>
<tr><td>亚急性重型肝炎</td><td>①病程 2 周～24 周。②因肝性脑病、肝肾综合征而死亡</td></tr>
<tr><td>慢性重型肝炎</td><td>慢性肝病基础上出现</td></tr>
<tr><td colspan="2">淤胆型肝炎（类似急性黄疸型肝炎）</td><td colspan="2">梗阻性黄疸为主要表现，乏力、皮肤瘙痒、肝大、大便灰白；消化道症状较轻</td></tr>
<tr><td colspan="2">肝炎肝硬化</td><td colspan="2">肝门静脉高压（腹腔积液，脾大和侧支循环的建立）</td></tr>
</table>

病毒性肝炎的肝功能检查

检查项目	检查结果
血清转氨酶	↑
血清胆红素	↑
蛋白质	白蛋白↓，球蛋白↑，A/G↓
凝血酶原时间（PT）	↑

续表

检查项目	检查结果
凝血酶原活动度（PTA）	↓
血胆固醇（Gh）	肝病严重↓，淤胆型肝炎↑
转肽酶（GGT）	↑
碱性磷酸酶（ALP）	↑
甲胎蛋白（AFP）	↑

考点 流行性感冒

病原学	流感病毒属正黏病毒科；100℃ 1分钟或56℃ 30分钟灭活	
流行病学	传染源	流感患者、隐性感染者
	传播途径	呼吸道－空气飞沫传播
	易感人群	普遍易感
	流行特征	突然暴发，迅速蔓延，波及面广，有季节性，流行3～4周自然停止。 甲流——暴发流行，乙流——局部流行/散发
发病机制	病毒在呼吸道上皮细胞内复制，使其变性、坏死、溶解，产生炎症反应	

续表

病理	单纯型流感	纤毛柱状上皮细胞的变性坏死，黏膜充血水肿、单核细胞浸润
	肺炎性流感	肺充血水肿，支气管黏膜坏死，气道血性分泌物，黏膜下层灶性出血
临床表现	单纯型流感	骤起畏寒、发热、头痛、咽干、乏力等全身症状明显，呼吸道症状轻
	肺炎性流感	发病后24小时内出现高热、烦躁、呼吸困难、咳血痰和明显发绀
	并发症	呼吸道并发症——细菌性气管炎、细菌性支气管炎、细菌性肺炎
		肺外并发症——雷耶综合征、中毒性休克、骨骼肌溶解、心肌炎
检查	WBC↓（中性粒细胞显著减少，淋巴细胞相对增加）；病毒特异抗原及其核酸检查	
治疗	隔离，早期治疗、支持治疗、防治并发症、儿童忌用阿司匹林；抗病毒药——奥司他韦	

考点 人感染高致病性禽流感

病原学		禽流感病毒属正黏病毒科
流行病学	传染源	病禽、健康带毒的禽，感染H5N1亚型病毒的鸡鸭
	传播途径	呼吸道传播
	易感人群	人类对禽流感病毒不易感
发病机制		引起反应性嗜血细胞综合征，导致器官严重的病理损伤
病理		肺泡和支气管黏膜损伤，肺实质出血、坏死，肺泡内大量淋巴细胞浸润

续表

临床表现		发热，体温多持续在39℃以上，可伴有眼结膜炎、流涕、鼻塞、咳嗽
检查	血常规	白细胞、淋巴细胞和血小板减少
	血生化	ALT↑、AST↑
	病原及血清学	从患者呼吸道标本中分离禽流感病毒
治疗	对症治疗	解热药、缓解鼻黏膜充血药、止咳祛痰药。儿童忌用阿司匹林制剂
	抗流感病毒	①神经氨酸酶抑制剂——奥司他韦。②离子通道 M_2 阻滞剂——金刚烷胺、金刚乙胺

考点 传染性非典型肺炎

传染性非典型肺炎的病原学、流行病学、发病机制、病理、临床表现

病原学	SARS - CoV 属冠状病毒，非节段单链（+）RNA 病毒	
流行病学	传染源	SARS 患者
	传播途径	空气飞沫和接触传播
	易感人群	普遍易感，儿童老人发病少见
发病机制	SARS - CoV→呼吸道黏膜上皮复制→毒血症	
病理	弥漫性肺泡损伤、炎性细胞浸润（肺水肿、纤维素渗出、透明膜形成，肺纤维化）	

续表

<table>
<tr><td rowspan="4">临床表现</td><td>症状</td><td colspan="2">持续性高热，头痛乏力，肌肉酸痛，干咳少痰，胸闷，呼吸困难</td></tr>
<tr><td rowspan="3">体征</td><td>早期</td><td>少许湿啰音、肺实变、胸腔积液</td></tr>
<tr><td>进展期</td><td>肺部阴影多发性/弥漫性，两肺下叶多见</td></tr>
<tr><td>恢复期</td><td>肺部阴影吸收</td></tr>
<tr><td></td><td>重症SARS</td><td colspan="2">①呼吸困难，成人休息时呼吸频率≥30次/分。②低氧血症。③休克/多器官功能障碍综合征</td></tr>
</table>

传染性非典型肺炎的检查、治疗、预防

<table>
<tr><td rowspan="3">检查</td><td>血常规</td><td>WBC正常或降低，淋巴细胞↓</td></tr>
<tr><td>病原学</td><td>SARS-CoV血清特异性抗原/抗体</td></tr>
<tr><td>影像学</td><td>片状、斑片状浸润性阴影</td></tr>
<tr><td>治疗</td><td colspan="2">糖皮质激素、营养支持、器官功能保护、水电解质和酸碱平衡</td></tr>
<tr><td rowspan="3">预防</td><td>管理传染源</td><td>早发现、早报告、早隔离、早治疗，SARS为乙类传染病，发病/流行时按甲类管理</td></tr>
<tr><td>切断传播途径</td><td>加强院感控制，做好医护人员防护</td></tr>
<tr><td>保护易感人群</td><td>个人防护是关键</td></tr>
</table>

考点 艾滋病

艾滋病的病原学、流行病学、发病机制、病理

病原学		单链 RNA 病毒
流行病学	传染源	艾滋病患者和无症状携带者
	传播途径	①性接触；②血源传播（输血注射、器官移植）；③母婴传播
	易感人群	普遍易感
	流行特征	最严重的地区是非洲和东南亚，我国正处于 AIDS 的高速增长期
发病机制		①HIV 借助 gp120 在体内复制。②HIV 破坏 CD_4^+ T 淋巴细胞→细胞免疫缺陷
病理		淋巴结病变，神经胶质灶性坏死，血管周围炎，脱髓鞘改变

艾滋病的临床表现

分期	临床表现
急性感染期	①发热、头痛、眼眶痛、肌肉痛、咽痛、淋巴结肿大。②无瘙痒的红斑疹。③口腔念珠菌病和食管或肛肠溃疡。④中枢神经系统病变。⑤胃肠道症状（呕吐腹泻）

续表

分期	临床表现
无症状感染期	临床无症状，血清检出 HIV 及 HIV 核心蛋白和包膜蛋白抗体，有传染性
艾滋病期	①发热、盗汗、腹泻，体重减轻 10% 以上。②神经精神症状（头痛、癫痫、进行性痴呆、下肢瘫痪）。③持续性全身淋巴结肿大

艾滋病的并发症

呼吸系统——卡氏肺孢子菌肺炎	皮肤——带状疱疹
中枢神经系统——病毒性脑膜炎	眼部——巨细胞病毒性视网膜炎
消化系统——肠道隐孢子虫感染	肿瘤——卡波西肉瘤
口腔——鹅口疮	

艾滋病的检查、诊断、治疗

检查	免疫学检查		$CD_4^+/CD_8^+ \leqslant 1.0$
	病原学检查	抗体检查	gp24 抗体和 gp120 抗体，ELISA 两次阳性，用免疫印迹和固相放射免疫沉淀试验确诊
		抗原检查	ELISA 测 gp24 抗原

续表

诊断			病原学检测明确机体存在 HIV 且有临床症状者
治疗	抗病毒治疗	核苷类反转录酶抑制药	夫定类
		非核苷类反转录酶抑制药	奈韦拉平、依非韦伦
		蛋白酶抑制药	那韦类
	机会治疗	鸟分枝杆菌感染	克拉霉素、阿奇霉素、乙胺丁醇
		弓形虫脑病	乙胺嘧啶 + 磺胺嘧啶
		念珠菌感染	氟康唑
		病毒感染	阿昔洛韦/更昔洛韦
		卡波西肉瘤	博来霉素、长春新碱、阿霉素
	预防治疗	CD_4^+ T 淋巴细胞 $<0.2\times10^9/L$ 者：服用复方磺胺甲噁唑→预防卡氏肺孢子菌肺炎	

考点　流行性出血热

流行性出血热的病原学、流行病学、发病机制、病理、临床表现

病原学		汉坦病毒属，单股负链 RNA 病毒
流行病学	传染源	黑线姬鼠和褐家鼠
	传播途径	呼吸道、消化道、接触、垂直、虫媒传播
	流行特征	地区性（欧亚），季节性，人群分布（青壮年男性农民多见）
发病机制		直接侵犯和诱导免疫损伤
病理		全身小血管和毛细血管内皮细胞变性、坏死，肾脏病变最明显
临床表现	发热期	①感染中毒症状——“三痛”（头痛、腰痛、眼眶痛）。②毛细血管损伤——“三红”（颜面、颈部、上胸部呈弥漫性潮红）。③肾脏损伤——蛋白尿、血尿、少尿
	休克期	热退后病情反而加重，出现低血容量休克
	少尿期	24 小时尿量<400mL 为少尿，<50mL 为无尿，内脏出血，氮质血症
	多尿期	水电解质紊乱，甚至出现感染性休克
	恢复期	24 小时尿量恢复到 2000mL 以内

流行性出血热的检查、诊断、治疗

检查	血常规	WBC↑
	尿常规	大量尿蛋白、尿中出现膜状物
	生化	尿素氮和肌酐↑
	凝血	血小板↓
诊断		发热、出血、肾脏受损症状；"三痛""三红"；热退病重；典型的五期经过
治疗	发热期	①抗病毒（利巴韦林）。②减轻外渗（芦丁、VC）。③改善中毒症状（地塞米松）
	休克期	①补充血容量。②纠正酸中毒（碳酸氢钠）。③血管活性药物与肾上腺皮质激素
	少尿期	①补液维持水电解质。②高糖、高维生素、低蛋白饮食减少蛋白分解。③碳酸氢钠纠正代酸。④呋塞米促进利尿。⑤甘露醇导泻和放血疗法。⑥透析
	多尿期	①口服补液盐。②注意口腔卫生

考点 狂犬病

病原学		狂犬病毒属弹状病毒科拉沙病毒属（狂犬病是所有传染病中最凶险的疾病）
流行病学	易感人群	咬伤部位：头、面、颈、手指被咬伤后发病机会多
		咬伤的严重性：创口深而大者发病率高
		局部处理情况：咬伤后迅速彻底清洗者发病机会少
		及时、全程、足量注射狂犬疫苗和免疫球蛋白者发病率低
		被咬伤者免疫功能低下或免疫缺陷者发病机会多

续表

发病机制		局部组织内少量繁殖期；侵入中枢神经期；从中枢神经向各器官扩散器
病理		急性弥漫性脑脊髓炎，脑实质和脊髓充血水肿及微小出血灶，内基小体有诊断价值
表现	前驱期	发热、头痛、乏力、恶心、周身不适，对光敏感，有咽喉紧缩感
	兴奋期	极度恐惧、恐水、恐风，体温可达40℃，可出现精神失常
	麻痹期	痉挛减少，出现迟缓性瘫痪
检查		白细胞总数（10~20）$\times 10^9$/L，轻度蛋白尿，脑脊液压力正常
预防		①控制传染源（捕杀病犬）。②处理伤口（挤压出血，肥皂水冲洗，反复涂拭碘酊）。③接种疫苗

考点 流行性脑脊髓膜炎、流行性乙型脑炎

流行性脑脊髓膜炎和流行性乙型脑炎的病原学、流行病学、发病机制与病理

病名		流行性脑脊髓膜炎（细菌感染）	流行性乙型脑炎（病毒感染）
病原学		脑膜炎奈瑟菌，分为A群（大流行，我国主要流株）、B群、C群	虫媒病毒乙组的黄病毒科；对热、乙醚和酸敏感，100℃ 2min、56℃半小时灭活
流行病学	传染源	带菌者和病人	主要为猪，蝙蝠可为长期寄存宿主
	传播途径	呼吸道飞沫直接传播	蚊虫叮咬
	易感人群	6个月~2岁的儿童常见	普遍易感（隐性感染），可获得持久免疫
	流行特征	冬春季发病	严格的季节性（7~9月）

续表

病名	流行性脑脊髓膜炎（细菌感染）	流行性乙型脑炎（病毒感染）
发病机制	细菌→血液→短暂的菌血症后的败血症→内毒素→血脑屏障→脑脊髓膜	病毒侵袭致神经细胞坏死、胶质细胞增生及炎性细胞浸润
病理	败血症期：血管内皮损害；脑膜炎期：软脑膜、蛛网膜（化脓性炎症）	神经细胞肿胀、变性及坏死；脑实质淋巴细胞和大单核细胞浸润

流行性脑脊髓膜炎和流行性乙型脑炎的临床表现、实验室检查

病名		流行性脑脊髓膜炎	流行性乙型脑炎
临床表现		①前驱期：上呼吸道感染症状。②败血症期：毒血症——皮疹、瘀点瘀斑。③脑膜炎期：中枢神经症状——头痛呕吐、烦躁谵妄；脑膜刺激征（+）	①初期：急骤，发热，头痛（最常见、最早出现），食欲不振，呕吐。②极期：高热，意识障碍，惊厥或抽搐，呼吸衰竭，颅内高压及脑膜刺激征（+）
实验室检查	血象	WBC↑，以中性粒细胞为主	
	脑脊液	脑脊液压力↑	
		尿蛋白↑，糖↓，氯化物↓	糖及氯化物正常
	血清学	细菌培养（+），流脑特异性血清免疫检测（+）	血清特异性 IgM 或脑脊液抗原检测（+）

流行性脑脊髓膜炎和流行性乙型脑炎的鉴别诊断、治疗

	流行性脑脊髓膜炎	流行性乙型脑炎
鉴别诊断	结核性脑膜炎——脑脊液毛玻璃样改变	
	中毒型菌痢——脑膜刺激征（-）	
治疗	①抗菌：青霉素G、头孢菌素、氯霉素或磺胺。②对症：脱水降颅压。③暴发型：抗休克（补充血容量、纠正酸中毒、血管活性药及肾上腺皮质激素）	①降温：物理降温，药物降温，亚冬眠疗法。②止痉：20%甘露醇快速静滴或静推，地西泮，巴比妥钠。③防治呼吸衰竭：氧疗；脑水肿用脱水剂；呼吸兴奋剂——山梗菜碱；吸痰、加强翻身引流；血管扩张剂——东莨菪碱

第三单元 细菌感染

考点 伤寒

伤寒的病原学、流行病学、发病机制、病理、临床表现

<table>
<tr><td colspan="3">病原学</td><td colspan="2">伤寒杆菌（沙门菌属 D 组），对热抵抗力不强</td></tr>
<tr><td colspan="3">流行病学</td><td colspan="2">粪－口传播，水和食物污染是主因</td></tr>
<tr><td colspan="3">发病机制</td><td colspan="2">伤寒杆菌→肠壁淋巴结繁殖→菌血症→内毒素→全身器官及皮肤→再度侵入原已致敏的肠壁→溃疡、出血、穿孔</td></tr>
<tr><td colspan="3">病理</td><td colspan="2">全身单核－巨噬细胞系统的增生性反应，回肠末端的集合淋巴结和孤立淋巴结显著</td></tr>
<tr><td rowspan="7">临床表现</td><td rowspan="3">典型伤寒</td><td colspan="2">初期</td><td>缓慢起病，弛张热</td></tr>
<tr><td colspan="2">极期</td><td>高热，特殊中毒面容，相对缓脉，皮疹（玫瑰疹），肝脾大</td></tr>
<tr><td colspan="2">缓解期</td><td>体温下降，食欲好转，腹胀消失</td></tr>
<tr><td rowspan="3">不典型伤寒</td><td colspan="2">轻型</td><td>全身毒血症状轻，多见于发病前曾接受伤寒菌苗注射者</td></tr>
<tr><td colspan="2">暴发型</td><td>毒血症状严重，有畏寒、高热、腹痛、腹泻、中毒性脑病、心肌炎、休克</td></tr>
<tr><td colspan="2">迁延型</td><td>发热持续不退，可至 45～60 天之久，伴有慢性血吸虫病的伤寒患者常属此型</td></tr>
<tr><td colspan="3">并发症</td><td>肠出血，肠穿孔，中毒性心肌炎，中毒性肝炎，溶血性尿毒综合征</td></tr>
</table>

伤寒的实验室检查、治疗

实验室检查	常规检查	白细胞↓、便隐血试验（+）
	血清学	肥达反应（+）——"O"抗体凝集效价≥1∶80，"H"抗体凝集效价≥1∶160，恢复期效价增高4倍以上者有诊断意义
	病原学	①细菌培养是确诊依据，病程第1周阳性率达80%。②骨髓培养阳性率达90%。③粪便培养，病程第3～4周阳性率最高，达75%。④尿培养，病程第3～4周阳性率25%
治疗		氟喹诺酮类药物为首选，第二、三代头孢菌素适用于孕妇、儿童、哺乳期妇女

考点 细菌性痢疾、霍乱

病名	细菌性痢疾	霍乱
病原学	痢疾杆菌属肠杆菌科志贺菌属，B群常见	霍乱弧菌，O_1群是主要流行株
流行病学	粪-口传播	经水传播、暴发型与慢性迁延散发型
发病机制	志贺菌→肠黏膜上皮细胞（乙状结肠和直肠为主）繁殖→肠黏膜炎症、坏死→黏液脓血便	小肠黏膜黏液层→霍乱肠毒素→隐窝细胞+杯状细胞分泌并抑制绒毛膜吸收→米泔水大便

续表

病名	细菌性痢疾	霍乱
病理	急性弥漫性纤维蛋白渗出性炎症	皮肤干燥发绀，内脏浆膜干黏
表现	①急性菌痢：发热，腹痛腹泻，里急后重，黏液脓血便。②慢性菌痢：超过2月，大便间歇带黏液脓血。③中毒型菌痢：儿童多见，感染性休克，中毒性脑病	①泻吐期：剧烈腹泻，米泔/洗肉水样便；先泻后吐，喷射状；无里急后重及发热。②脱水期：低钾（肠胀气），低钠（肌肉痉挛），代酸（深大呼吸）
检查	WBC≥15/HP，便培养志贺菌是金标准	便培养 O_1 群或 O_{139} 群霍乱弧菌，血清凝集试验呈4倍以上/杀弧菌抗体8倍以上增长
鉴别	大便培养阳性前5天内有腹泻症状，为轻型霍乱	
治疗	喹诺酮类、磺胺、头孢类、阿奇霉素	补液疗法：541液，最初2h输入2000～4000mL

第十三篇

医学伦理学

考点 绪论、历史发展

<table>
<tr><th>细目</th><th colspan="2">要点</th><th>记忆点</th></tr>
<tr><td>医学伦理学</td><td colspan="2">研究对象</td><td>①医务人员与患者及其家属之间的关系。②医务人员与社会之间的关系。③医务人员与医学科学发展之间的关系</td></tr>
<tr><td colspan="3">医学模式</td><td>生理-心理-社会医学模式</td></tr>
<tr><td rowspan="4">中国医学伦理学的历史发展</td><td rowspan="3">古代</td><td>形成时期</td><td>“医乃仁术”思想贯穿其中</td></tr>
<tr><td>发展时期</td><td>张仲景提出“精究方术”“爱人知人”，孙思邈提出“精”“诚”</td></tr>
<tr><td>相对完善时期</td><td>《医说》有“医以救人为心”篇，《外科正宗》提出“医家五戒十要”</td></tr>
<tr><td colspan="2">近代</td><td>1932 年宋国宾《医学伦理学》：从传统医德学到医学伦理学阶段</td></tr>
<tr><td rowspan="5">西方医学伦理学的历史发展</td><td colspan="2">古希腊医学道德</td><td>代表作《希波克拉底誓言》</td></tr>
<tr><td colspan="2">古罗马医学道德</td><td>代表人物盖伦</td></tr>
<tr><td colspan="2">印度医学道德</td><td>代表作《妙闻集》《阇罗迦集》</td></tr>
<tr><td colspan="2">阿拉伯医学道德</td><td>代表作《迈蒙尼提斯祷文》</td></tr>
<tr><td colspan="2">近代医学伦理学</td><td>完善的标志：1948 年《日内瓦宣言》、1949 年《国际医德守则》颁布</td></tr>
</table>

考点 医学伦理学的理论基础

细目	要点	记忆点
生命论	生命神圣论	人的生命不可侵犯
	生命质量论	以人的自然素质（体能与智能）的高低优劣为依据
	生命价值论	生命的内在价值与外在价值统一
人道论	核心内容	尊重病人的生命、人格、权利

考点 医学道德的范畴、医患关系

	细目	要点	记忆点
医德范畴	医德原则	内容	行善原则、尊重原则、公正原则、无伤原则
	医德情感	概念	对医学事业和服务对象态度和内心体验
		内容	同情感、责任感、事业感
	医德良心	概念	在履行义务过程中对自己行为应负道德责任的自觉认识、自我评价
		作用	自觉遵守义务、做出正确选择
医患关系	医患关系	模式	主动 - 被动型、指导 - 合作型、共同参与型
	医生对患者	义务	承担诊治、解除痛苦、解释说明、医疗保密
	医生对社会	义务	预防保健、生命质量、现场急救、医学事业
	患者的权利	内容	基本医疗、疾病认知、知情同意、保护隐私、社会免责、经济索赔

考点　临床诊治工作的道德

<table>
<tr><th></th><th>细目</th><th>要点</th><th>记忆点</th></tr>
<tr><td rowspan="2">临床诊疗</td><td>辅助检查</td><td rowspan="2">道德要求</td><td>①目的明确，诊治需要。②知情同意，尽职尽责。③综合分析，切忌片面。④密切联系，加强合作</td></tr>
<tr><td>药物治疗</td><td>①对症下药，剂量安全。②合理配伍，细致观察。③节约费用，公正分配</td></tr>
<tr><td rowspan="2">科研</td><td rowspan="2">人体试验</td><td>类型</td><td>自愿实验、欺骗实验、强迫实验、天然实验</td></tr>
<tr><td>原则</td><td>为医学目的、维护病人利益、知情同意、科学对照</td></tr>
<tr><td colspan="2" rowspan="2">医德评价</td><td>标准</td><td>疗效标准、科学标准、社会标准</td></tr>
<tr><td>方式</td><td>社会舆论、内心信念、传统习俗</td></tr>
<tr><td colspan="2">医德教育</td><td>过程</td><td>提高认识、培养情感、锻炼意识、坚定信念、养成习惯</td></tr>
</table>

第十四篇

卫生法规

考点 卫生法规概述、卫生法律责任、执业医师法、药品管理法及传染病防治法

	细目	要点	记忆点
概述	卫生法	原则	卫生保护、预防为主、公平、保护社会健康、患者自主
	卫生法	概念	全国人大常委会制定，旨在保护人体生命健康的法律规范总和
	卫生法律		全国人大常委会制定颁布的卫生方面的规范性法律文件
	卫生行政法规		国务院制定颁布的卫生行政管理和管理事项的规范性文件
卫生法律责任	民事责任	方式	返还财产、赔偿损失、付违约金、恢复名誉、赔礼道歉
	行政处罚		警告罚款、没收违法所得、停产停业、吊销许可证、行政拘留
	行政处分		警告、记过、降级、留用察看、开除
执业医师法	医师资格考试	概念	国务院卫生行政部门制定
	医师变更手续		应到准予注册的卫生行政部门办理
	个体行医	要求	注册后在医疗、预防、保健机构中执业满 5 年
	非法行医	处罚	县级以上人民政府卫生行政部门取缔，处 10 万元以下罚款

考点　药品管理法

	细目	要点	记忆点	
药品管理法	假药	概念	药品所含成分与国家药品标准规定不符/以非药品、他种药冒充	
	劣药		药品成分的含量不符合国家药品标准	
	特殊药品		包括麻醉药品、精神药品、医疗用毒性药品、放射性药品	
	精神药品		直接作用于中枢神经系统，连续使用能产生依赖	
	毒品处方	用量	每次<2日剂量，处方保存2年备查	
	一般处方		每次<7日用量	
	急诊处方		每次<3日用量	
传染病防治法	甲类传染病	包括	鼠疫、霍乱	2h内报告，封锁
	乙类传染病		非典、艾滋病、病毒性肝炎	6h内报告
	丙类传染病		流感、流腮、风疹、麻风病、伤寒、副伤寒	
	传染病防治	方针	预防为主、防治结合、分类管理、依靠科学、依靠群众	
	各级预防机构	责任	传染病监测、预测、流行病学调查、疫情报告、预防、控制	
	医疗机构		防止传染病的医源性感染、医院感染	
	病原体污染物品	处理	消毒、无害化处置	

考点 医疗事故处理条例

	要点	记忆点
医疗事故	概念	医疗机构及医务人员在医疗活动中，违反医疗卫生管理法律、行政法规，过失造成患者人身损害的事故
	分类	一级医疗事故：造成死亡、重度残疾
		二级医疗事故：造成中度残疾、器官组织损伤导致严重功能障碍
		三级医疗事故：造成轻度残疾、器官组织损伤导致一般功能障碍
		四级医疗事故：造成明显人身损害
	解决	医疗机构自商议解决起 7 日内向所在地卫生行政部门做书面报告，附协议书